中国男科疾病诊断治疗指南与专家共识

（2016 版）

中华医学会男科学分会 组织编写

主编　姜　辉　邓春华

人民卫生出版社

图书在版编目（CIP）数据

中国男科疾病诊断治疗指南与专家共识:2016 版/中华医学会男科学分会编.—北京:人民卫生出版社,2017

ISBN 978-7-117-24655-2

Ⅰ.①中…　Ⅱ.①中…　Ⅲ.①男性生殖器疾病-诊疗

Ⅳ.①R697

中国版本图书馆 CIP 数据核字（2017）第 122500 号

| 人卫智网 | www.ipmph.com | 医学教育、学术、考试、健康，购书智慧智能综合服务平台 |
| 人卫官网 | www.pmph.com | 人卫官方资讯发布平台 |

中国男科疾病诊断治疗指南与专家共识（2016 版）

编　　著：中华医学会男科学分会
出版发行：人民卫生出版社（中继线 010-59780011）
地　　址：北京市朝阳区潘家园南里 19 号
邮　　编：100021
E-mail：pmph@pmph.com
购书热线：010-59787592　010-59787584　010-65264830
印　　刷：北京铭成印刷有限公司
经　　销：新华书店
开　　本：787×1092　1/16　印张：13
字　　数：316 千字
版　　次：2017 年 6 月第 1 版　2020 年 6 月第 1 版第 8 次印刷
标准书号：ISBN 978-7-117-24655-2/R·24656
定　　价：40.00 元

打击盗版举报电话：010-59787491　E-mail：WQ@pmph.com
（凡属印装质量问题请与本社市场营销中心联系退换）

中国男科疾病诊断治疗指南与专家共识(2016版)

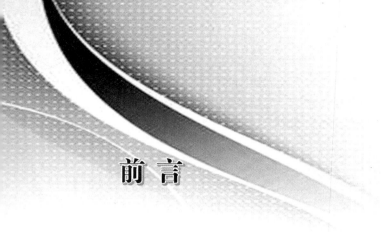

前　言

六月，万木葱茏，繁花似锦，一派生机昂然；六月，中华医学会男科学分会以及全国男科同道带着收获的喜悦，迎来了《中国男科疾病诊断治疗指南与专家共识（2016 版）》新书的出版发行。本书的发布为我国男科疾病诊断与治疗提供了最权威的标准和规范，标志着我国男科诊疗进入标准化、规范化的新时代，具有划时代的意义。

为了规范我国男科疾病的诊治，2016 年中华医学会男科学分会先后成立了四个编写组，组织六十余位国内知名专家，全年五次集中编写、讨论和修改，历时一年，终于编写完成了 2016 版《勃起功能障碍诊断与治疗指南》、《男性不育诊断与治疗指南》、《早泄诊断与治疗指南》，以及《雄激素缺乏诊断与治疗手册》。此次指南与专家共识的编写不仅统一了全国各地专家对于男科疾病诊治的认识，而且在编写过程中各位教授的碰撞又激起了新的火花，为以后的进一步研究提出了新的挑战。下面就让记忆带我们走回过去的一年……

一、第一次编写组会议

2016 年 4 月 10 日在广州举行的"首届中国青年男科论坛"上，见证了《中国男科疾病诊断治疗指南与专家共识（2016 版）》编写大幕的拉开。分会领导高度重视，姜辉主委、邓春华候任主委、谷翊群副主委以及戴玉田秘书长分别担任编写组组长，全国各大医院共计六十余位知名专家参与本书的编写。本书编写之初，学会领导要求此次指南与专家共识编写要有先进性和科学性，并具中国特色和实用性，既要顶天又要立地。以严肃、认真和负责任的态度对待本书编写，在既往版本的基础上，与时俱进，进一步提升编写质量。

随后进行了第一次编写工作会议，确定了本书的纲领及行动计划，分期有计划有步骤地推动本书编写，落实了各章节的具体编写人员。在编写过程中，通过修回、反馈、再修回、主要专家审稿、通读审稿、集中审稿等多种形式，确保稿件高质量按期完成。

二、第二次编写组会议

2016 年 6 月 18 日，《中国男科疾病诊断治疗指南与专家共识（2016 版）》编写组第二次会议在重庆"第二届全国性与生殖大会"间期举行。学会领导全程参与会议，并对大家短时间内辛勤工作、高质量完成稿件表示赞赏和感谢，期待大家再接再厉，按期完成稿件，造福男科同道和男性健康。姜辉主委、邓春华候任主委、商学军、谷翊群、王忠、刘继红副主委、戴玉田秘书长、周辉良副秘书长等学会领导主持参加编写组会议。会议首先介绍了专家背靠背审稿的初步意见，认为主要存在一些共性的问题，如参考文献问题、标题不规范问题、与我国国情结合不紧密、引文时效性和级别等问题。大家也各抒己见，编委们结合自己的看法谈了对稿件整体的意见和建议。随后各编写组长带领全体编写组成员逐字通读并审核了各部分文稿，对整体流程和局部细节详细修改向各位参与人员提出了修改意见。

三、第三次编写组会议

8 月 12 日，在"第十一届中国男科论坛"会议间隙，举行了《中国男科疾病诊断治疗指南与专家共识（2016 版）》编写组第三次会议。会议中再次对稿件进行了认真的通读修订。文稿经过大家多次反复来回修订，主要问题得以解决，但是大家仍然精益求精，提出了一些细节和衔接的问题，包括文稿前后内容统一性、文风一致、引文的严肃性、级别等等问题。

四、第四次编写组会议

9 月 23 日，北京"第二十届国际性医学大会"期间，学会再次组织《中国男性性功能障碍诊断和治疗指南》编写组第四次会议。会议上再次通读《中国男科疾病诊断治疗指南与专家共识（2016 版）》初稿，并逐一修改。在整体基本完善的情况下，对稿件的文字和文风、引文及前后衔接问题进一步进行了精修。大家对内容甚至到了咬文嚼字的地步。

五、第五次统稿定稿会议

11 月 18 日，在 2017 年福建医学会男科学分会学术会议期间，学会从全部编委中抽调二十余位专家在厦门进行《中国男科疾病诊断治疗指南与专家共识（2016 版）》编写统稿定稿工作。通过两天的辛勤工作，从整体文风、文字顺畅、规范格式、参考文献等几方面全方位审校了四个指南，基本达到了出版发行的要求。这也标志着经过近一年的辛勤努力，《中国男科疾病诊断治疗指南与专家共识（2016 版）》编写基本完成。

整个编写过程中，学会领导高度重视，精心科学组织，编写组专家认真严密开展工作，反复对稿件进行修订，不厌其烦。这既是表明对广大男科医生的负责精神、又是对患者负责的态度，因为我们要编写出一本与时俱进、具有科学性和实用性的中国男科疾病诊治的最新指南与专家共识。

中华医学会男科学分会 22 年发展历程，弹指一挥间。然而，就是在这似乎是人类历史长河中的短短一瞬，中华医学会男科学分会却走过了一条不平凡的道路。22 年风雨，22 年耕耘，记录下前进征程中的每一滴汗水，每一个欢笑和每一项成就。而推动这些进程的正是一代又一代勤奋奉献的男科专家，这次指南与专家共识编写组的全体编委也正是这种专家的代表。为了编写好本书，他们不知熬了多少个日夜、跑了多少的路程，但是为了"编写出一本合格的指南与专家共识"的信念是他们坚持不懈的动力；查阅了无数资料、修改了数次文稿，热爱男科学事业是他们忘我工作的动力。当然我们也忘不了编写秘书等工作人员的默默无闻的付出，大家用汗水完成了这本学术巨著、大家用精诚团结为全国男科同道奉献上了一本好书。

雄关漫道真如铁，而今迈步从头越。承载着二十二年的光荣与辉煌，中华医学会男科学分会一定会跃马扬鞭，向着人类的福祉和生命的价值，奋力前行，谱写出更为璀璨壮丽的华彩乐章。

让《中国男科疾病诊断治疗指南与专家共识（2016 版）》新书发行来见证我们对过

去辉煌的回忆，让"中国男科走在大路上"成为我们追赶世界先进水平的号角吧。

中华医学会男科学分会的未来必将更加辉煌伟大！中国男科及性医学的未来一定充满朝阳，昂首阔步走在大路上。

让我们一起加油！让我们一起努力！

姜辉写于飞往广州的航班上

2017 年 5 月 20 日

目 录

网络增值服务

人卫临床助手
中国临床决策辅助系统
Chinese Clinical Decision Assistant System

扫描二维码，
免费下载

1 阴茎勃起功能障碍诊断与治疗指南

主　编　邓春华

副主编　商学军　周辉良　孙祥宙　林浩成　吕伯东

编　委（以姓氏拼音为序）

戴玉田　邓春华　高　冰　黄燕平　姜　辉　姜　涛

李付彪　梁季鸿　林浩成　吕伯东　商学军　孙祥宙

张　炎　赵善超　周辉良

秘　书　张亚东　杨宇卓

目录

前言

《中国男科疾病诊断治疗指南》是中华医学会男科学分会统一编写的系列丛书。《阴茎勃起功能障碍诊断与治疗指南》是《中国男科疾病诊断治疗指南》系列之一，本版《指南》的编写实为第 3 次修订，由中华医学会男科学分会统一规划组织和实施。该《指南》继承了第 1 版和第 2 版《指南》的精髓，同时也增加了国内外勃起功能障碍临床诊疗规范的最新进展。

《指南》修订的原则是以循证医学证据为基础，以国内、外男科诊疗规范为准则。修订的宗旨是立足国内现状，突出国人数据，既参考国际指南规范及临床研究进展，又兼顾传统中医诊治现状，使指南成为一本简单、实用且服务于临床需求的男科医生参考书。

本次《指南》修订工作凝聚了全国各地男科专家的智慧与精华，《指南》修订小组由工作在临床一线的有丰富学术造诣和临床经验的老、中、青男科专家组成。多数参与《指南》编写的单位已成立了独立的男科科室，体现了《指南》真正的专业性和实用性。第 1 次《指南》修订启动会在广州举行，参会的专家对《指南》修订的具体工作进行讨论。例如，在流行病学中增加国内调查资料，适当增加勃起功能障碍诊断评估中最新研究进展，重新编写中医药治疗等。经讨论后最终提出书写原则并分配撰写任务。第 2 次《指南》修订讨论会在重庆举行，对《指南》修订过程中遇到的实际问题进行讨论，特别对争议性观点和临床医师困惑的问题进行激烈讨论。例如，首次提出 PDE5 抑制剂治疗分成按需治疗与规律治疗两类，减少或删除目前不常用的治疗方式。经过整体讨论，专家组最终达成共识。第 3 次《指南》修订在大连会议形成了指南的基本框架，初稿也现雏形，对部分突出的问题进行及时修改和完善；在北京会议完成了初稿的审核，并对文本内容进行校正与勘误；在厦门会议，完成了指南稿件的最终审核，并顺利排版发行。临床疾病的诊断与治疗规范是在不断更新中得到完善，《指南》修订与编写也是需要不断探索。因此，尽管本《指南》的修订工作历经反复推敲与修订，但其中难免出现疏忽或欠严谨之处，望广大读者能够在参阅的同时及时提出宝贵意见，以便使《指南》得到进一步完善和提升。

1　概念、流行病学、危险因素、病因及病理生理

1.1 概念及流行病学　阴茎勃起（Erection）是一个由神经、内分泌、血管和阴茎海绵体组织精密调节、协调完成的复杂生理现象，包括阴茎动脉的充盈、小梁平滑肌的舒张、海绵体静脉闭塞等机制[1]，精神、心理因素在勃起过程中也起重要作用。

阴茎勃起功能障碍（Erectile dysfunction，ED）是指男性不能持续获得和维持足够的阴茎勃起以完成满意的性生活[1,2]。ED 是男性最常见的性功能障碍之一，是一种影响身心健康的慢性疾病，不仅影响患者及其伴侣的生活质量[3]，也可能是心血管疾病（Cardiovascular diseases，CVD）的早期症状和危险信号[4]。

ED 是成年男性的常见病和多发病。美国马萨诸塞州男性老龄化研究（Massachusetts Male Aging Study，MMAS）发现，随机挑选的波士顿 11 个社区共 1290 名 40~70 岁男性白人中，ED 总患病率为 52%，其中轻、中、重度 ED 患病率分别为 17.2%、25.2% 和 9.6%[5]。随后的平均 8.8 年的随访研究发现，ED 的每 1000 人的年发病数为 25.9 例，其中 40~49 岁、50~59 岁、60~69 岁的每 1000 人的年发病数分别为 12.4 例、29.8 例、46.4 例[6]。

ED 在我国也有较高的患病率。采用《中国人勃起功能指数问卷》作为调查问卷，北京、重庆及广州 3 个地区城镇成年男性 ED 总患病率为 26.1%，其中 40 岁及以上人群的患病率为 40.2%[7]。采用《勃起功能国际问卷-5（IIEF-5）》作为主要调查工具，发现山东省[8]、北京市[9]成年男性 ED 的总患病率分别为 25.8% 和 39.1%，40 岁及以上人群的患病率分别为 33.83% 和 54.5%。对流动人群的调查显示，广东顺德地区[10]和东莞地区[11]流动男性 ED 总患病率分别为 32.2% 和 64.2%。

上述有关 ED 的流行病学调查结果差异较大，可能与研究设计和方法，调查人群的地区、年龄分布和社会地位，调查年份[12]，以及调查误差本身等多种因素有关。

1.2 危险因素 流行病学资料表明，ED 患病率随年龄增加而升高[6,13]。MMAS 社区人群中，与 ED 相关的危险因素有教育水平（如低教育程度）、性功能状况（如过去 6 个月曾有勃起困难、性唤醒较青春期减少、性幻想或性梦减少）、健康状况（如年龄、BMI、使用药物数量、心脏疾病、糖尿病、健康程度）[13]。

ED 和心血管疾病有相同的危险因素，如肥胖、糖尿病、血脂异常、代谢综合征、缺乏锻炼、吸烟，内皮功能障碍是二者的共同危险因素[4,14]。轻度的 ED 是发现潜在心血管疾病的一个重要指标[15]。糖尿病也和心血管疾病一样，是人口因素外的 ED 危险因素。对 2 型糖尿病和已被确诊的心血管疾病患者而言，单纯的生活方式改变不大可能改善 ED[16]。

流行病学调查数据还发现，老年男性的下尿路症状（Lower urinary tract symptom, LUTS）／良性前列腺增生（Benign prostatic hyperplasia, BPH）与性功能障碍有关[17]。在欧美多国老年男性观察研究（Multinational Survey on the Aging Male, MSAM-7）中，LUTS 的总患病率为 90%，ED 总患病率为 49%，其中 10% 的患者完全无法勃起；在每一年龄组或其他共患病组中，勃起问题与 LUTS 的严重程度密切相关[18]。对北京社区 1644 名 ≥50 岁中老年男性的调查发现，LUTS 和 ED 患病率随年龄增加而增加，ED 患病率和 LUTS 程度显著性正相关，梗阻症状与刺激症状均对 ED 产生影响[18]。男性人群中 LUTS 与 ED 共存的患病率也随着年龄增长而增加，其中一种疾病的严重程度与另一种疾病的严重程度互为相关[19]。

1.3 病因及病理生理 ED 常见病因的有血管性、神经性、解剖性、内分泌、药物诱导性、心理性等（如表 1-1）。据此，ED 常被分为器质性、心理性和混合性三种，大多数是混合性 ED。

表 1-1 阴茎勃起功能障碍的病因及病理生理

血管性

-心血管疾病（高血压、冠状动脉病、周围血管疾病等）

-糖尿病

-高脂血症

-吸烟

-大手术（前列腺癌根治术）或放疗（骨盆或者腹膜后）

神经性

中枢神经

-退行性变（多发性硬化、帕金森病、多发性萎缩等）

-脊柱创伤或疾病

-卒中

-中枢神经系统肿瘤

周围神经

-1 型或 2 型糖尿病

-慢性肾衰

-多发性神经病变

-手术（骨盆或者腹膜后大手术、前列腺癌根治术、结直肠手术等）

-尿道手术（尿道狭窄成形术等）

解剖或结构性

-尿道下裂、上裂

-小阴茎

-阴茎硬结症

内分泌性

-性腺功能减退症

-高泌乳素血症

-甲状腺功能亢进或减退

-肾上腺皮质功能亢进或减退（Cushing 病等）

-全垂体功能减退、多发性内分泌功能障碍

药物诱导性

-抗高血压药（噻嗪利尿剂等）

-抗抑郁药（选择性 5-羟色胺再摄取抑制剂、三环类抗抑郁药）

-抗精神病药（安定等）

-抗雄激素药（GnRH 类似物或拮抗剂）

-消遣性药物（酒精饮料、海洛因、可卡因、大麻、美沙酮及合成药物，合成类固醇等）

精神心理性

-普通型（例如，性唤起能力的缺失和性亲密紊乱）

-境遇型（例如，性伴侣相关的，性表现相关问题或情绪低落）

-精神疾病（精神分裂症等）

创伤性

-阴茎折断

-骨盆外伤

2 勃起功能障碍的诊断与评估

2.1 病史采集 详细而准确的病史采集在 ED 的诊断和评估中具有非常重要的作用，医生不仅要详细询问患者的阴茎勃起功能情况，还应尽可能询问患者是否存在导致 ED 的可能病因和相关危险因素[20-22]。

为了便于医患之间更易沟通，使医生更容易制定治疗对策，病史采集应该在轻松舒适的环境下进行，应设法消除患者的羞涩、尴尬和难以启齿的心理状态，这在某些患者不愿主动叙述他们的病史时尤其重要。应鼓励患者的配偶参与 ED 的问诊。

2.1.1 性生活史

2.1.1.1 发病与病程 ED 是什么情况下发生的，是突发还是逐渐发生的；起病后是每次性生活都存在 ED 还是仅在某些特殊的情况下发生，ED 的发生是否与环境、性伴侣等情况有关；ED 的程度是否逐渐加重；有无经过规范检查及治疗，疗效如何。

2.1.1.2 阴茎勃起状况 性交时阴茎勃起状况，性欲有无异常；性刺激下阴茎是否能够勃起，勃起硬度是否足够插入阴道，阴茎是否能够维持足够的勃起硬度直到性交完成；有无早泄、不射精、射精痛等射精功能障碍；有无性幻想；有无性高潮异常等。

非性交时阴茎勃起状况：有无夜间勃起和晨间勃起，勃起的频率如何，勃起的硬度情况如何等；有无自慰，自慰方式及频率如何，自慰时阴茎勃起硬度、维持等状况如何；性幻想或视、听、嗅、触等刺激下阴茎能否勃起，勃起硬度如何。

2.1.1.3 婚姻、性伴侣及性交频率 患者的婚姻状况如何（未婚、已婚、离异），已婚的还需要询问夫妻关系如何，是否缺乏交流，是否互相感到厌恶或不合作等；是否有性交，有无固定的性伴侣，性伴侣情况（如性伴侣性别、性伴侣对患者的求医态度如何）；患者性生活的频率，是同居规律的性生活，还是两地分居仅周末或月中或某个特定的时间过性生活。

2.1.1.4 精神、心理、社会及家庭等因素 生长发育过程中是否有不良的性经历或精神创伤；是否存在因工作和（或）生活压力增大导致的焦虑、抑郁、紧张等不良情绪，是否存在因 ED 导致的抑郁焦虑情绪；性自信如何；是否存在不适当或特殊的性刺激方式；是否存在特殊的社会、家庭环境、宗教、传统观念等导致的错误的性知识、性观念或性无知。

2.1.2 伴发疾病史

2.1.2.1 全身性疾病 心血管病、高血压、高脂血症、糖尿病、代谢综合征、肝肾功能不全等；

2.1.2.2 神经系统疾病 多发性硬化症、重症肌无力、脑萎缩、睡眠障碍等；

2.1.2.3 生殖系统疾病 阴茎畸形、阴茎硬结症、前列腺疾病等；

2.1.2.4 内分泌性疾病 性腺功能减退症、甲状腺疾病、高泌乳素血症（还是垂体疾病）等；

2.1.2.5 精神心理性疾病 抑郁、焦虑、恐惧和罪恶感等。

2.1.3 手术、外伤史

2.1.3.1 盆腔外伤或手术史 有无骨盆骨折尿道损伤史、有无生殖器外伤史；有无盆腔脏器（前列腺、膀胱、肠道）手术或放疗史、有无腹膜后淋巴结清扫史、有无生殖器手术史。

2.1.3.2 中枢神经系统、腰椎和（或）脊髓外伤或手术史。

2.1.3.3 其他。

2.1.4 药物史 有无服用可能会导致 ED 的药物（具体参考药物性病因一节）。要注意区别是药物还是药物治疗的疾病引起的 ED。

2.1.5 不良生活习惯或嗜好史 吸烟史、嗜酒史、吸毒史、不洁性生活史，饮食习惯、运动等。注意保护患者的隐私。

2.2 勃起功能量表评估与分级 国际勃起功能问卷-5（IIEF-5）和勃起硬度评分（EHS）是 ED 诊断的重要工具之一[22-24]。根据评估结果，ED 的严重程度可分为轻度、中度和重度。

2.2.1 勃起功能评分及分度（IIEF-5）（表 1-2）

表 1-2 请根据您过去 3 个月的性生活实际情况回答以下问题，选择适当评分

	0	1	2	3	4	5	得分
1. 对阴茎勃起及维持勃起有多少信心？		很低	低	中等	高	很高	
2. 受到性刺激后有多少次阴茎能够坚挺地插入阴道？	无性活动	几乎没有或完全没有	只有几次	有时或大约一半时候	大多数时候	几乎每次或每次	
3. 性交时有多少次能在进入阴道后维持阴茎勃起？	没有尝试性交	几乎没有或完全没有	只有几次	有时或大约一半时候	大多数时候	几乎每次或每次	
4. 性交时保持勃起至性交完毕有多大的困难？	没有尝试性交	非常困难	很困难	有困难	有点困难	不困难	
5. 尝试性交时是否感到满足？	没有尝试性交	几乎没有或完全没有	只有几次	有时或大约一半时候	大多数时候	几乎每次或每次	
IIEF-5 评分：							

一般而言，IIEF-5 评分小于 7 分为重度 ED，8~11 分为中度 ED，12~21 分为轻度 ED，22~25 分为无 ED

2.2.2 勃起硬度评估（EHS）（表 1-3）

勃起硬度评级			
I 级	II 级	III 级	IV 级
阴茎充血增大，但不能勃起，无法插入	阴茎有轻微勃起，但还未能达到足以插入的程度	阴茎达到足以插入的硬度，但不够坚挺或持久	完全勃起而且很坚挺，也够持久

2.3 体格检查 除一般常规体格检查外，体格检查的重点为第二性征、生殖系统及局部神经系统检查。50 岁以上男性建议行直肠指诊。既往 3~6 个月内如患者未行血压及心率检查，应行血压及心率测定[22,24]。

2.3.1 第二性征检查 注意患者皮肤、体型、脂肪分布、骨骼及肌肉发育情况，有无喉结，胡须和体毛分布与疏密程度，有无男性乳腺发育等。

2.3.2 生殖系统检查 注意阴茎发育情况，有无畸形和硬结，睾丸数量、大小、位置、质地等是否正常。

2.3.3 局部神经系统检查 注意患者下腹部、会阴、阴茎及下肢的痛觉、触觉、温度觉；球海绵体反射、提睾肌反射等。

2.4 心血管系统评估与分级 ED 是心血管疾病的早期表现，ED 患者发生严重心血管疾病的风险明显高于没有 ED 患者。ED 患者即使诊断时没有心血管疾病症状，也应把它当做一潜在的心血管疾病患者对待[25,26]。根据心血管疾病危险因素分层将 ED 患者分为三类（表 1-4），该分类可用于指导不同危险因素分层的 ED 患者的治疗[27]。

表 1-4　心血管疾病风险因素分层

低危组	中危组	高危组
无症状、<3 个冠心病风险因素（除外性别因素）	≥3 个冠心病风险因素（除外性别因素）	高危心律失常
轻度、稳定型心绞痛（已就诊和（或）已接受治疗）	中度、稳定型心绞痛	不稳定性或反复发作的心绞痛
既往出现心肌梗死但无并发症	近期出现心肌梗死（2~6 周内）	短期内出现心肌梗死（<2 周）
左心功能不全/慢性心衰（NYHA 分级 Ⅰ 级）	左心功能不全/慢性心衰（NYHA 分级 Ⅱ 级）	左心功能不全/慢性心衰（NYHA 分级 Ⅲ/Ⅳ 级）
冠状动脉成功再通术后	动脉硬化性疾病的非心血管表现（如卒中、外周血管病变）	肥厚梗阻性心肌病及其他类型心肌病
高血压控制良好		高血压控制不佳
轻度血管疾病		中到重度血管疾病

2.5 精神心理评估 临床资料显示长期原发性 ED 的年轻患者（<40 岁），进行精神心理评估具有重要意义[2,28]。ED 患者可接受性健康精神病专家咨询，通过专业量表评估将对疾病的诊疗起到重要的帮助作用。目前最具权威的是明尼苏达人格测试（Minnesota Multiphasic Personality Inventory，MMPI）[29,30]（见附录），但由于表格复杂，问题繁多，影响了其临床实用性。症状自评量表（Symptom check list-90，SCL-9）（见附录）因其较好的信度和效度，是心理卫生研究和临床工作中广泛应用的心理健康评定工具[31,32]。此外，抑郁自评量表（Self-rating depression scale，SDS）与焦虑自评量表（Self-Rating anxiety scale，SAS）（见附录）因其相对简单高效，成为一项有效的患者自评工具。

2.6 实验室检查 实验室检查必须根据患者的主诉和危险因素进行个体化选择。对于

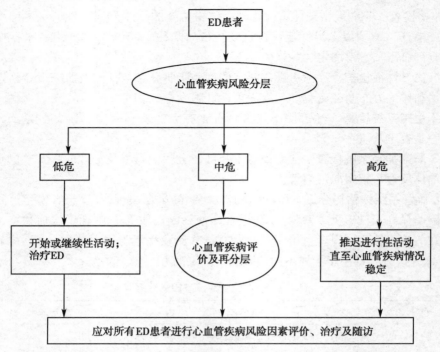

图 1-1　根据心血管疾病风险因素分层进行的 ED 治疗流程图

一般患者，建议行空腹血糖、血脂、总睾酮检查；必要时可行黄体生成素、卵泡刺激素、泌乳素、游离睾酮及血常规、血生化、糖化血红蛋白、甲状腺功能等检查[2,33-37]。对于 50 岁以上的或怀疑前列腺癌患者建议检查前列腺特异性抗原（Prostate-specific antigen，PSA）[38]。虽然大多数男性 ED 患者可能无法通过实验室检查获得准确诊断，但可借此发现引起男性 ED 的部分原因及并存疾病[39]。

2.7 特殊检查与评估　对于 ED 初诊患者，通过详细的病史询问、体格检查和基本的实验室检查，大多数可以明确诊断而实施治疗选择。在下述情况下，可根据具体病情选择特殊检查：①常规检查原因不明者；②盆腔或会阴部外伤病史；③伴阴茎畸形、阴茎硬结症等，可能需要手术矫正；④严重的精神性障碍；⑤内分泌疾病；⑥神经系统疾病；⑦医学伦理及司法鉴定需要者；⑧拟行假体植入者。

2.7.1 阴茎勃起监测

2.7.1.1 夜间勃起功能检测（Nocturnal penile tumescence and rigidity，NPTR）　NPTR 是鉴别心理性和器质性 ED 的方法之一。其判断标准为：在两个晚上检测中，单次阴茎头部勃起硬度超过 60% 的时间≥10 分钟，即认为是正常勃起（EAU 2017）。NPTR 的正常值尚无统一标准[40,41]，目前也尚无中国人的正常参考值。

2.7.1.2 视听刺激勃起检测（Audiovisual seual stimulation，AVSS）　AVSS 是一种清醒状态下、结合视听刺激进行的无创性功能检查方式，其判定可参考 NPTR 的标准。AVSS 仅适合初步筛查，如出现不正常结果，应进一步行夜间勃起功能检测。

2.7.2 阴茎海绵体血管功能检测

2.7.2.1 阴茎海绵体注射血管活性药物试验（Intracavernosal injection，ICI）　ICI 用

于评估阴茎血管功能，一般为前列腺素 E1 10~20μg，或罂粟碱 15~60mg（或加酚妥拉明 1~2mg），临床上常用 27-29 号注射针在阴茎海绵体内注射。注药后 10 分钟之内测量阴茎长度、周径以及勃起阴茎硬度，阳性反应判定为注射药物后 10 分钟内出现Ⅲ级以上勃起，持续时间超过 30 分钟[40]。反应阳性提示正常的动脉充血和静脉闭塞功能。ICI 评估血管状态的作用有限，作为诊断也并非结论性的，如反应异常则提示需要进一步行阴茎彩超检查。

2.7.2.2 阴茎彩色多普勒超声检查（Color Doppler duplex ultrasound，CDDU） CDDU 用于诊断血管性 ED。评价阴茎内血管功能的常用参数有：海绵体动脉直径、收缩期峰值流速（Peak Systolic Velocity，PSV），舒张末期流速（End-Diastolic Velocity，EDV）和阻力指数（Resistance Index，RI）。一般认为，PSV≥30cm/s，EDV≤5cm/s，RI≥0.8 为正常。PSV<30cm/s，提示动脉供血不足；EDV>5cm/s，RI<0.8，提示阴茎静脉闭塞功能不全[41,42]。

2.7.3 海绵体血管造影检查

2.7.3.1 阴茎海绵体造影 阴茎海绵体动态灌注测压与海绵体造影术（Penile Dynamic Infusion Cavernosometry and Cavernosography）简称为阴茎海绵体造影（Cavernosography），主要用于静脉性 ED 的鉴别诊断。适应证：①患者病史长，久治不愈，NPT 检查勃起不佳或不能勃起；②海绵体血管活性物质注射，多次勃起角度不满意，提示有阴茎静脉回流异常者；③多普勒探查阴茎动脉血流正常、疑存在静脉漏者；④其他临床非创伤性检查未能发现原因者。

2.7.3.2 选择性阴部内动脉造影 选择性阴部内动脉造影（Internal pudendal arteriography）主要适用于考虑行血管重建手术的动脉性 ED 患者。

2.7.4 早期血管功能评估 目前用于 ED 早期血管功能评估的方法主要包括肱动脉血流介导的舒张反应（Brachial artery flow-mediated dilation，FMD）、微循环血管内皮功能（Endo-peripheral arterial tonometry，Endo-PAT）和阴茎血管一氧化氮释放试验（Penile nitric oxide release test，PNORT），其原理都是通过袖带充气阻断动脉血流后采集数据，用于反映血管内皮功能。FMD 及 PNORT 的计算方式均为：（动脉反应性充血后内径-管径基础值）/管径基础值[43,44,45]。Endo-PAT 则由软件直接计算反应性充血指数（Reactive hyperemia index，RHI)[46,47]。

另据研究显示，血清中内皮素-1[48,49]、内皮祖细胞[50,51]及高敏 C-反应蛋白[52,53]能够反映整体血管内皮损伤状态，部分针对 ED 患者的研究同样显示这些血清标志物能够用于评估血管内皮功能状态，但其对 ED 的诊断价值仍需进一步评估。

2.7.5 神经检查 ED 患者的神经检查主要包括阴茎感觉阈值测定、球海绵体反射潜伏时间、阴茎海绵体肌电图、躯体感觉诱发电位及括约肌肌电图等。球海绵体反射潜伏时间（Bulbocavernosus Reflex，BCR）超过 45ms 提示有神经性病变的可能[54]。阴茎躯体感觉诱发电位（Somatosensory evoked potential，SEP）也在探索中[55]。阴茎海绵体肌电图（corpus cavernosum electromyography，CC-EMG）可以直接检测阴茎自主神经功能和海绵体平滑肌功能，但关于 CC-EMG 对于 ED 的诊断价值目前仍缺乏定论。阴茎感觉阈值目前仍缺乏统一的标准[56]。

ED 诊断建议	循证等级（LE）	推荐等级（GR）
对每位 ED 患者进行详尽的病史采集和性经历史询问	3	A
用有效的 ED 问卷评估 ED 患者的勃起功能状况对后期选择治疗方案有重要作用	3	B
ED 的初步评估需要进行体检以确定与 ED 相关的生理状况	4	B
对 ED 患者进行心血管风险分级评估	3	A
对 ED 患者进行精神心理量表评估	4	B
进行常规实验室检查，包括糖脂代谢指标和总睾酮，来识别任何的可逆风险因素和可改变的生活方式因素	4	B
对 ED 患者进行阴茎勃起监测	3	B
对 ED 患者进行海绵体血管功能检测	3	B
对 ED 患者进行海绵体血管造影检查	4	C
对 ED 患者进行早期血管功能检测	4	C
对 ED 患者进行神经检测	4	C

3 阴茎勃起功能障碍的治疗

3.1 治疗原则与目标 ED 是一种同时影响生理和心理的慢性疾病，其治疗需综合考虑教育程度、社会背景、家庭状况等社会因素[24,57]，以及疗效、安全性、费用、患者及配偶的偏好。治疗原则是通过个体化的综合治疗，获得满意的性生活。

治疗目标：纠正危险因素，治疗原发疾病，改善勃起功能，获得满意性生活。

3.2 基础治疗 ED 可能是全身疾病的局部表现，对伴发基础疾病的治疗有利于 ED 的改善。

改变不良生活方式应在 ED 治疗之前或同时进行，特别是有心血管病或代谢性疾病（如糖尿病、高血压等）的患者。最新研究证明：良好的生活习惯（如戒烟、适度有氧运动和规律性生活等）不仅对勃起功能有益，而且对整体健康有益[58-63]。部分 ED 患者经过有效干预或治疗可以恢复正常的勃起功能[64]。

3.2.1 生活方式的调整 良好的生活方式对改善勃起功能具有重要意义。适量运动、合理膳食、良好睡眠、控制体重等可以改善血管功能和勃起功能，并可增加 PDE5 抑制剂的疗效[65]。

最新研究发现，地中海饮食（以水果、蔬菜、坚果、五谷杂粮、鱼、橄榄油为主，少量红肉）与 ED 的发生呈负相关[66]。地中海饮食有利于 ED 患者的心血管功能改善，减少患心脏病的风险[67,68]。有 1/3 的肥胖 ED 男性在建立健康生活方式（包括地中海饮食）以及规律锻炼 2 年后，可重新获得性能力[69]。

但单纯依靠调整生活方式来改善阴茎勃起功能，往往需要较长的时间（2 年以

上)[70,71]，而在改善生活方式的基础上，联合口服 PDE5 抑制剂，□□
个月后即可获得明显的改善[72]。

3.2.2 基础疾病的治疗 ED 是可以治疗的疾病，而且部分患者是□□

对于有明确基础疾病的患者，应该先于 ED 治疗或与 ED 同时治疗，如□
糖尿病、高脂血症、抑郁症等，治疗这些基础疾病的部分降压药、降脂药、抗□
会引起 ED[73]。

ED 是心血管疾病的预警信号[74]，大约 50%~70% 的心脏病患者有 ED。二者有共同的
危险因素（包括肥胖，高血脂，缺乏锻炼，吸烟和代谢性疾病）[75]，血管内皮功能障碍是
共同的病理基础。心血管疾病的治疗同样也使 ED 的治疗获益，甚至恢复勃起功能[14,76]。
心血管疾病症状的治疗和心血管功能的稳定应该早于 ED 的治疗[77]。

糖尿病是 ED 的重要危险因素，最新研究发现，在新诊断的糖尿病患者中，有 1/3 的
患者同时存在 ED[78]，在 6 年以上糖尿病病史的患者中，超过一半同时患 ED[79]。糖尿病
控制可以延缓 ED 的发生[80]。

男性性腺功能减退患者，可以通过睾酮补充或替代治疗使血清睾酮达到正常水平，从
而改善勃起功能。部分患者需要辅助其他药物，如 PDE5 抑制剂以获得更佳疗效[81]。

3.2.3 心理疏导 ED 患者更容易出现幸福感降低，自信心和自尊心的下降等心理问
题[85]。患者教育/咨询以及心理疏导/治疗有助于性功能的恢复。

在与患者沟通时，应尽量建立良好的互信关系，使患者能够坦诚病情。同时要注意患
者情绪，尽量安抚，对疑有抑郁或其他精神疾患时，建议到精神科咨询。心理疏导包括以
下 5 个方面：①使患者正确认识 ED 及其发生的原因；②积极帮助患者寻找导致 ED 的诱
因及危险因素；③改善或消除焦虑抑郁等精神因素，避免过度关注疾病，转移注意力；
④帮助患者夫妻进行有效沟通；⑤树立夫妻双方信心，学习性技巧，鼓励多尝试。

对新婚或刚经历性生活（性经验缺乏）的 ED 患者的咨询及 PDE5 抑制剂辅助治疗往
往可以获得很好的效果。老年患者往往有更多复杂因素，如双方年龄、伴发疾病、身体状
况及合并用药、伴侣关系、性生活预期、心理社会因素等，可能需要泌尿科、妇产科、内
科、精神科等多个科室协同诊断和治疗。

3.2.4 性生活指导 应该让 ED 患者理解性生活是生活质量（Quality of life，QoL）的
重要组成部分，并和其伴侣共同面对这一问题。适当调动患者及其伴侣对性生活的兴趣，
并鼓励他们在心理或药物等治疗下适当增加性生活频率，逐步学习性生活的技巧。性生活
频率则因人而异，老年患者根据身体健康状况可以每月 1~4 次性生活，青壮年可根据自
身和伴侣状况每周 2~6 次性生活[5,82,83]，有心血管疾病要根据心血管风险分层进行评估。

3.3 口服药物治疗

3.3.1 PDE5 抑制剂治疗 阴茎海绵体中的 5 型磷酸二酯酶（PDE5）能水解环鸟苷酸
（cGMP），使其浓度降低，抑制阴茎海绵体平滑肌松弛。抑制 PDE5 可减少 cGMP 的降解而
提高其浓度，促使海绵体平滑肌舒张而增加阴茎动脉血流，阴茎海绵窦充血、膨胀，促进阴
茎勃起[84]。目前，口服 PDE5 抑制剂已成为 ED 治疗的首选方式[22]，并且因其使用方便、安
全、有效，也易被多数患者接受。目前国内常用的 PDE5 抑制剂包括西地那非、他达拉非和
伐地那非，这三种 PDE5 抑制剂的药理作用机制相似，口服后在性刺激状态下能诱发有效勃
起，对 ED 患者总体有效率 80% 左右。三种 PDE5 抑制剂作用特点详见表 1-5、表 1-6。

3.3.1.1 PDE5 抑制剂的使用方法：

3.3.1.1.1 按需使用　PDE5 抑制剂按需使用是常用的治疗方式。西地那非按需使用的推荐剂量分别是 50mg 和 100mg，有效率分别为 77% 和 84%[85]，治疗过程中可根据疗效与不良反应调整剂量。他达拉非按需使用的推荐剂量为 10mg 和 20mg，有效率分别为 67% 和 81%[86]。伐地那非按需使用的推荐剂量为 10mg 和 20mg，有效率分别为 76% 和 80%[87,88]。三种 PED5 抑制剂按需治疗均可显著改善 ED 患者的勃起功能[89]。

3.3.1.1.2 规律使用　PDE5 抑制剂的规律使用是另一种可供选择的治疗方式。

他达拉非具有半衰期长（17.5 小时）及有效浓度可维持 36 小时的特点，小剂量每日服用（Once daily, OAD）已广泛应用于临床。已有临床数据表明 2.5mg 与 5mg 他达拉非 OAD 治疗均可改善不同程度 ED 患者的勃起功能，且具有良好的耐受性[90]。近年来有多数研究支持他达拉非 5mg OAD 可缓解良性前列腺增生引起的下尿路症状，因此小剂量 OAD 治疗方案对 ED 合并 LUTS 患者可能具有一定优势[91]。

Mathers 等研究发现不同剂量的西地那非或伐地那非每日服用或规律服用一年后，NPTR 及 IIEF 评分均有显著改善，且停药 4 周后仍有效果[92]。小样本的临床研究显示每日连续服用西地那非 50mg 4 周可改善海绵体动脉血流及血管内皮功能[93]，且停药后血管内皮功能仍有改善[94]。Rosano 等发现心血管风险升高的 ED 患者隔天一次服用 20mg 他达拉非 4 周后，血管内皮功能有显著改善，且停药两周后效果仍持续[95]。Santi 等发现一天两次服用伐地那非 10mg 连续 6 个月后，可改善糖尿病 ED 患者的勃起功能及血管内皮功能[96]。西地那非与伐地那非两种药物半衰期较短，连续或规律治疗是否较按需治疗更有优势，仍需更多的循证医学证据。

动物实验表明，长期规律使用 PDE5 抑制剂可明显改善或阻止由于年龄、糖尿病、或手术所造成的海绵体结构改变[97-102]，但目前仍缺乏人体研究数据。一些研究表明，长期规律应用 PED5 抑制剂可能改善患者的血管内皮功能并保护心血管系统[103]。

迄今为止，还没有多中心双盲或三盲的研究比较上述三种 PDE5 抑制剂的疗效，因此在药物选择或治疗方式选择上并无一致性推荐。治疗时应让患者了解各种 PDE5 抑制剂的药物特点（短效或长效）和可能出现的副作用，并依据患者性交的频率、个人期望以及医生个人的经验来决定[104]。

表 1-5　PDE5 抑制剂药物代谢动力学

参数	西地那非 100mg	他达拉非 20mg	伐地那非 20mg
Cmax	560μg/L	378μg/L	18.7μg/L
Tmax	0.8~1h	2h	0.9h
$T_{1/2}$	2.6~3.7h	17.5h	3.9h
AUC	1685μg.h/L	8066μg.h/L	56.8μg.h/L
Protein binding	96%	94%	94%
Bioavailability	41%	NA	15%

Cmax：最大浓度，Tmax：最大血浆浓度达峰时间，$T_{1/2}$：半衰期，AUC：药时曲线下面积

Protein binding：蛋白结合率，Bioavailability：生物利用度

表 1-6 PDE5 抑制剂的常见不良反应

不良反应	西地那非	他达拉非	伐地那非
头痛	12.8%	14.5%	16%
面部潮红	10.4%	4.1%	12%
消化不良	4.6%	12.3%	4%
鼻塞	1.1%	4.3%	10%
头晕	1.2%	2.3%	2%
视觉异常	1.9%	-	< 2%
背痛	-	6.5%	-
肌痛	-	5.7%	-

3.3.1.2 PDE5 抑制剂的安全性

3.3.1.2.1 心血管安全性　临床试验和上市后的资料证实，接受 PDE5 抑制剂治疗的患者没有增加心肌梗死的发生率。在稳定型心绞痛患者，PDE5 抑制剂在运动试验中不影响总的运动时间和缺血时间。根据目前证据，西地那非不影响心肌收缩、心肌耗氧量、心输出量[105,106]。

伐地那非可引起轻度 QT 间期延长，禁忌与 Ⅰa 类（奎尼丁、普鲁卡因胺）或 Ⅲ 类（胺碘酮）抗心律失常药合用[107]。对有 QT 间期延长病史患者慎用。

3.3.1.2.2 PDE5 抑制剂与硝酸盐类合用是绝对禁忌　有机硝酸盐（如硝酸甘油、单硝酸异山梨酯、硝酸异山梨酯等）与 PDE5 抑制剂合用可导致 cGMP 蓄积，引起顽固性低血压。

3.3.1.2.3 抗高血压药物　PDE5 抑制剂与抗高血压药物（血管紧张素转换酶抑制剂、血管紧张素受体阻滞剂、钙通道阻滞剂、β 受体阻滞剂、利尿剂）合用可产生轻微的协同作用。一般而言，即使服用几种抗高血压药物，PDE5 抑制剂也不会增加不良反应[105,106]。

3.3.1.2.4 α 受体阻滞剂　所有 PDE5 抑制剂与 α 受体阻滞剂有一定相互作用，在某些情况下可能导致体位性低血压[108,109]。如需联合使用，建议间隔 4 小时。

3.3.1.2.5 视觉障碍　除他达拉非外，西地那非、伐地那非对 PDE6 有选择性抑制作用，可致视觉异常，主要表现为眩光、蓝视。前述不良反应通常是轻微、短暂的。发生任何视觉障碍时，首先建议患者停药，并去眼科就诊[110]。

3.3.1.2.6 生殖安全　多项随机对照研究证实，PED5 抑制剂对健康男性的精液量、精液黏稠度、精子密度、精子活动力及精子正常形态无明显影响[111-113]。

3.3.1.2.7 肌痛、背痛　服用他达拉非后，少数患者出现可能出现肌痛、背痛，其病理生理机制不清[105,106]。

有关 PDE5 抑制剂更多的安全性信息，详见各药物说明书。

3.3.1.3 PED5 抑制剂无效者的处理　正确、足量服用 PDE5 抑制剂，勃起功能无改善者可视为无效。判断 PDE5 抑制剂无效前，应首先确认患者服用的药物是否为正品，其次要明确患者的服药方法及剂量是否正确。目前 PDE5 抑制剂服药无效的原因主要包括[114-120]：服药后缺乏充分的性刺激；服药剂量或疗程不足；服药与性生活间隔太短或太长；酒精或饮食影响了药物的吸收；特殊类型 ED（如雄激素缺乏或高泌乳素血症引起）或严重器质性病因；心理因素或伴侣因素。

处理方法：①指导患者正确使用 PDE5 抑制剂[121]；②针对原发器质性病因的治疗[122,123]；③更换其他 PDE5 抑制剂或连续应用 PDE5 抑制剂[90,95]；④联合治疗，如改善雄激素水平[124]；⑤性心理治疗或性伴侣配合治疗[125]；⑥改用其他治疗，如海绵体注射、负压吸引或手术等[126]。

3.3.2 雄激素治疗 各种原因所致的原发性或继发性男性性腺功能减退症患者往往合并 ED，对此类患者给予雄激素治疗除可增强性欲，亦可改善勃起功能[127-130]。睾酮水平较低的 ED 患者，雄激素补充治疗能改善初次对 PDE5 抑制剂无反应患者的勃起功能，与 PDE5 抑制剂合用可能有增强效应[131,132]。目前用于 ED 治疗的口服雄激素主要有十一酸睾酮胶囊。

3.3.3 其他药物

3.3.3.1 阿扑吗啡 阿扑吗啡是一种多巴胺 D_2 受体激动剂，其机制是刺激脑室旁核的多巴胺受体，从而激活下丘脑—海马—缩宫素能通道，经脊髓传入阴茎，使阴茎的动脉扩张，血流量增加而勃起。该药于 2001 年 2 月被欧洲药品评价局（European Medicines Evaluation Agency，EMEA）批准上市用于治疗 ED，规格为 2、3、4、5mg。目前已有部分研究证明其对 E D 患者的治疗是安全和有效的[133,134]。

3.3.3.2 育亨宾 育亨宾能选择性地阻断突触前的 α_2 受体，促进去甲肾上腺素的释放。它使海绵体神经末梢释放较多的去甲肾上腺素，减少阴茎静脉回流，利于充血勃起。在 PDE5 抑制剂应用治疗 ED 之前，曾经被广泛应用治疗 ED，但其有效性及安全性尚未得到充分的评估[135]。

3.3.3.3 曲唑酮 曲唑酮（Trazodone）是 5-羟色胺 2 C 受体（5-HT2C）的激动剂，也是 5-HT1A 受体的阻滞剂。该药除作用于中枢神经系统外，还能阻断 α_2 受体。其发挥作用的机制可能是阻断 α_2 受体，松弛血管及海绵体平滑肌，从而使阴茎海绵体内的血供增加导致勃起。虽然有临床上报道曲唑酮治疗 ED 有效，但 Meta 分析结果提示与安慰剂相比无统计学差异[136,137]。

3.4 物理治疗

3.4.1 真空勃起装置（Vacuum Erectile device，VED） 真空勃起装置是利用负压吸引血流进入阴茎海绵体，从而促使阴茎勃起的一种物理治疗方法[138]。符合 ED 治疗安全性、可靠性、可逆性、非侵袭性且操作简单的要求，也可用于阴茎康复治疗[139,140]。

VED 诱发勃起所需的时间平均为 2.5 分钟，留置弹力缩窄环的时间不宜超过 30 分钟[141]。VED 可通过增加动脉血流进入阴茎海绵体，达到改善供氧、抗纤维化、抗凋亡、保护内皮细胞及提高 NOS 合成的作用，从机制上改善勃起功能状态，有利于阴茎康复[111]。

VED 适合于动脉性、静脉性、糖尿病、前列腺癌术后、骨盆骨折尿道断裂术后及脊髓损伤所致的 ED 患者，也可用于不能耐受 PDE5 抑制剂者以及 PDE5 抑制剂治疗失败的患者[140-143]。文献报道对各种病因所致 ED 的有效率在 27%～94% 之间。老年人群可与普通人群获得同样的疗效，且更适合于性生活频率低的老年患者以及寻求非药物治疗的患者。VED 的副作用包括疼痛、射精困难、瘀斑、青紫及麻木等，发生率不足 30%。

3.4.2 体外低能量冲击波治疗　近年来，体外低能量冲击波治疗（Low-intensity extra-corporeal shockwave therapy，LI-ESWT）正成为一种治疗 ED 的新疗法[144]。在最初的一项随机双盲对照研究中，对那些使用 PED5 抑制剂治疗有效的 ED 患者，LI-ESWT 不论在短期临床效果还是生理影响方面都有积极的作用[145]。ED1000 在国内已经上市并在欧洲及美国开展了多项长期临床研究。Rosen 等[146]报道 ED1000 对 PED5i 有反应 ED 患者治疗有效率为 70%。而 Kitrey 等[147]研究发现其对 PED5 抑制剂治疗无反应的 ED 患者也有一定帮助，经过治疗有 60.8% 的患者对 PDE5 抑制剂从无反应变成有反应。此外 Gruenwald[148]等研究表明 LI-ESWT 对糖尿病性 ED 患者治疗有效率为 56%。

3.5 海绵体内血管活性药物注射　口服药物无效的患者可以建议使用阴茎海绵体内注射疗法，其有效率可达 85%[149]。目前常用药物包括：

3.5.1 前列地尔（Prostaglandin E，PGE）　前列地尔是通过平滑肌细胞表面受体刺激产生腺苷酸环化酶，促使 ATP 转化为 cAMP，从而使阴茎海绵体平滑肌细胞内钙离子浓度下降，导致平滑肌松弛。剂量为 5~40μg。勃起通常在注射后 5~15 分钟出现，勃起的持续时间与注射剂量有关，总体有效率超过 70%。

并发症主要为阴茎疼痛，少见阴茎持续性勃起、阴茎异常勃起及阴茎海绵体纤维化[148-150]、轻微低血压。

3.5.2 罂粟碱（Papaverine）　罂粟碱是非特异性磷酸二酯酶抑制剂，通过阻断 cGMP 和 cAMP 降解，使细胞内钙离子浓度下降，导致海绵体内平滑肌松弛，剂量是 30~60mg。目前罂粟碱因单独使用并发症发生率较高，最常用于联合用药。罂粟碱应用的并发症主要为阴茎异常勃起和海绵体纤维化[151,152]。

3.5.3 酚妥拉明（Phentolamine）　应用于联合治疗以提高效果，单独用药效果较差[152,153]。

3.5.4 联合用药　联合用药治疗可以利用药物的不同作用机制，使患者在尽可能获益的情况下减少每种药物的剂量，从而减轻不良反应。

罂粟碱（7.5~45mg）联合酚妥拉明（0.25~1.5mg），或罂粟碱（8~16mg）联合酚妥拉明（0.2~0.4mg）、前列地尔（10~20μg），已被广泛使用，并且提高了有效率[154]。罂粟碱、酚妥拉明、前列地尔三种药物联合应用的有效率最高，可达 92%。这种联合用药与前列地尔单独用药的副作用相仿，但是由于减少了前列地尔用量，从而使阴茎疼痛的发生率下降。

3.6 经尿道给药　一种前列腺素 E1 的经尿道给药剂型可以有效治疗 ED，患者性交勃起满意度可达 30%~65.9%[155]，但其有效率明显低于经海绵体内注射疗法[147]。前列腺素 E1 经尿道给药最常见的不良事件是局部疼痛（29%~41%）和低血压带来的头晕（1.9%~14%）。阴茎纤维化和异常勃起非常罕见（<1%）。尿道出血（5%）和泌尿道感染（0.2%）与经尿道给药方式有关。该疗法可为不愿接受注射的患者提供另一种选择。

3.7 手术治疗　随着药物治疗效果的提高、非手术治疗方式的普及以及对 ED 发病机制了解的深入，外科手术治疗逐渐减少，但仍有一些 ED 患者需要手术加以解决，特别是经其他各种治疗无效者。外科手术治疗的方式主要包括血管手术和阴茎假体植入。

3.7.1 阴茎血管手术治疗　血管性 ED 的手术治疗已经有 30 多年的历史，包括针对静脉性和动脉性 ED 的多种术式，其总体疗效尚存争议。目前在欧美国家这些方法已经罕有应用，但国内仍有较多采用者，其最终价值判定仍待更加严格的循证医学依据。

3.7.1.1 阴茎静脉漏的手术治疗 静脉闭塞功能障碍（静脉漏）性 ED 的血流动力学基本明确，但是较难鉴别功能性异常（平滑肌功能障碍）和解剖结构缺陷（白膜异常）。目前，对于静脉闭塞功能障碍性 ED，没有明确的标准化诊断程序，随机对照的临床研究结果并不充分，其手术的有效性尚待验证[156-159]。尽管国内仍有学者继续施行静脉性 ED 的手术[158]，美国泌尿外科协会（AUA）对该方法仅做略述但不予推荐，而欧洲泌尿外科协会（EAU）的指南已经不予任何描述[22,156,160]。

手术适应证：①单纯静脉漏，海绵体平滑肌及白膜结构及功能正常；②阴茎海绵体动脉供血正常。

手术方式：①阴茎背浅静脉结扎术和（或）阴茎背深静脉结扎术；②阴茎背深静脉白膜下包埋术；③阴茎脚捆扎术（Tom F Lue 术式）；④阴茎脚白膜折叠+静脉结扎术；⑤阴茎背深静脉动脉化手术；⑥阴茎海绵体静脉动脉化；⑦尿道海绵体松解术；⑧选择性静脉栓塞术；⑨上述术式的组合；⑩腹腔镜下腹膜外阴茎静脉结扎术。

有可能出现阴茎头麻木、皮肤坏死、伤口感染、阴茎弯曲、阴茎短缩、腹股沟疝、阴茎水肿及栓塞后静脉性疼痛等。

3.7.2 动脉性 ED 的手术治疗 动脉性 ED 的手术治疗已经有 30 多年的历史，手术方式多种多样，但由于选择标准、疗效评价并未统一，其效果尚存争议，而显微外科技术的应用也未实现标准化[156,157,161-165]，仅作为可选方法之一。目前，EAU 指南已经不再推荐该类术式[22]，而 AUA 指南仅限于推荐"近期获得性的、因局限性动脉阻断而导致的 ED、没有系统性血管病变的健康男性"[156]。

手术适应证：孤立的动脉狭窄，同时符合以下情形：①年龄小于 55 岁；②不吸烟或已戒烟者；③未合并糖尿病；④无静脉瘘存在；⑤无广泛血管病变。

常用术式：①腹壁下动脉—阴茎背动脉吻合术（血管成形）；②腹壁下动脉—阴茎背深静脉吻合术（静脉动脉化）；③腹壁下动脉—阴茎背深静脉吻合+静脉结扎术。

3.7.3 阴茎假体植入治疗

3.7.3.1 适应证和禁忌证

3.7.3.1.1 适应证 ①口服药物及其他治疗无效的患者；②不能接受或不能耐受已有治疗方法的患者[22,156,157,165]。

3.7.3.1.2 绝对禁忌证 存在全身、皮肤或尿道感染者。

3.7.3.1.3 相对禁忌证 ①存在阴茎严重畸形、尿道狭窄、阴茎发育不良、阴茎血管瘤患者；②未有效治疗的精神心理障碍患者。

拟接受阴茎假体植入手术的患者，术前准备的主要目的是降低感染风险。患者手术区域应无皮炎、伤口或其他表皮损伤。对于糖尿病患者，术前应严格控制血糖[166,167]。

3.7.3.2 阴茎假体和术式的选择 患者及其配偶应该充分了解阴茎假体植入手术的相关信息，包括：①阴茎假体植入术是 ED 治疗的最后选择，如果因各种原因取出，海绵体组织的破坏将使其他治疗（药物、注射、真空装置等）的疗效降低或者无效；②术后阴茎勃起和疲软与生理性状况存在差异，包括阴茎短缩、龟头不增大等；③假体类型的选择及其优缺点；④术后并发症，如感染、侵蚀及机械故障的发生及处理后果；⑤再次手术可能性。

阴茎假体通常可分为 2 种类型，非膨胀性（Malleable）和可膨胀性（Inflatable，二件套和三件套）。非膨胀性假体通常也指半硬棒状柱体。非膨胀性阴茎假体适合于不能灵活操作者（如帕金森病、高龄虚弱等）、盆部异常者（骨盆骨折、神经源性膀胱、疝修补后）或难以负担可膨胀性假体高昂费用者，以及性交频率较低的老年人[168]。其并发症发生率低于可膨胀假体，尽管在美国的使用量大大低于可膨胀性假体，但是在世界范围内的特定病人群仍有重要存在价值[169]。

可膨胀性假体（典型代表为三件套）适合于年龄较轻、社交活动多、性生活频繁的患者，或阴茎硬结症患者，再次假体植入者，以及合并神经病变的患者。

阴茎假体通常通过三种路径植入：冠状沟下、耻骨下和阴茎阴囊交界部，路径的选择通常由假体类型、患者解剖条件、手术史和术者习惯决定[157]。

非膨胀性假体和可膨胀性假体植入手术可在区域麻醉或全麻下进行。

储液囊最常见的置放位置是膀胱前间隙，但是考虑到损伤髂静脉和膀胱的风险，尤其是盆腔手术史会加大上述风险，近年将储液囊安放于腹横筋膜与腹直肌之间的例数逐渐增多[170]。

3.7.3.3 阴茎假体植入术并发症的防治　阴茎假体手术的并发症包括：感染、机械故障、侵蚀穿入尿道或者阴茎、阴囊，还包括假体自发性充盈、龟头膨胀感差、勃起短缩、液泵体或储液囊移位等，其中最主要的并发症为感染和机械故障。

3.7.3.3.1 感染　是阴茎假体植入手术破坏性较大的并发症之一。术中精细操作联合使用合适抗生素预防革兰阴性菌和阳性菌感染，可使感染率降到 2%～3%。抗菌涂层技术和亲水涂层技术的应用，感染率可降至 1%[171,172]。糖尿病是感染的高危因素[168]。在脊髓损伤患者，假体感染和糜烂发生率可达 9%[168]。使用革兰阴性和阳性细菌都适用的广谱抗生素，可有效延长植入物的使用期[173-175]，较常用的抗生素包括氨基糖苷类、万古霉素、头孢菌素类和喹诺酮类，通常于术前 0.5～1 小时预防性使用，并维持到术后 24～48 小时，国内部分中心维持抗生素达一周。对于非抗生素涂层的假体结构，应该在拆除封袋后保存在抗生素生理盐水中，术中抗生素盐水的伤口和植入物冲洗对预防术后感染也至关重要。感染一旦发生，应该取出阴茎假体并使用抗生素，并于 6～12 个月后再行假体植入。

3.7.3.3.2 机械故障　随着设计的不断改进，最常用的三件套阴茎假体 5 年机械故障率低于 5%[176,177]。某些产品增加了关闭阀门，以防止自发性充盈。相关研究发现，改进型假体自发膨胀发生率 1.3%，而无关闭阀门假体的自发膨胀率为 11%[178]。

尽管阴茎假体有金属配件，但患者术后可以接受 MRI 检查[179]，以评价假体状况（如囊液泄露、位置偏移等），或诊断其他疾病。

3.8 中医药治疗　阴茎勃起功能障碍（ED）在祖国医学中描述为阴茎萎软不举，举而不坚或坚而不久，不能达到满意的性生活，称之为阳痿[180]。祖国医学对此病进行了大量的论述，并积累了丰富的临床经验。中药能够通过多靶点、多系统、多部位作用于全身整体，温和缓慢而持久，改善全身症状，且许多中药具有雄激素样作用，在治疗 ED 的同时可以提高性欲。目前市场上治疗阳痿的中成药种类繁多，主要适用于心理性 ED 及轻、中度器质性 ED，在具体治疗时需辨证论治。

阳痿病中医证型的诊断标准：符合主症、舌脉即辨证成立[181-184]。

3.8.1 肝气郁结证主症 阳事痿弱，精神抑郁；舌脉：舌淡或红黯，苔薄，脉弦或弦细；治法：疏肝理气。

3.8.2 湿热下注证主症 勃起不坚，或不能持久；舌脉：舌红苔黄腻，脉滑数或弦数；治法：清热利湿。

3.8.3 淤血阻滞证主症 勃起不坚，或不能勃起；舌脉：舌质暗或有瘀点，瘀斑，脉弦或涩；治法：活血化瘀。

3.8.4 心脾两虚证主症 阳事痿弱，性欲淡漠；舌脉：舌淡苔少，边有齿痕，脉细弱；治法：补益心脾。

3.8.5 肾阳虚衰证主症 性欲低下，阳事痿弱；舌脉：舌淡苔白，脉沉细或尺弱；治法：温补肾阳。

3.8.6 肾阴亏虚证主症 欲念频萌，阳事易举却不坚或不久；舌脉：舌质淡红，苔少薄黄，脉细或沉细数；治法：滋阴补肾。

针灸、推拿及中药外敷等中医治法对阳痿病同样具有较好的临床疗效。另外，阳痿病患者的饮食多以清淡、清补之品为主，禁食或少食煎炒油炸、辛辣燥热之物。气功锻炼可改善症状，在中医师的指导下，通过不同的功法，调息、调心、调身，最终达到强身健体、治病防病的目的。

3.9 特殊类型 ED 治疗

3.9.1 骨盆骨折尿道损伤后 ED 的康复治疗 骨盆骨折尿道损伤（Pelvic fracture urethral injury，PFUI）后所致的 ED 是创伤后 ED 的最常见类型，文献报道发生率在27.5%～72%之间，与血管神经等损伤有关[185]。以往的外科手术治疗方法如阴茎动脉成形手术的远期效果在 60%～70%之间。海绵体静脉瘘是动脉血管成形术的禁忌证，且需要海绵体造影来进行评估。静脉手术因其远期效果不佳而不予推荐[22]。

PFUI 后 ED 的阴茎康复治疗可选用药物治疗、VED 及 ICI 联合治疗。在人类海绵体损伤者中进行的阴茎康复研究表明，PDE5 抑制剂可阻止海绵体组织的纤维化并可改善勃起功能[100]。目前有关 PDE5 抑制剂治疗 PFUI 后 ED 的研究报道很少[186]，有学者观察 PFUI 后 ED 患者 29 例，给予西地那非 100mg 按需治疗 18 个月，成功随访 15 例，总体有效率达到 47%，将 PFUI 后 ED 分为神经源性和动脉源性两组，应用 PDE5 抑制剂的勃起反应率分别为 60% 及 20%，对 PDE5 抑制剂有反应的神经源性 ED 患者恢复自发性勃起的机会较高[187]。有学者报道给予口服西地那非 100mg 每周 3 次治疗 PFUI 后 ED 患者 41 例，观察 3 个月，性交成功率为 81%[188]。每日口服他达拉非 5mg 治疗 3 个月，可促进 PFUI 后 ED 患者勃起功能的恢复，且早期使用患者会更加受益[186]。此外，有研究显示小剂量他达拉非持续用药对有夜间勃起现象的 PFUI 后 ED 患者治疗效果更加明显[189]。

对于 PDE5 抑制剂治疗无反应或拒绝 PDE5 抑制剂治疗的患者，可选择 VED 及 ICI治疗。VED 用于阴茎康复治疗通常在术后 1 个月内即可进行，每日 1 次，每次 10 分钟，或连续两次负压吸引，每次 5 分钟，间隔短暂的吸引释放，连续 3～12 个月[190]。血管活性介质可用于尿道损伤后 ED 患者的阴茎康复治疗，但仅有少数研究报道，有研究观察 ICI 治疗 PDE5 抑制剂无反应的 PFUI 后 ED 患者，全部神经源性及 50% 的动脉源性

ED 有效[186]。

对于药物、VED 及 ICI 治疗均不能奏效的 PFUI 后 ED 患者，可选择阴茎假体植入，但报道有限。一般术前必须解决尿道狭窄的问题，以最大限度减少感染的发生。根据患者阴茎是否有短缩等具体情况选择适当的型号及类型（可膨胀性或半刚性假体）以避免缺血、侵蚀及感染的发生[186,191]。由于我国经济发展不平衡，患者经济条件不等，所以治疗的愿望和迫切性因人而异，可根据患者的具体情况加以选择。

3.9.2 脊髓损伤后 ED 的治疗

脊髓损伤（Spinal Cord Injury，SCI）后患者不仅有肢体感觉及运动功能障碍、排尿及排便功能障碍，也存在不同程度的性功能障碍，严重影响 SCI 康复期男性患者的生活质量。SCI 患者的性功能康复主要取决于 SCI 的部位和严重程度[192,193]，也与患者和性伴侣关系、发病前的性经历与态度、发病后对性培训的开放与否等有关[194]。SCI 后患者残留的勃起有三种形式[195]：①反射性勃起；②心因性勃起；③混合性勃起。

骶段残留的感觉与运动功能是脊髓完全性和不完全性损害的主要区别点之一，骶反射可证明其残留与否。骶反射主要包括球海绵体肌反射、肛门黏膜皮肤反射、肛门反射等。同时，SCI 后患者的上肢功能、痉挛状态、神经源性肠与膀胱功能障碍、自主神经反射异常、性激素水平变化、体位、皮肤损伤与压疮、心理情绪变化等均可影响患者的性功能及治疗效果[194]，应在治疗前或治疗的同时加以注意或处理。

SCI 后 ED 的治疗包括心理治疗、口服 PDE5 抑制剂、ICI、经尿道给药、VED 及阴茎缩窄环、阴茎假体植入手术、骶神经调节等。其中一些治疗需 SCI 患者的上肢功能相对健全，或由其性伴侣操作。总的原则是[193]，高位的 SCI 患者口服 PDE5 抑制剂可能获得较好的效果；对低位的 SCI 患者，采用 ICI 或者联合治疗的效果较好。

心理治疗能恢复患者信心，占有重要地位。PDE5 抑制剂西地那非、伐地那非、他达拉非治疗 SCI 后 ED 的有效率分别为 85%、74%、72%[196]。上运动神经元病变患者的疗效较好，且用药剂量较小[197]。T6 胸髓以上 SCI 患者，应注意用药后出现的自主神经反射异常等并发症。VED 与 ICI（罂粟碱）治疗 SCI 患者 ED 的疗效相当[209]。阴茎缩窄环固定于阴茎根部时间不宜超过 20～30 分钟，可配合 VED 使用，也可单独用于能勃起但无法维持者。ICI 主要用于 PDE5 抑制剂无效或疗效不佳者，尤其是脊髓低位如圆锥及马尾损伤的患者[193]，总有效率为 88%[198]，应注意阴茎异常勃起等并发症。经尿道给药疗效有待进一步研究。阴茎假体植入手术适用于上述方法无效者，需严格把握适应证。一组平均 7.2 年长期随访结果显示，阴茎假体植入后的外伤性 SCI 患者对 ED 和（或）尿液管理问题的总满意度为 82.6%[199]。目前推荐可膨胀式假体，不推荐使用半硬式假体。

3.9.3 前列腺癌根治术后 ED 的康复

随着保留神经血管束的前列腺癌根治术（Nerve-Sparing Radical Prostatectomy，NSRP）的出现和不断完善，RP 术后 ED 的发生率有所降低，但仍高达 12%～96%。RP 术后 ED 的发生与海绵体神经损伤、海绵体纤维化、动脉灌注减少、缺氧等有关[200-203]。RP 术后勃起功能康复治疗不同于 ED 治疗，其目的在于改善海绵体组织病理状态，增加患者术后勃起功能恢复的几率[204]。RP 术后恢复勃起功能的治疗方式包括 PDE5 抑制剂、VED 及 ICI 等。

PDE5 抑制剂通常作为 RP 术后勃起功能康复的首选治疗方式，其恢复勃起功能的机制包括改善海绵体氧供及防止海绵体重塑等。可能影响 PDE5 抑制剂治疗效果的因素包括：血管神经束是否保留[205-207]；患者年龄（<60 岁患者效果较好）[208]；药物剂量[209]；术后开始治疗时间（早期干预效果较好）[210,211]；用药方式等（PED5 抑制剂规律治疗和按需治疗何者效果更好尚有争议[212-214]）。规律服用西地那非 50mg/100mg 改善 NSRP 术后 ED 有效率约为 35% ~ 75%，改善不保留神经血管束 RP 术后 ED 有效率约为 0 ~ 15%[215,216]。按需服用他达拉非 20mg 改善 NSRP 术后 ED 有效率为 71%，性交成功率是 52%，而对照组分别为 24% 和 26%[217]。他达拉非 5mg OAD 规律使用较他达拉非 20mg 按需治疗对 NSRP 术后 ED 患者的勃起功能恢复更有优势[218]。

VED 治疗可单独或与其他治疗方式联用。其治疗机制包括改善海绵体氧含量和阴茎长度等[219,220]。VED 治疗 NSRP 术后 ED 患者 70% 能够进行性生活，而对照组仅有 29%[220]，并且 VED 治疗能够较好地维持疲软状态阴茎长度，避免阴茎缩短[221]。有报道 NSRP 术后联用 PED5 抑制剂和 VED 能够更好改善 ED 患者的勃起功能和阴茎长度[190]。对于口服药物效果不佳的 RP 术后 ED 患者，还可选用经尿道给药或 ICI 治疗或联合治疗[222]。报道有前列地尔 ICI 治疗 RP 术后 ED 的有效率约 67%，而非治疗组约 20%。

3.9.4 直肠癌术后 ED 患者的康复

直肠癌是一种十分常见的消化系统恶性肿瘤，随着目前医疗水平的不断提高，直肠癌患者的术后生存率有了显著的提高。直肠癌患者的术后生活质量，特别是性功能康复逐渐引起重视。

直肠癌患者术后 ED 的原因：①年龄因素；②手术方式：miles 术后性功能障碍发生率高于 Dixon 术；③血管神经损伤；④直肠癌术后患者多因排便方式与众不同，难以保持自身清洁及形体外观改变等原因感到自卑，更何况还面临着生存威胁[223]，且这些因素同时影响着患者配偶的性生活体验，使得术后夫妻双方性生活质量大大下降。

目前关于直肠癌术后 ED 患者的康复方法有：第一阶段是前期的正常爱抚，可以在患者无心理压力下相互抚摸，从而刺激阴茎自然勃起，以缓解患者的精神负担。第二阶段是勃起功能的康复治疗，包括 PDE5 抑制剂、VED 及 ICI 等。约 70% 的直肠癌术后 ED 患者可因规律服用西地那非得到性功能上的改善。

3.9.5 高泌乳素血症继发 ED 的治疗

高泌乳素血症可由垂体-下丘脑肿瘤及药物等引起，可导致 ED、第二性征减退、性欲下降和性功能紊乱。对于高泌乳素血症的治疗应首先去除诱发因素（如停用相关药物）后根据病因选择疗法。通过纠正血清泌乳素水平后，性欲及勃起功能可恢复正常。症状严重的性功能障碍且患病时间较长的患者，还可以同时配合使用 PDE5 抑制剂治疗[224-226]。

高泌乳素血症治疗首选多巴胺受体激动剂——溴隐亭，用药前可进行溴隐亭敏感试验，以判断药物治疗的有效性。用药应从小剂量开始调整，对肝肾功能不全者禁用。如反复治疗效果不佳，可考虑其他多巴胺受体激动剂或改变治疗方案。肿瘤体积较大及侵袭性泌乳素瘤患者，建议手术治疗或放射治疗。

高泌乳素血症患者经系统治疗后复发率高，需定期复查血泌乳素水平及鞍区 MRI，服用维持量溴隐亭。如有泌乳素升高情况需再次调整用药[227-231]。

ED 治疗证据	循证等级（LE）	推荐等级（GR）
ED 的个性化治疗原则	1b	A
ED 患者伴侣双方同治的原则	1b	A
如果发现明确病因，首先对 ED 病因进行治疗	1a	B
ED 治疗前或治疗时进行生活方式的改善和危险因素干预	1a	A
ED 治疗前或治疗时进行性生活指导及心理疏导	2b	B
PDE5 抑制剂是 ED 的首选治疗方案	1a	A
对 ED 患者选择 PDE5 抑制剂规律治疗方案	1a	B
对 PDE5 抑制剂无反应者应评估其处方是否合理及是否获得充分的用药前指导	3	B
雄激素补充治疗改善 ED 患者勃起功能	3	C
服用阿扑吗啡改善 ED 患者勃起功能	3	C
手术治疗（动脉、静脉及假体手术）治疗改善 ED 患者勃起功能	4	C
真空勃起装置治疗改善 ED 患者勃起功能	4	C
体外低能量冲击波治疗改善 ED 患者勃起功能	4	C
海绵体血管活性药物注射改善 ED 患者勃起功能	1b	B
经尿道或局部给药改善 ED 患者勃起功能	3	B
外伤后阴茎的康复治疗或 RP 术前干预治疗有助于改善创伤后或手术后 ED 患者的勃起功能	2b	A
雄激素补充治疗有利于改善因雄激素缺乏导致的勃起功能障碍	1b	A
降低泌乳素水平的治疗有利于改善因高泌乳素血症导致的勃起功能障碍	1b	A
心理疏导治疗有利于改善心理因素导致的勃起功能障碍	2b	B

ED 治疗证据	循证等级（LE）	推荐等级（GR）
ED 治疗前后积极的 ED 预防措施有利于改善患者的勃起功能障碍	1a	A

4　阴茎勃起功能障碍的预防

　　ED 影响男性整体健康，其病因涉及神经、血管、内分泌及精神心理等多方面，因此 ED 的预防不仅限于生物医学方面，同时还应注意致病的社会、心理等因素。ED 的预防与治疗是一个整体，应根据防治并行和个体化相结合的原则，采取综合措施[232]。

由于多数 ED 与心脑血管疾病及代谢性疾病等重大疾病相关[25]，因此 ED 的预防应遵循慢性疾病的预防原则[233]，其具体预防措施应包含以下三个方面：①预防：在发病前期重视病因预防，对存在 ED 危险因素但勃起功能尚正常的男性，积极控制危险因素，防止 ED 发生；②治疗：在发病初期采取措施控制 ED 继续发展，早期诊断，及时治疗，尽可能恢复和保护勃起功能；③康复：防止重度 ED 及其与之伴发的重大疾病的出现，尽量促使勃起功能康复，提高生活质量。

4.1 具体方法

4.1.1 健康教育　通过提高男性人群的健康知识水平和自我保健能力，激励男性采取有益于勃起功能的行为和生活方式，主动建立和谐的性关系和人际关系[234]，避免 ED 的危险因素，进而达到预防 ED 和改善勃起功能的目的。

4.1.2 生活方式和行为　建立良好的健康的生活方式和行为，从而达到预防和改善 ED，增进整体健康[149,235,236]。目前有循证医学证据支持的生活方式及行为改善勃起功能的措施主要包括戒烟[58,59,237]、体育锻炼[60,61]和减轻体重[238,239]、地中海饮食和富含黄酮类饮食[68,240,241]以及保持规律的性生活[62,83,242]。

4.1.3 高危人群的预防　对轻、中度 ED 的中青年男性，应加强生理和心理的健康教育，重视早期病因的筛查，特别是心血管风险因素[26,53,243-246]。在积极病因预防的同时，可早期应用 PDE5 抑制剂进行治疗，防止 ED 的继续发展，促进身心健康。对老龄或有慢性疾病人群，如冠心病、高血压、糖尿病、高脂血症、代谢综合征等，应在积极控制伴随疾病的基础上预防 ED 的发生发展，促进整体健康[247]。对直肠癌、前列腺癌等行盆腔器官手术或放疗的患者，应采取更加积极的预防措施，如根治性前列腺切除术中保留双侧勃起神经[248]，根治性手术或放疗前后每日小剂量持续应用 PDE5 抑制剂，并联合应用真空勃起装置，预防 ED 发生发展，促进勃起功能的康复[249-251]。

参考文献

1. Gratzke C, Angulo J, Chitaley K, et al. Anatomy, physiology, and pathophysiology of erectile dysfunction. J Sex Med 2010；7：445-75.

2. K. Hatzimouratidis FG, I. Moncada, et al. Guidelines on Male Sexual Dysfunction：Erectile dysfunction and premature ejaculation. European Association of Urology 2016.

3. Fisher WA, Eardley I, McCabe M, Sand M. Erectile dysfunction（ED）is a shared sexual concern of couples I：couple conceptions of ED. J Sex Med 2009；6：2746-60.

4. Gandaglia G, Briganti A, Jackson G, et al. A systematic review of the association between erectile dysfunction and cardiovascular disease. Eur Urol 2014；65：968-78.

5. Feldman HA, Goldstein I, Hatzichristou DG, Krane RJ, McKinlay JB. Impotence and its medical and psychosocial correlates：results of the Massachusetts Male Aging Study. J Urol 1994；151：54-61.

6. Johannes CB, Araujo AB, Feldman HA, Derby CA, Kleinman KP, McKinlay JB. Incidence of erectile dysfunction in men 40 to 69 years old：longitudinal results from the Massachusetts male aging study. J Urol 2000；163：460-3.

7. 张庆江，朱积川，许清泉，姜辉. 三城市 2226 例男性勃起功能流行病学调查. 中国男科学杂志 2003：

191-193.

8. 樊云井，李欣迎，陶国振，董云玲，樊兆宜. 山东省 3991 例男性勃起功能流行病学调查. 中国性科学 2012：3-5.

9. 张志超，孙斌，刘永胜，陈琦，辛钟成，郭应禄. 北京市社区已婚男子勃起功能障碍患病情况调查. 中华泌尿外科杂志 2003：63-65.

10. 许振付，张朝红，刘曼丽等. 佛山市顺德区流动人口成年男性生殖健康状况调查. 中国男科学杂志 2013：35-38.

11. 邓天勤，谢雨莉，阮建波等. 东莞市 1812 名流动男性勃起功能障碍流行病学调查. 中国男科学杂志 2015：31-34.

12. 刘德风，姜辉，洪锴，赵连明，马潞林，朱积川. 近 5 年来中国 11 个城市门诊勃起功能障碍患者的流行病学变化. 中华男科学杂志 2009：724-6.

13. Hall SA, Shackelton R, Rosen RC, Araujo AB. Risk factors for incident erectile dysfunction among community-dwelling men. J Sex Med 2010；7：712-22.

14. Jackson G, Montorsi P, Adams MA, et al. Cardiovascular aspects of sexual medicine. J Sex Med 2010；7：1608-26.

15. Lee JC, Benard F, Carrier S, Talwar V, Defoy I. Do men with mild erectile dysfunction have the same risk factors as the general erectile dysfunction clinical trial population? BJU Int 2011；107：956-60.

16. Hackett G, Krychman M, Baldwin D, et al. Coronary Heart Disease, Diabetes, and Sexuality in Men. J Sex Med 2016；13：887-904.

17. Seftel AD, de la Rosette J, Birt J, Porter V, Zarotsky V, Viktrup L. Coexisting lower urinary tract symptoms and erectile dysfunction：a systematic review of epidemiological data. Int J Clin Pract 2013；67：32-45.

18. Rosen R, Altwein J, Boyle P, et al. Lower urinary tract symptoms and male sexual dysfunction：the multinational survey of the aging male (MSAM-7). Eur Urol 2003；44：637-649.

19. 宋健，邵强，田野等. 北京社区中老年男性下尿路症状和勃起功能障碍的相关性调查. 中华医学杂志 2011；91：2706-9.

20. Davis-Joseph B, Tiefer L, Melman A. Accuracy of the initial history and physical examination to establish the etiology of erectile dysfunction. Urology 1995；45：498-502.

21. Hatzichristou D, Hatzimouratidis K, Bekas M, Apostolidis A, Tzortzis V, Yannakoyorgos K. Diagnostic steps in the evaluation of patients with erectile dysfunction. J Urol 2002；168：615-20.

22. Hatzimouratidis K, Amar E, Eardley I, et al. Guidelines on male sexual dysfunction：erectile dysfunction and premature ejaculation. Eur Urol 2010；57：804-14.

23. Rosen RC, Riley A, Wagner G, Osterloh IH, Kirkpatrick J, Mishra A. The international index of erectile function (IIEF)：a multidimensional scale for assessment of erectile dysfunction. Urology 1997；49：822-30.

24. 朱积川. 男子勃起功能障碍诊治指南. 中国男科学杂志 2004；18：68-72.

25. Gandaglia G, Briganti A, Jackson G, et al. A Systematic Review of the Association Between Erectile Dysfunction and Cardiovascular Disease. Eur Urol 2013；23：851-858.

26. Jackson G, Rosen RC, Kloner RA, Kostis JB. The second Princeton consensus on sexual dysfunction and cardiac risk：new guidelines for sexual medicine. J Sex Med 2006；3：28-36.

27. Laumann EO, Paik A, Rosen RC. The epidemiology of erectile dysfunction：results from the National Health and Social Life Survey. Int J Impot Res 1999；11：60-64.

28. Capogrosso P，Colicchia M，Ventimiglia E，et al. One patient out of four with newly diagnosed erectile dysfunction is a young man-worrisome picture from the everyday clinical practice. J Sex Med 2013；10：1833-41.

29. MMPI 全国协作组. 明尼苏达多相个性测查表使用指导书. 北京 1989；41.

30. Tondo L，Cantone M，Carta M，Laddomada A，Mosticoni R，Rudas N. An MMPI evaluation of male sexual dysfunction. J Clin Psychol 1991；47：391-6.

31. 童辉杰. SCL-90 量表及其常模 20 年变迁之研究. 心理科学 2010：928-30.

32. Schmitz N，Hartkamp N，Kiuse J，Franke GH，Reister G，Tress W. The Symptom Check-List-90-R（SCL-90-R）：a German validation study. Qual Life Res 2000；9：185-93.

33. Buvat J，Maggi M，Gooren L，et al. Endocrine aspects of male sexual dysfunctions. J Sex Med 2010；7：1627-56.

34. Bhasin S，Cunningham GR，Hayes FJ，et al. Testosterone therapy in men with androgen deficiency syndromes：an Endocrine Society clinical practice guideline. J Clin Endocrinol Metab 2010；95：2536-59.

35. Isidori AM，Buvat J，Corona G，et al. A critical analysis of the role of testosterone in erectile function：from pathophysiology to treatment-a systematic review. Eur Urol 2014；65：99-112.

36. O'Connor DB，Lee DM，Corona G，et al. The relationships between sex hormones and sexual function in middle-aged and older European men. J Clin Endocrinol Metab 2011；96：2010-216.

37. Maggi M，Buvat J，Corona G，Guay A，Torres LO. Hormonal causes of male sexual dysfunctions and their management（hyperprolactinemia，thyroid disorders，GH disorders，and DHEA）. J Sex Med 2013；10：661-77.

38. Heidenreich A，Bastian PJ，Bellmunt J，et al. EAU guidelines on prostate cancer. part 1：screening，diagnosis，and local treatment with curative intent-update 2013. Eur Urol 2014；65：124-37.

39. Ghanem HM，Salonia A，Martin-Morales A. SOP：physical examination and laboratory testing for men with erectile dysfunction. J Sex Med 2013；10：108-10.

40. El-Sakka AI. What is the current role of intracavernosal injection in management of erectile dysfunction? Int J Impot Res 2016；28：88-95.

41. Sikka SC，Hellstrom WJ，Brock G，Morales AM. Standardization of vascular assessment of erectile dysfunction：standard operating procedures for duplex ultrasound. J Sex Med 2013；10：120-9.

42. Corona G，Fagioli G，Mannucci E，et al. Penile doppler ultrasound in patients with erectile dysfunction（ED）：role of peak systolic velocity measured in the flaccid state in predicting arteriogenic ED and silent coronary artery disease. J Sex Med 2008；5：2623-34.

43. Deanfield JE，Halcox JP，Rabelink TJ. Endothelial function and dysfunction：testing and clinical relevance. Circulation 2007；115：1285-95.

44. Costa C，Virag R. The endothelial-erectile dysfunction connection：an essential update. J Sex Med 2009；6：2390-404.

45. Virag R，Floresco J，Richard C. Impairment of shear-stress-mediated vasodilation of cavernous arteries in erectile dysfunction. Int J Impot Res 2004；16：39-42.

46. Axtell AL，Gomari FA，Cooke JP. Assessing endothelial vasodilator function with the Endo-PAT 2000. Journal of visualized experiments：JoVE 2010.

47. Jedlickova L，Merkovska L，Jackova L，et al. Effect of Ivabradine on Endothelial Function in Patients with Stable Angina Pectoris：Assessment with the Endo-PAT 2000 Device. Advances in therapy 2015；32：962-70.

48. Pelliccione F, D'Angeli A, Filipponi S, et al. Serum from patients with erectile dysfunction inhibits circulating angiogenic cells from healthy men: relationship with cardiovascular risk, endothelial damage and circulating angiogenic modulators. International journal of andrology 2012; 35: 645-52.

49. El Melegy NT, Ali ME, Awad EM. Plasma levels of endothelin-1, angiotensin II, nitric oxide and prostaglandin E in the venous and cavernosal blood of patients with erectile dysfunction. BJU Int 2005; 96: 1079-86.

50. Baumhakel M, Werner N, Bohm M, Nickenig G. Circulating endothelial progenitor cells correlate with erectile function in patients with coronary heart disease. Eur Heart J 2006; 27: 2184-8.

51. Foresta C, Caretta N, Lana A, Cabrelle A, Palu G, Ferlin A. Circulating endothelial progenitor cells in subjects with erectile dysfunction. Int J Impot Res 2005; 17: 288-90.

52. Lee JW, Park HJ, Park NC. Serum High-Sensitivity C-Reactive Protein Levels and Response to 5 mg Tadalafil Once Daily in Patients With Erectile Dysfunction and Diabetes. Korean J Urol 2013; 54: 858-64.

53. Yao F, Liu L, Zhang Y, et al. Erectile dysfunction may be the first clinical sign of insulin resistance and endothelial dysfunction in young men. Clinical research in cardiology : official journal of the German Cardiac Society 2013; 102: 645-51.

54. Ertekin C, Akyurekli O, Gurses AN, Turgut H. The value of somatosensory-evoked potentials and bulbocavernosus reflex in patients with impotence. Acta neurologica Scandinavica 1985; 71: 48-53.

55. Opsomer RJ, Guerit JM, Wese FX, Van Cangh PJ. Pudendal cortical somatosensory evoked potentials. The Journal of urology 1986; 135: 1216-8.

56. Giuliano F, Rowland DL. Standard operating procedures for neurophysiologic assessment of male sexual dysfunction. The journal of sexual medicine 2013; 10: 1205-11.

57. Hatzichristou D, Rosen RC, Broderick G, et al. Clinical evaluation and management strategy for sexual dysfunction in men and women. J Sex Med 2004; 1: 49-57.

58. Chan SS, Leung DY, Abdullah AS, et al. Smoking-cessation and adherence intervention among Chinese patients with erectile dysfunction. Am J Prev Med 2010; 39: 251-8.

59. Harte CB, Meston CM. Association between smoking cessation and sexual health in men. BJU Int 2012; 109: 888-96.

60. Cheng JY, Ng EM, Ko JS, Chen RY. Physical activity and erectile dysfunction: meta-analysis of population-based studies. Int J Impot Res 2007; 19: 245-52.

61. Kratzik CW, Lackner JE, Mark I, et al. How much physical activity is needed to maintain erectile function? Results of the Androx Vienna Municipality Study. Eur Urol 2009; 55: 509-16.

62. Koskimaki J, Shiri R, Tammela T, Hakkinen J, Hakama M, Auvinen A. Regular intercourse protects against erectile dysfunction: Tampere Aging Male Urologic Study. Am J Med 2008; 121: 592-6.

63. Ma Y, Qin H. Regular and frequent sexual intercourse for elderly men could preserve erectile function: Med Hypotheses. 2009 Mar; 72 (3): 370. doi: 10.1016/j. mehy. 2008. 10. 001. Epub 2008 Nov 8.

64. 郭应禄, 朱积川, 潘天明等. 口服西地那非治疗勃起功能障碍疗效和安全性的临床研究. 中华泌尿外科杂志 2001; 22: 389-94.

65. Meldrum DR, Gambone JC, Morris MA, Meldrum DA, Esposito K, Ignarro LJ. The link between erectile and cardiovascular health: the canary in the coal mine. Am J Cardiol 2011; 108: 599-606.

66. Ramirez R, Pedro-Botet J, Garcia M, et al. Erectile dysfunction and cardiovascular risk factors in a Mediterranean diet cohort. Intern Med J 2016; 46: 52-6.

67. Taylor J. Mediterranean diet linked to improved cardiovascular function in erectile dysfunction patients. Eur Heart J 2015；36：836.

68. Esposito K，Giugliano F，Maiorino MI，Giugliano D. Dietary factors，Mediterranean diet and erectile dysfunction. J Sex Med 2010；7：2338-45.

69. Giugliano D，Giugliano F，Esposito K. Sexual dysfunction and the Mediterranean diet. Public Health Nutr 2006；9：1118-20.

70. Babaev A，Jhaveri RR. Angiography and endovascular revascularization of pudendal artery atherosclerotic disease in patients with medically refractory erectile dysfunction. J Invasive Cardiol 2012；24：236-40.

71. Esposito K，Giugliano D. Lifestyle/dietary recommendations for erectile dysfunction and female sexual dysfunction. Urol Clin North Am 2011；38：293-301.

72. Burnett AL. Erectile dysfunction management for the future. J Androl 2009；30：391-6.

73. 王东伟，史桂霞，夏小明. 高血压及抗高血压药物对勃起功能的影响与研究进展. 心血管病学进展 2006；27：592-5.

74. Grover SA，Lowensteyn I，Kaouache M，et al. The prevalence of erectile dysfunction in the primary care setting：importance of risk factors for diabetes and vascular disease. Arch Intern Med 2006；166：213-9.

75. Derby CA，Mohr BA，Goldstein I，Feldman HA，Johannes CB，McKinlay JB. Modifiable risk factors and erectile dysfunction：can lifestyle changes modify risk? Urology 2000；56：302-6.

76. Bacon CG，Mittleman MA，Kawachi I，Giovannucci E，Glasser DB，Rimm EB. Sexual function in men older than 50 years of age：results from the health professionals follow-up study. Ann Intern Med 2003；139：161-8.

77. Jackson G，Boon N，Eardley I，et al. Erectile dysfunction and coronary artery disease prediction：evidence-based guidance and consensus. Int J Clin Pract 2010；64：848-57.

78. Al-Hunayan A，Al-Mutar M，Kehinde EO，Thalib L，Al-Ghorory M. The prevalence and predictors of erectile dysfunction in men with newly diagnosed with type 2 diabetes mellitus. BJU Int 2007；99：130-4.

79. Aversa A，Bruzziches R，Vitale C，et al. Chronic sildenafil in men with diabetes and erectile dysfunction. Expert Opin Drug Metab Toxicol 2007；3：451-64.

80. Valiquette L，Montorsi F，Auerbach S. First-dose success with vardenafil in men with erectile dysfunction and associated comorbidities：RELY-I. Int J Clin Pract 2006；60：1378-85.

81. Greenstein A，Mabjeesh NJ，Sofer M，Kaver I，Matzkin H，Chen J. Does sildenafil combined with testosterone gel improve erectile dysfunction in hypogonadal men in whom testosterone supplement therapy alone failed? J Urol 2005；173：530-2.

82. Corona G，Lee DM，Forti G，et al. Age-Related Changes in General and Sexual Health in Middle-Aged and Older Men：Results from the European Male Ageing Study（EMAS）. The Journal of Sexual Medicine 2010；7：1362-80.

83. Hall SA，Shackelton R，Rosen RC，Araujo AB. Sexual activity，erectile dysfunction，and incident cardiovascular events. Am J Cardiol 2010；105：192-7.

84. Tom F. Lue M，ScD（Hon），FACS. Physiology of penile erection and pathophysiology of erectile dysfunction. In：Campbell-walsh urology 10th；2011：688-720.

85. Goldstein I，Lue TF，Padma-Nathan H，Rosen RC，Steers WD，Wicker PA. Oral sildenafil in the treatment of erectile dysfunction. Sildenafil Study Group. N Engl J Med 1998；338：1397-404.

86. Curran M，Keating G. Tadalafil. Drugs 2003；63：2203-12.

87. Keating GM, Scott LJ. Vardenafil: a review of its use in erectile dysfunction. Drugs 2003; 63: 2673-703.

88. Sanford M. Vardenafil orodispersible tablet. Drugs 2012; 72: 87-98.

89. Tsertsvadze A, Fink HA, Yazdi F, et al. Oral phosphodiesterase-5 inhibitors and hormonal treatments for erectile dysfunction: a systematic review and meta-analysis. Ann Intern Med 2009; 151: 650-61.

90. Porst H, Gacci M, Buttner H, Henneges C, Boess F. Tadalafil once daily in men with erectile dysfunction: an integrated analysis of data obtained from 1913 patients from six randomized, double-blind, placebo-controlled, clinical studies. Eur Urol 2014; 65: 455-64.

91. Gacci M, Andersson KE, Chapple C, et al. Latest Evidence on the Use of Phosphodiesterase Type 5 Inhibitors for the Treatment of Lower Urinary Tract Symptoms Secondary to Benign Prostatic Hyperplasia. Eur Urol 2016; 70: 124-33.

92. Mathers MJ, Klotz T, Brandt AS, Roth S, Sommer F. Long-term treatment of erectile dysfunction with a phosphodiesterase-5 inhibitor and dose optimization based on nocturnal penile tumescence. BJU Int 2008; 101: 1129-34.

93. Vardi Y, Appel B, Ofer Y, Greunwald I, Dayan L, Jacob G. Effect of chronic sildenafil treatment on penile endothelial function: a randomized, double-blind, placebo controlled study. J Urol 2009; 182: 2850-5.

94. Burnett AL, Strong TD, Trock BJ, Jin L, Bivalacqua TJ, Musicki B. Serum biomarker measurements of endothelial function and oxidative stress after daily dosing of sildenafil in type 2 diabetic men with erectile dysfunction. J Urol 2009; 181: 245-51.

95. Rosano GM, Aversa A, Vitale C, Fabbri A, Fini M, Spera G. Chronic treatment with tadalafil improves endothelial function in men with increased cardiovascular risk. Eur Urol 2005; 47: 214-20.

96. Santi D, Granata AR, Guidi A, et al. Six months of daily treatment with vardenafil improves parameters of endothelial inflammation and of hypogonadism in male patients with type 2 diabetes and erectile dysfunction: a randomized, double-blind, prospective trial. Eur J Endocrinol 2016; 174: 513-22.

97. Behr-Roussel D, Gorny D, Mevel K, et al. Chronic sildenafil improves erectile function and endothelium-dependent cavernosal relaxations in rats: lack of tachyphylaxis. Eur Urol 2005; 47: 87-91.

98. Ferrini MG, Davila HH, Kovanecz I, Sanchez SP, Gonzalez-Cadavid NF, Rajfer J. Vardenafil prevents fibrosis and loss of corporal smooth muscle that occurs after bilateral cavernosal nerve resection in the rat. Urology 2006; 68: 429-35.

99. Ferrini MG, Kovanecz I, Sanchez S, et al. Long-term continuous treatment with sildenafil ameliorates aging-related erectile dysfunction and the underlying corporal fibrosis in the rat. Biol Reprod 2007; 76: 915-23.

100. Kovanecz I, Rambhatla A, Ferrini MG, et al. Chronic daily tadalafil prevents the corporal fibrosis and veno-occlusive dysfunction that occurs after cavernosal nerve resection. BJU Int 2008; 101: 203-10.

101. Vignozzi L, Filippi S, Morelli A, et al. Effect of chronic tadalafil administration on penile hypoxia induced by cavernous neurotomy in the rat. J Sex Med 2006; 3: 419-31.

102. Liu G, Sun X, Dai Y, et al. Chronic administration of sildenafil modified the impaired VEGF system and improved the erectile function in rats with diabetic erectile dysfunction. J Sex Med 2010; 7: 3868-78.

103. Schwartz BG, Jackson G, Stecher VJ, Campoli-Richards DM, Kloner RA. Phosphodiesterase type 5 inhibitors improve endothelial function and may benefit cardiovascular conditions. Am J Med 2013; 126: 192-9.

104. Chen L, Staubli SE, Schneider MP, et al. Phosphodiesterase 5 inhibitors for the treatment of erectile dysfunction: a trade-off network meta-analysis. Eur Urol 2015; 68: 674-80.

105. Mirone V, Costa P, Damber JE, et al. An evaluation of an alternative dosing regimen with tadalafil, 3

times/week, for men with erectile dysfunction: SURE study in 14 European countries. Eur Urol 2005; 47: 846-54.

106. Kloner RA. Novel phosphodiesterase type 5 inhibitors: assessing hemodynamic effects and safety parameters. Clin Cardiol 2004; 27: 120-5.

107. Thadani U, Smith W, Nash S, et al. The effect of vardenafil, a potent and highly selective phosphodiesterase-5 inhibitor for the treatment of erectile dysfunction, on the cardiovascular response to exercise in patients with coronary artery disease. J Am Coll Cardiol 2002; 40: 2006-12.

108. Vardi Y, Bulus M, Reisner S, et al. Effects of sildenafil citrate (Viagra) on hemodynamic parameters during exercise testing and occurrence of ventricular arrhythmias in patients with erectile dysfunction and cardiovascular disease. Eur Urol 2003; 43: 544-51.

109. Auerbach SM, Gittelman M, Mazzu A, Cihon F, Sundaresan P, White WB. Simultaneous administration of vardenafil and tamsulosin does not induce clinically significant hypotension in patients with benign prostatic hyperplasia. Urology 2004; 64: 998-1003.

110. Hatzichristou D. Phosphodiesterase 5 inhibitors and nonarteritic anterior ischemic optic neuropathy (NAION): coincidence or causality? J Sex Med 2005; 2: 751-8.

111. Purvis K, Muirhead GJ, Harness JA. The effects of sildenafil on human sperm function in healthy volunteers. Br J Clin Pharmacol 2002; 53: 53-60.

112. Hellstrom WJ, Gittelman M, Jarow J, et al. An evaluation of semen characteristics in men 45 years of age or older after daily dosing with tadalafil 20mg: results of a multicenter, randomized, double-blind, placebo-controlled, 9-month study. Eur Urol 2008; 53: 1058-65.

113. Jarvi K, Dula E, Drehobl M, Pryor J, Shapiro J, Seger M. Daily vardenafil for 6 months has no detrimental effects on semen characteristics or reproductive hormones in men with normal baseline levels. J Urol 2008; 179: 1060-5.

114. Park NC, Kim TN, Park HJ. Treatment Strategy for Non-Responders to PDE5 Inhibitors. World J Mens Health 2013; 31: 31-5.

115. Suetomi T, Kawai K, Hinotsu S, et al. Negative impact of metabolic syndrome on the responsiveness to sildenafil in Japanese men. J Sex Med 2008; 5: 1443-50.

116. Hatzichristou D, Moysidis K, Apostolidis A, et al. Sildenafil failures may be due to inadequate patient instructions and follow-up: a study on 100 non-responders. Eur Urol 2005; 47: 518-22.

117. Rajagopalan P, Mazzu A, Xia C, Dawkins R, Sundaresan P. Effect of high-fat breakfast and moderate-fat evening meal on the pharmacokinetics of vardenafil, an oral phosphodiesterase-5 inhibitor for the treatment of erectile dysfunction. J Clin Pharmacol 2003; 43: 260-7.

118. Nichols DJ, Muirhead GJ, Harness JA. Pharmacokinetics of sildenafil after single oral doses in healthy male subjects: absolute bioavailability, food effects and dose proportionality. Br J Clin Pharmacol 2002; 53: 5-12.

119. Rosen RC, Padma-Nathan H, Shabsigh R, Saikali K, Watkins V, Pullman W. Determining the earliest time within 30 minutes to erectogenic effect after tadalafil 10 and 20 mg: a multicenter, randomized, double-blind, placebo-controlled, at-home study. J Sex Med 2004; 1: 193-200.

120. Padma-Nathan H, Stecher VJ, Sweeney M, Orazem J, Tseng LJ, Deriesthal H. Minimal time to successful intercourse after sildenafil citrate: results of a randomized, double-blind, placebo-controlled trial. Urology 2003; 62: 400-3.

121. Hatzimouratidis K, Moysidis K, Bekos A, Tsimtsiou Z, Ioannidis E, Hatzichristou D. Treatment strategy for "non-responders" to tadalafil and vardenafil: a real-life study. Eur Urol 2006; 50: 126-32.

122. Dadkhah F, Safarinejad MR, Asgari MA, Hosseini SY, Lashay A, Amini E. Atorvastatin improves the response to sildenafil in hypercholesterolemic men with erectile dysfunction not initially responsive to sildenafil. Int J Impot Res 2010; 22: 51-60.

123. Gokkaya SC, Ozden C, Levent Ozdal O, Hakan Koyuncu H, Guzel O, Memis A. Effect of correcting serum cholesterol levels on erectile function in patients with vasculogenic erectile dysfunction. Scand J Urol Nephrol 2008; 42: 437-40.

124. Shabsigh R, Kaufman JM, Steidle C, Padma-Nathan H. Randomized study of testosterone gel as adjunctive therapy to sildenafil in hypogonadal men with erectile dysfunction who do not respond to sildenafil alone. J Urol 2004; 172: 658-63.

125. 王进, 李森, 张友朋等. PDE5i 治疗无效的青壮年 ED 患者的临床治疗对策 (附 100 例报告). 临床泌尿外科杂志 2016: 331-5.

126. Malavige LS, Levy JC. Erectile dysfunction in diabetes mellitus. J Sex Med 2009; 6: 1232-47.

127. Foresta C, Caretta N, Rossato M, Garolla A, Ferlin A. Role of androgens in erectile function. J Urol 2004; 171: 2358-62.

128. Saad F, Gooren LJ, Haider A, Yassin A. A dose-response study of testosterone on sexual dysfunction and features of the metabolic syndrome using testosterone gel and parenteral testosterone undecanoate. J Androl 2008; 29: 102-5.

129. Mannikarottu AS, Hypolite JA, Zderic SA, Wein AJ, Chacko S, Disanto ME. Regional alterations in the expression of smooth muscle myosin isoforms in response to partial bladder outlet obstruction. J Urol 2005; 173: 302-8.

130. Corona G, Petrone L, Fisher AD, et al. Six-month administration of 1% testosterone gel is able to restore erectile function in hypogonadal patients with erectile dysfunction. Arch Ital Urol Androl 2008; 80: 103-8.

131. Yassin AA, Saad F. Dramatic improvement of penile venous leakage upon testosterone administration. A case report and review of literature. Andrologia 2006; 38: 34-7.

132. Aliaev Iu G, Vinarov AZ, Akhvlediani ND. [Choice of treatment of erectile dysfunction associated with hypogonadism]. Urologiia 2010; 4: 37-8.

133. Mohee A, Bretsztajn L, Eardley I. The evaluation of apomorphine for the treatment of erectile dysfunction. Expert Opin Drug Metab Toxicol 2012; 8: 1447-53.

134. Riley A, Main M, Morgan F. Inhalation device allows novel administration of apomorphine in men with erectile dysfunction-efficacy and safety findings. J Sex Med 2010; 7: 1508-17.

135. Lebret T, Herve JM, Gorny P, Worcel M, Botto H. Efficacy and safety of a novel combination of L-arginine glutamate and yohimbine hydrochloride: a new oral therapy for erectile dysfunction. Eur Urol 2002; 41: 608-13.

136. Fink HA, MacDonald R, Rutks IR, Wilt TJ. Trazodone for erectile dysfunction: a systematic review and meta-analysis. BJU Int 2003; 92: 441-6.

137. Taneja R. A rational combination pharmacotherapy in men with erectile dysfunction who initially failed to oral sildenafil citrate alone: a pilot study. J Sex Med 2007; 4: 1136-41.

138. Yuan J, Hoang AN, Romero CA, Lin H, Dai Y, Wang R. Vacuum therapy in erectile dysfunction-science and clinical evidence. Int J Impot Res 2010; 22: 211-9.

139. 胡礼泉，张新华. 勃起功能障碍. 郭应禄，胡礼泉主编 男科学 北京：人民卫生出版社 2004：699-701.

140. 林浩成，Wang G，Wang R. 真空勃起装置在前列腺癌根治术后阴茎康复治疗中的应用. 中华男科学杂志 2015；21：195-9.

141. 辛钟成. 勃起功能障碍的诊断. 辛钟成，郭应禄主编 勃起功能障碍的外科治疗学. 北京：北京医科大学出版社 2000：229-33.

142. Raina R，Pahlajani G，Agarwal A，Jones S，Zippe C. Long-term potency after early use of a vacuum erection device following radical prostatectomy. BJU Int 2010；106：1719-22.

143. Canguven O，Bailen J，Fredriksson W，Bock D，Burnett AL. Combination of vacuum erection device and PDE5 inhibitors as salvage therapy in PDE5 inhibitor nonresponders with erectile dysfunction. J Sex Med 2009；6：2561-7.

144. Vardi Y，Appel B，Jacob G，Massarwi O，Gruenwald I. Can low-intensity extracorporeal shockwave therapy improve erectile function? A 6-month follow-up pilot study in patients with organic erectile dysfunction. Eur Urol 2010；58：243-8.

145. Vardi Y，Appel B，Kilchevsky A，Gruenwald I. Does low intensity extracorporeal shock wave therapy have a physiological effect on erectile function? Short-term results of a randomized，double-blind，sham controlled study. J Urol 2012；187：1769-75.

146. Rosen RC，Allen KR，Ni X，Araujo AB. Minimal clinically important differences in the erectile function domain of the International Index of Erectile Function scale. European urology. Nov 2011；60（5）：1010-1016.

147. Kitrey，ND.，Gruenwald I，Appel B，et al. Penile low-intensity shockwave treatment is able to shift PDE5i non-responders to responders：A double-blind sham-controlled study. J Urol. 2016，May；195（5）：1550-5.

148. Gruenwald，IB. Appel，and Y. Vardi. Low-intensity extracorporeal shock wave therapy-a novel effective treatment for erectile dysfunction in severe ED patients who respond poorly to PDE5 inhibitor therapy. J Sex Med. 2012 Jan；9（1）：259-64.

149. Coombs PG，Heck M，Guhring P，Narus J，Mulhall JP. A review of outcomes of an intracavernosal injection therapy programme. BJU Int 2012；110：1787-91.

150. Eardley I，Donatucci C，Corbin J，et al. Pharmacotherapy for erectile dysfunction. J Sex Med 2010；7：524-40.

151. Virag R. Intracavernous injection of papaverine for erectile failure：Lancet. 1982 Oct 23；2（8304）：938.

152. II ALB. Evaluation and Management of Erectile Dysfunction. Campbell-Walsh Urology 11th Philadelphia：Elsevier 2016：643-65.

153. Szasz G，Stevenson RW，Lee L，Sanders HD. Induction of penile erection by intracavernosal injection：a double-blind comparison of phenoxybenzamine versus papaverine-phentolamine versus saline. Arch Sex Behav 1987；16：371-8.

154. Bechara A，Casabe A，Cheliz G，Romano S，Rey H，Fredotovich N. Comparative study of papaverine plus phentolamine versus prostaglandin E1 in erectile dysfunction. J Urol 1997；157：2132-4.

155. Padma-Nathan H，Hellstrom WJ，Kaiser FE，et al. Treatment of men with erectile dysfunction with transurethral alprostadil. Medicated Urethral System for Erection（MUSE）Study Group. N Engl J Med 1997；336：1-7.

156. Montague DK, Jarow JP, Broderick GA, et al. Chapter 1: The management of erectile dysfunction: an AUA update. J Urol 2005; 174: 230-9.

157. Wayne JG Hellstrom DKm. Sexual Medicine - Sexual dysfunctions in men and women. In F. Montorsi, R. Basson, G. Adaikan, E. Becher, A. Clayton, F. Giuliano, S. Khoury, I. Sharlip ed, 3nd International Consultation on Sexual Dysfunctions. Chapt 18. Paris 2010: 910-2.

158. Zhang B, Chen J, Xiao H, et al. Treatment of penile deep dorsal venous leakage of erectile dysfunction by embedding the deep dorsal vein of the penis: a single center experience with 17 patients. J Sex Med 2009; 6: 1467-73.

159. Siddiqi K, Lewis RW. Surgical therapy for the treatment of erectile dysfunction. Nat Clin Pract Urol 2008; 5: 174-5.

160. Sohn M, Hatzinger M, Goldstein I, Krishnamurti S. Standard operating procedures for vascular surgery in erectile dysfunction: revascularization and venous procedures. J Sex Med 2013; 10: 172-9.

161. Ang LP, Lim PH. Penile revascularisation for vascular impotence. Singapore Med J 1997; 38: 285-8.

162. DePalma RG, Olding M, Yu GW, et al. Vascular interventions for impotence: lessons learned. J Vasc Surg 1995; 21: 576-84.

163. Grasso M, Lania C, Castelli M, Deiana G, Francesca F, Rigatti P. Deep dorsal vein arterialization in vasculogenic impotence: our experience. Arch Ital Urol Nefrol Androl 1992; 64: 309-12.

164. Jarow JP, DeFranzo AJ. Long-term results of arterial bypass surgery for impotence secondary to segmental vascular disease. J Urol 1996; 156: 982-5.

165. Montorsi F, Deho F, Salonia A, et al. Penile implants in the era of oral drug treatment for erectile dysfunction. BJU Int 2004; 94: 745-51.

166. Wilson SK, Carson CC, Cleves MA, Delk JR, 2nd. Quantifying risk of penile prosthesis infection with elevated glycosylated hemoglobin. J Urol 1998; 159: 1537-9.

167. Bishop JR, Moul JW, Sihelnik SA, Peppas DS, Gormley TS, McLeod DG. Use of glycosylated hemoglobin to identify diabetics at high risk for penile periprosthetic infections. J Urol 1992; 147: 386-8.

168. Montague DK, Angermeier KW. Penile prosthesis implantation. Urol Clin North Am 2001; 28: 355-61.

169. Martinez DR, Terlecki R, Brant WO. The Evolution and Utility of the Small-Carrion Prosthesis, Its Impact, and Progression to the Modern-Day Malleable Penile Prosthesis. J Sex Med 2015; 7: 423-30.

170. Hakky T, Lentz A, Sadeghi-Nejad H, Khera M. The Evolution of the Inflatable Penile Prosthesis Reservoir and Surgical Placement. J Sex Med 2015; 7: 464-7.

171. Carson CC, 3rd. Efficacy of antibiotic impregnation of inflatable penile prostheses in decreasing infection in original implants. J Urol 2004; 171: 1611-4.

172. Wolter CE, Hellstrom WJ. The hydrophilic-coated inflatable penile prosthesis: 1-year experience. J Sex Med 2004; 1: 221-4.

173. D'Amico DF, Parimbelli P, Ruffolo C. Antibiotic prophylaxis in clean surgery: breast surgery and hernia repair. J Chemother 2001: 108-11.

174. Zibari GB, Gadallah MF, Landreneau M, et al. Preoperative vancomycin prophylaxis decreases incidence of postoperative hemodialysis vascular access infections. Am J Kidney Dis 1997; 30: 343-8.

175. Hill C, Flamant R, Mazas F, Evrard J. Prophylactic cefazolin versus placebo in total hip replacement. Report of a multicentre double-blind randomised trial. Lancet 1981; 1: 795-6.

176. Montorsi F, Rigatti P, Carmignani G, et al. AMS three-piece inflatable implants for erectile dysfunction: a

long-term multi-institutional study in 200 consecutive patients. Eur Urol 2000；37：50-5.

177. Goldstein I，Newman L，Baum N，et al. Safety and efficacy outcome of mentor alpha-1 inflatable penile prosthesis implantation for impotence treatment. J Urol 1997；157：833-9.

178. Wilson SK，Henry GD，Delk JR，Jr.，Cleves MA. The mentor Alpha 1 penile prosthesis with reservoir lock-out valve：effective prevention of auto-inflation with improved capability for ectopic reservoir placement. J Urol 2002；168：1475-8.

179. Thiel DD，Broderick GA，Bridges M. Utility of magnetic resonance imaging in evaluating inflatable penile prosthesis malfunction and complaints. Int J Impot Res 2003；15：155-61.

180. 中华人民共和国国家标准中医临床诊疗术语.（疾病部分 10. 19）GB/T 16751. 1-1997.

181. 国家中医药管理局医政司 104 个病种中医诊疗方案. 2012：202-4.

182. 樊千，薛建国. 阳痿中医分型证候标准量化研究. 江苏中医药 2010；42：28-9.

183. 毕焕洲，赵永厚. 阳痿中医诊治的循证医学研究. 中国性科学 2013；22：47-51.

184. 秦国政. 勃起功能障碍（阳痿）中医发病学规律研究. 云南中医学院学报 2003；26：6-8.

185. Shenfeld OZ，Kiselgorf D，Gofrit ON，et al. The incidence and causes of erectile dysfunction after pelvic fractures associated with posterior urethral disruption. J Urol 2003；169：2173-6.

186. Sangkum P，Levy J，Yafi FA，Hellstrom WJ. Erectile dysfunction in urethral stricture and pelvic fracture urethral injury patients：diagnosis，treatment，and outcomes. Andrology 2015；3：443-9.

187. Shenfeld OZ，Gofrit ON，Gdor Y，Landau I，Katz R，Pode D. The role of sildenafil in the treatment of erectile dysfunction in patients with pelvic fracture urethral disruption. J Urol 2004；172：2350-2.

188. Fu Q，Sun X，Tang C，Cui R，Chen L. An assessment of the efficacy and safety of sildenafil administered to patients with erectile dysfunction referred for posterior urethroplasty：a single-center experience. J Sex Med 2012；9：282-7.

189. 彭靖，袁亦铭，张志超等. 每日小剂量他达拉非治疗骨盆骨折尿道断裂后勃起功能障碍的疗效观察. 中华男科学杂志 2013；19：443-5.

190. Engel JD. Effect on sexual function of a vacuum erection device post-prostatectomy. Can J Urol 2011；18：5721-5.

191. Cui WS，Kim SD，Choi KS，Zhao C，Park JK. An unusual success with simultaneous urethral repair and reimplantation of penile prosthesis in a patient with urethral stricture induced by rotated tubing. J Sex Med 2009；6：1783-6.

192. Biering-Sorensen I，Hansen RB，Biering-Sorensen F. Sexual function in a traumatic spinal cord injured population 10-45 years after injury. J Rehabil Med 2012；44：926-31.

193. Courtois F，Charvier K. Sexual dysfunction in patients with spinal cord lesions. Handb Clin Neurol 2015；130：225-45.

194. Hess MJ，Hough S. Impact of spinal cord injury on sexuality：broad-based clinical practice intervention and practical application. J Spinal Cord Med 2012；35：211-8.

195. Lombardi G，Musco S，Wyndaele JJ，Del Popolo G. Treatments for erectile dysfunction in spinal cord patients：alternatives to phosphodiesterase type 5 inhibitors? A review study. Spinal Cord 2015；53：849-54.

196. Soler JM，Previnaire JG，Denys P，Chartier-Kastler E. Phosphodiesterase inhibitors in the treatment of erectile dysfunction in spinal cord-injured men. Spinal Cord 2007；45：169-73.

197. Lombardi G，Nelli F，Celso M，Mencarini M，Del Popolo G. Treating erectile dysfunction and central neurological diseases with oral phosphodiesterase type 5 inhibitors. Review of the literature. J Sex Med 2012；9：

970-85.

198. Chochina L, Naudet F, Bonan I, et al. Intracavernous injections in spinal cord injured men with erectile dysfunction, a systematic review and meta-analysis. Ann Phys Rehabil Med 2016; 10: 237.

199. Zermann DH, Kutzenberger J, Sauerwein D, Schubert J, Loeffler U. Penile prosthetic surgery in neurologically impaired patients: long-term followup. J Urol 2006; 175: 1041-4.

200. Burnett AL. Rationale for cavernous nerve restorative therapy to preserve erectile function after radical prostatectomy. Urology 2003; 61: 491-7.

201. Moreland RB. Is there a role of hypoxemia in penile fibrosis: a viewpoint presented to the Society for the Study of Impotence. Int J Impot Res 1998; 10: 113-20.

202. Mulhall JP, Slovick R, Hotaling J, et al. Erectile dysfunction after radical prostatectomy: hemodynamic profiles and their correlation with the recovery of erectile function. J Urol 2002; 167: 1371-5.

203. Mulhall JP, Graydon RJ. The hemodynamics of erectile dysfunction following nerve-sparing radical retropubic prostatectomy. Int J Impot Res 1996; 8: 91-4.

204. Burnett AL. Current rehabilitation strategy: clinical evidence for erection recovery after radical prostatectomy. Transl Androl Urol 2013; 2: 24-31.

205. Zippe CD, Kedia AW, Kedia K, Nelson DR, Agarwal A. Treatment of erectile dysfunction after radical prostatectomy with sildenafil citrate (Viagra). Urology 1998; 52: 963-6.

206. Feng MI, Huang S, Kaptein J, Kaswick J, Aboseif S. Effect of sildenafil citrate on post-radical prostatectomy erectile dysfunction. J Urol 2000; 164: 1935-8.

207. Tal R, Valenzuela R, Aviv N, et al. Persistent erectile dysfunction following radical prostatectomy: the association between nerve-sparing status and the prevalence and chronology of venous leak. J Sex Med 2009; 6: 2813-9.

208. Tal R, Alphs HH, Krebs P, Nelson CJ, Mulhall JP. Erectile function recovery rate after radical prostatectomy: a meta-analysis. J Sex Med 2009; 6: 2538-46.

209. Schwartz EJ, Wong P, Graydon RJ. Sildenafil preserves intracorporeal smooth muscle after radical retropubic prostatectomy. J Urol 2004; 171: 771-4.

210. Mulhall JP, Parker M, Waters BW, Flanigan R. The timing of penile rehabilitation after bilateral nerve-sparing radical prostatectomy affects the recovery of erectile function. BJU Int 2010; 105: 37-41.

211. Mosbah A, El Bahnasawy M, Osman Y, Hekal IA, Abou-Beih E, Shaaban A. Early versus late rehabilitation of erectile function after nerve-sparing radical cystoprostatectomy: a prospective randomized study. J Sex Med 2011; 8: 2106-11.

212. Canat L, Guner B, Gurbuz C, Atis G, Caskurlu T. Effects of three-times-per-week versus on-demand tadalafil treatment on erectile function and continence recovery following bilateral nerve sparing radical prostatectomy: results of a prospective, randomized, and single-center study. Kaohsiung J Med Sci 2015; 31: 90-5.

213. Montorsi F, Brock G, Lee J, et al. Effect of nightly versus on-demand vardenafil on recovery of erectile function in men following bilateral nerve-sparing radical prostatectomy. Eur Urol 2008; 54: 924-31.

214. Moncada I, de Bethencourt FR, Lledo-Garcia E, et al. Effects of tadalafil once daily or on demand versus placebo on time to recovery of erectile function in patients after bilateral nerve-sparing radical prostatectomy. World J Urol 2015; 33: 1031-8.

215. Salonia A, Burnett AL, Graefen M, et al. Prevention and management of postprostatectomy sexual dysfunctions part 2: recovery and preservation of erectile function, sexual desire, and orgasmic function. Eur Urol

2012；62：273-86.

216. Montorsi F, McCullough A. Efficacy of sildenafil citrate in men with erectile dysfunction following radical prostatectomy: a systematic review of clinical data. J Sex Med 2005；2：658-67.

217. Montorsi F, Nathan HP, McCullough A, et al. Tadalafil in the treatment of erectile dysfunction following bilateral nerve sparing radical retropubic prostatectomy: a randomized, double-blind, placebo controlled trial. J Urol 2004；172：1036-41.

218. Montorsi F, Brock G, Stolzenburg JU, et al. Effects of tadalafil treatment on erectile function recovery following bilateral nerve-sparing radical prostatectomy: a randomised placebo-controlled study (REACTT). Eur Urol 2014；65：587-96.

219. Welliver RC, Jr., Mechlin C, Goodwin B, Alukal JP, McCullough AR. A pilot study to determine penile oxygen saturation before and after vacuum therapy in patients with erectile dysfunction after radical prostatectomy. J Sex Med 2014；11：1071-7.

220. Raina R, Agarwal A, Ausmundson S, et al. Early use of vacuum constriction device following radical prostatectomy facilitates early sexual activity and potentially earlier return of erectile function. Int J Impot Res 2006；18：77-81.

221. Dalkin BL, Christopher BA. Preservation of penile length after radical prostatectomy: early intervention with a vacuum erection device. Int J Impot Res 2007；19：501-4.

222. Nandipati K, Raina R, Agarwal A, Zippe CD. Early combination therapy: intracavernosal injections and sildenafil following radical prostatectomy increases sexual activity and the return of natural erections. Int J Impot Res 2006；18：446-51.

223. 卞惠娟. 性行为指导对中青年男性直肠癌 Miles 术后性功能的影响. 现代中西医结合杂志 2015：672-4.

224. 阮衍泰，郜亮，曾汉东. 高泌乳素血症对男性性功能障碍和不育的影响与治疗探讨. 中国男科学杂志 2013：59-63.

225. 白文俊，王晓峰，李荣强等. 高泌乳素血症导致男性性功能障碍的诊断与治疗. 中华泌尿外科杂志 2007；28：424-6.

226. 朱禧星、胡仁明. 内分泌代谢疾病诊治策略. 上海科学技术出版社 2009.

227. 李延兵、梁柳琴. 内分泌及风湿病临床诊断与治疗方案. 科学技术文献出版社 2011.

228. 高催乳素血症诊疗共识.（中华医学会神经外科学分会，中华医学会妇产科学分会，中华医学会内分泌学分会）. 中华医学杂志 2011；91：147-54.

229. 《高催乳素血症诊疗共识》编写组. 高催乳素血症诊疗共识. 中华妇产科杂志 2009；44：712-8.

230. Melmed S, Casanueva FF, Hoffman AR, et al. Diagnosis and treatment of hyperprolactinemia: an Endocrine Society clinical practice guideline. J Clin Endocrinol Metab 2011；96：273-88.

231. Serri O, Chik CL, Ur E, Ezzat S. Diagnosis and management of hyperprolactinemia. Cmaj 2003；169：575-81.

232. 邓春华，张亚东，陈鑫. 重视轻症勃起功能障碍的诊治. 中华男科学杂志 2015；21：6-10.

233. 王陇德. 慢性病及亚健康状态对我国人民健康的影响及其防治原则. 中华医学杂志 2003；83：1031-4.

234. Sand MS, Fisher W, Rosen R, Heiman J, Eardley I. Erectile dysfunction and constructs of masculinity and quality of life in the multinational Men´s Attitudes to Life Events and Sexuality (MALES) study. J Sex Med 2008；5：583-94.

235. Gupta BP, Murad MH, Clifton MM, Prokop L, Nehra A, Kopecky SL. The effect of lifestyle modification and cardiovascular risk factor reduction on erectile dysfunction: a systematic review and meta-analysis. Arch Intern Med 2011; 171: 1797-803.

236. Kupelian V, Araujo AB, Chiu GR, Rosen RC, McKinlay JB. Relative contributions of modifiable risk factors to erectile dysfunction: results from the Boston Area Community Health (BACH) Survey. Prev Med 2010; 50: 19-25.

237. Bacon CG, Mittleman MA, Kawachi I, Giovannucci E, Glasser DB, Rimm EB. A prospective study of risk factors for erectile dysfunction. J Urol 2006; 176: 217-21.

238. Esposito K, Giugliano F, Di Palo C, et al. Effect of lifestyle changes on erectile dysfunction in obese men: a randomized controlled trial. Jama 2004; 291: 2978-84.

239. Hannan JL, Maio MT, Komolova M, Adams MA. Beneficial impact of exercise and obesity interventions on erectile function and its risk factors. J Sex Med 2009; 3: 254-61.

240. Widmer RJ, Flammer AJ, Lerman LO, Lerman A. The Mediterranean diet, its components, and cardiovascular disease. Am J Med 2015; 128: 229-38.

241. Cassidy A, Franz M, Rimm EB. Dietary flavonoid intake and incidence of erectile dysfunction. Am J Clin Nutr 2016; 103: 534-41.

242. Qin Z, Tian B, Wang X, Liu T, Bai J. Impact of frequency of intercourse on erectile dysfunction: a cross-sectional study in Wuhan, China. J Huazhong Univ Sci Technolog Med Sci 2012; 32: 396-9.

243. Miner M, Nehra A, Jackson G, et al. All men with vasculogenic erectile dysfunction require a cardiovascular workup. Am J Med 2014; 127: 174-82.

244. Chen S, Wu R, Huang Y, et al. Insulin resistance is an independent determinate of ED in young adult men. PLoS One 2013; 8.

245. Yao F, Huang Y, Zhang Y, et al. Subclinical endothelial dysfunction and low-grade inflammation play roles in the development of erectile dysfunction in young men with low risk of coronary heart disease. Int J Androl 2012; 35: 653-9.

246. Huang Y, Sun X, Liu G, et al. Glycosylated Serum Protein May Improve Our Ability to Predict Endothelial and Erectile Dysfunction in Nonorganic Patients. The Journal of Sexual Medicine 2011; 8: 840-50.

247. Nehra A, Jackson G, Miner M, et al. The Princeton III Consensus recommendations for the management of erectile dysfunction and cardiovascular disease. Mayo Clin Proc 2012; 87: 766-78.

248. Walz J, Epstein JI, Ganzer R, et al. A Critical Analysis of the Current Knowledge of Surgical Anatomy of the Prostate Related to Optimisation of Cancer Control and Preservation of Continence and Erection in Candidates for Radical Prostatectomy: An Update. Eur Urol 2016; 2: 128-7.

249. Recabal P, Assel M, Musser JE, et al. Erectile Function Recovery after Radical Prostatectomy in Men with High Risk Features. J Urol 2016; 22: 080.

250. Mulhall JP, Brock G, Oelke M, et al. Effects of Tadalafil Once-Daily or On-Demand vs Placebo on Return to Baseline Erectile Function After Bilateral Nerve-Sparing Radical Prostatectomy - Results from a Randomized Controlled Trial (REACTT). J Sex Med 2016; 13: 679-83.

251. Montorsi F, Oelke M, Henneges C, et al. Exploratory Decision-Tree Modeling of Data from the Randomized REACTT Trial of Tadalafil Versus Placebo to Predict Recovery of Erectile Function After Bilateral Nerve-Sparing Radical Prostatectomy. Eur Urol 2016; 3: 214-1.

附录一　ED 基本诊断流程图

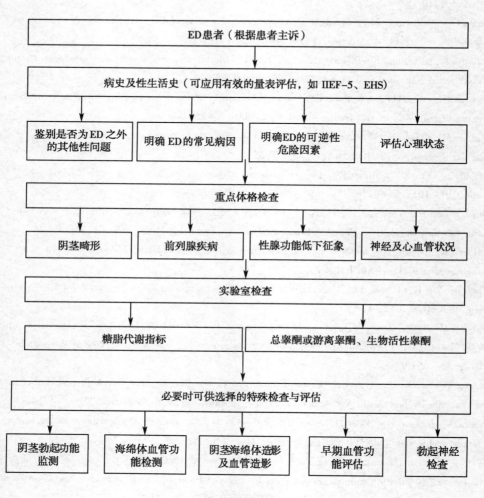

ED：勃起功能障碍

附录二 ED 治疗流程图

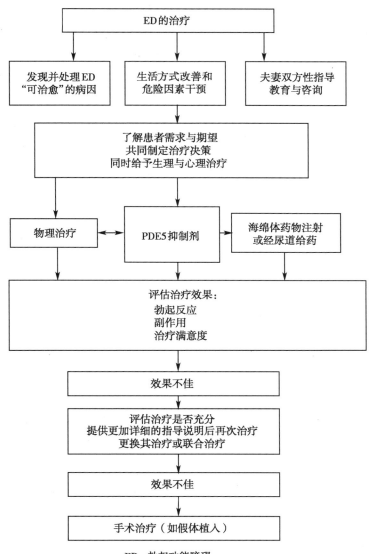

ED：勃起功能障碍

常用词汇中英文对照

勃起功能障碍　Erectile Dysfunction，ED

心血管疾病　Cardiovascular Diseases，CVD

勃起功能国际问卷-5　International Index of Erectile Function-5，IIEF-5

勃起硬度评分　Erection Hardness Score，EHS

夜间勃起硬度检测　Nocturnal Penile Tumescence and Rigidity，NPTR

阴茎彩色多普勒超声检查　Color Doppler Duplex Ultrasound，CDDU

海绵体注射　Intracavernosal Injection，ICI

5 型磷酸二酯酶抑制剂（PED5 抑制剂）　Phosphodiesterase type 5 Inhibitors

真空勃起装置　Vacuum Erectile Device，VED

神经保留根治性前列腺切除术　Nerve-Sparing Radical Prostatectomy，NSRP

根治性前列腺切除术　Radical Prostatectomy，RP

低能量体外冲击波治疗　Low-intensity Extracorporeal Shockwave Therapy，Li-ESWT

骨盆骨折后尿道损伤　Pelvic Fracture Urethral Injury，PFUI

脊髓损伤　Spinal Cord Injury，SCI

2 男性不育症诊断与治疗指南

主 编　姜　辉

副主编　王传航　洪　锴　戴继灿　黄卫东

编　委　（以姓氏拼音为序）

　　　　陈　亮　戴继灿　杜　强　洪　锴　姜　辉

　　　　金晓东　李　芃　刘贵华　商学军　孙中义

　　　　涂响安　王传航　王璟琦　王沛涛　张水文

秘　书　赵连明　陈　亮

目录

1　男性不育症的定义

男性不育症是指育龄夫妻，有正常性生活且未采取避孕措施，由男方因素导致女方在一年内未能自然受孕。

男性不育症分为原发性不育和继发性不育。原发性不育是指男子从未使女性受孕；继发性不育是指男子曾有使女性受孕史。

不孕不育的发病率约15%，男女因素各占一半。

2 男性不育症的病因

男性不育症是由多种疾病和（或）因素造成的结果，通常根据疾病和因素干扰或影响生殖环节的不同，分为睾丸前、睾丸和睾丸后三个因素，病因不明的称为特发性男性不育。

2.1 睾丸前因素　该类患者生育功能的损害主要系下丘脑、垂体疾病等因素所致。

2.1.1 下丘脑疾病

2.1.1.1 原发性低促性腺激素型性腺功能减退综合征　由于下丘脑促性腺激素释放激素（GnRH）分泌障碍，导致促性腺激素分泌减少而继发性腺功能减退，导致睾丸生精功能障碍。常见的如卡尔曼氏综合征（Kallmann's syndrome），本病于 1944 年由 Kallmann 报告，病变部位在下丘脑伴嗅觉障碍或减退。

2.1.1.2 选择性黄体生成素（LH）缺乏症　该病又称生殖性无睾症，罕见，临床表现为不同程度的雄性化和男乳女性化的类无睾体征，患者睾丸大小正常或略大，精液量少，偶见少许精子。镜下可见成熟的生精上皮，但间质细胞（Leydig cell）少见，血清激素检查 LH 缺乏。

2.1.1.3 选择性卵泡刺激素（FSH）缺乏症　该病极为罕见，垂体 FSH 分泌不足，而 LH 正常，患者临床表现为有正常的男性性征和睾丸体积，但表现为无精子症或重度少精子症。

2.1.1.4 先天性低促性腺激素综合征　继发于数种综合征的性腺功能低下，如 Prader-Willi 综合征和 Laurence-Moon-Bardet-Biedl 综合征。

2.1.2 垂体疾病

2.1.2.1 垂体功能不足　由于肿瘤、感染、梗死、手术、放射、浸润和肉芽肿性病变等影响垂体功能所致，表现为血睾酮水平低下伴促性腺激素低下或正常偏低。全垂体功能障碍者，同时还伴有血清皮质类固醇低下，血 FSH 和生长激素水平低下。

2.1.2.2 高泌乳素血症　原发性高泌乳素血症常见于垂体腺瘤。泌乳素过高会引起 FSH、LH 和睾酮降低，导致生精障碍和性欲丧失、ED、溢乳、男性乳腺增生，有时还伴有其他激素代谢紊乱。

2.1.3 内源性或外源性激素异常

2.1.3.1 雄激素和（或）雌激素过多　雄激素过多见于口服类固醇激素、先天性肾上腺增生、有内分泌功能的肾上腺肿瘤或睾丸间质细胞肿瘤。而雌激素过多常见于过度肥胖、肝功能不全等。此外，还与一些能分泌雌激素的肿瘤如肾上腺皮质肿瘤等有关。

2.1.3.2 糖皮质激素过多　过多的糖皮质激素能抑制 LH 的分泌，导致精子发生、成熟障碍。多见于库欣综合征（Cushing's syndrome）或医源性摄入增加。

2.1.3.3 甲状腺功能亢进或减退　甲状腺功能的异常主要通过垂体影响生精，甲亢或甲低可改变下丘脑激素的分泌和雌/雄激素比值，影响精子的发生与成熟。

2.2 睾丸因素

2.2.1 先天性异常

2.2.1.1 染色体或基因异常　遗传学异常是临床上导致男性不育症的重要因素。包括染色体核型异常、Y 染色体微缺失、基因突变异常以及精子染色质异常等。

2.2.1.1.1 Klinefelter 综合征，也称克氏综合征，常见核型为 47，XXY，占 80%～85%，嵌合体（47，XXY/46，XY）约占 15%，其余为 48，XXXY、49，XXXXY 等，其表型随着 X 染色体数目的增加而加重。患者通常身材高大（与父母相比），第二性征发育异常、睾丸体积小、激素检查 FSH、LH 明显升高，睾酮稍低或者正常，伴有不育。

2.2.1.1.2 Y 染色体微缺失。Y 染色体长臂上存在控制精子发生的基因，称为无精子因子（azoospermia factor，AZF）；在无精子症和少精子症的患者中，AZF 缺失者约占 3%～29%，发生率仅次于 Klinefelter 综合征，是居于第二位的遗传因素。

2.2.1.1.3 XYY 综合征。患者通常身材高大，智力正常或轻度低下，性格孤僻，易发生攻击行为，生育力正常至无精子症均可发生。47，XYY 理论上可形成 4 种类型的精子（X、Y、YY、XY），但实际上异常核型精子比例很低。

2.2.1.1.4 XX 男性综合征（又称性倒错综合征）。该病是由于 Y 染色体上睾丸决定区基因（SRY）在减数分裂时易位到了 X 染色体或其他染色体，但控制生精的基因（AZF）仍在 Y 染色体，因此导致无精子症。

2.2.1.1.5 Noonan 综合征（Noonan syndrome）。又称男性 Turner 综合征，染色体核型大部分为正常 46，XY，少数为 45，X0 或嵌合型（45，X0/46，XY）。

2.2.1.2 隐睾　隐睾是小儿常见的泌尿生殖系统先天性畸形，早产儿隐睾发病率约30%，新生儿为 3.4%～5.8%，1 岁时约 0.66%，成人为 0.3%。

2.2.2 睾丸炎　青春期后的流行性腮腺炎 30% 合并睾丸炎，常为单侧，双侧发病率为10%～30%，睾丸萎缩是病毒性睾丸炎最常见的严重后果，但它较少见于细菌感染。

2.2.3 睾丸损伤　睾丸损伤，除导致睾丸萎缩外，还可激发异常免疫反应，两者均可导致不育；睾丸血管的医源性损伤也会导致不育。睾丸扭转可引起睾丸缺血性损伤。

2.2.4 精索静脉曲张　在不育症患者中的发病率近 40%。精索静脉曲张引起不育往往包含多种因素综合作用的结果。

2.3 睾丸后因素　睾丸后因素造成的不育症可以分为梗阻因素、性功能相关因素以及精子成熟相关因素。

2.3.1 梗阻因素　输精管道梗阻是男性不育的重要病因之一，梗阻性无精子症在男性不育患者中约 7%～10%。梗阻的分类通常是根据患者梗阻的部位来分类。常见的包括附睾梗阻、输精管梗阻、射精管梗阻。还有比较难以诊断的睾丸内梗阻。

2.3.1.1 附睾梗阻　附睾梗阻是造成梗阻性无精子症的最常见病因，30%～67% 的无精子症由附睾梗阻造成。多数附睾梗阻病因不清，少数病因明确，包括先天性因素和继发性因素。引起附睾梗阻的先天性因素主要为囊性纤维化（Cystic fibrosis，CF）、扬氏综合征（Young syndrome，慢性鼻窦炎、支气管扩张和梗阻性无精子症）等。此类患者常由于浓缩物质阻塞附睾而表现为无精子症，外科重建效果差，不建议手术治疗。附睾炎是造成继发附睾梗阻的常见原因。输精管梗阻引起的继发附睾梗阻也较常见，如输精管结扎后附睾梗阻。

2.3.1.2 输精管梗阻（缺如）　输精管梗阻常见于输精管结扎术后、儿时双侧腹股沟处手术（疝修补、鞘膜积液手术等）。少部分也可能继发于各类感染。输精管缺如是一类特殊的输精管梗阻，目前的研究认为与 CFTR 基因突变相关。

2.3.1.3 射精管梗阻　约占无精子症病因的 5%，可以由先天性的沃尔夫管囊肿

（Wolffian duct cyst）、苗勒管囊肿（Mullerian duct cyst）或炎症导致射精管口阻塞。还有部分医源性因素。

2.3.2 性功能相关因素　性欲减退、ED、射精功能障碍是不育症的原因，除部分器质性原因外，大部分通过性咨询和药物治疗可以治愈；尿道下裂等解剖学异常由于射出精液距宫颈过远可导致不育；糖尿病、膀胱尿道炎症、膀胱颈部肌肉异常、尿道下裂、手术或外伤损伤神经也可导致不射精或逆行射精；不良的性习惯如性交过频繁、应用兴奋剂、润滑剂等也会影响生育。

2.3.3 精子成熟相关因素

2.3.3.1 纤毛不动综合征　该病是由于精子运动器或轴突异常而导致其运动力的降低或丧失，从而导致生育障碍。

2.3.3.2 成熟障碍　常见于输精管结扎再通后。由于结扎后附睾管内长期高压损伤了附睾功能，再通后精子通过附睾时未获得正常的成熟和运动能力，因此活力低下，但精子数目可以正常。

2.4　特发性病因　特发性不育是指男性不育症找不到明确病因者，其影响生殖的环节可能涉及睾丸前、睾丸本身、睾丸后的一个或多个环节。目前倾向与遗传或环境等因素相关。

3　男性不育症的诊断

3.1 诊断方法

3.1.1 病史　病史采集和病历书写应当客观、真实、准确、及时、完整，符合《病历书写基本规范》。

3.1.1.1 主诉及现病史

3.1.1.1.1 男性不育症主诉主要包括　未避孕未育 XX 年（月）。

3.1.1.1.2 婚育史　需要了解结婚或同居时间，尝试妊娠的时间；应详细了解配偶的既往生育史。

3.1.1.1.3 性生活史　需要了解性生活频率、勃起功能、射精情况。初步了解是否为性功能障碍导致的不育。

3.1.1.1.4 生育力检测及治疗史　要详细询问既往不育相关的检查和治疗情况，尤其是精液的情况。了解患者曾经的治疗手段、治疗时间以及治疗效果。

3.1.1.2 既往史　主要包括生长发育史、过去疾病史、传染病史、用药史等。要重点询问与生育相关的疾病和因素，主要包括腮腺炎、附睾炎、睾丸炎等泌尿生殖器官感染史、手术外伤史、内分泌病史等可能影响睾丸生精功能、性功能和附属性腺功能的疾病、因素。同时要了解有无化疗、放疗以及应用影响生育的药物等情况。

3.1.1.3 家族史、遗传性疾病史　父母有无近亲结婚，有无遗传性疾病史，母亲生育情况以及兄妹健康、生育情况等。应充分了解有无影响优生优育的家族性遗传因素；必要时描绘出家族系图。

3.1.2 体格检查

3.1.2.1 全身检查　重点应注意体型及第二性征。

重点了解体毛分布情况以及有无男性乳房发育等表现，应特别注意腹股沟区域是否有瘢痕。

3.1.2.2 生殖系统检查　应注意有无阴茎畸形，阴茎检查时应注意有无尿道下裂、尿道上裂、尿道外口狭窄等可能妨碍性交或阴道内射精的疾病。

检查阴囊时应注意睾丸及附睾的位置、质地、大小，有无压痛、肿块及鞘膜积液。输精管检查时应注意有无缺如、增粗、结节或者触痛。有无精索静脉曲张及其程度。

3.1.2.3 其他检查　射精功能障碍的患者，可进行以下检查以排除神经系统疾病：球海绵体肌反射等。必要时参考 ED、PE 指南。

3.1.3 辅助检查

3.1.3.1 推荐检查项目

3.1.3.1.1 精液分析　精液检查结果的分析推荐参照《WHO 人类精液及精子-宫颈黏液相互作用实验室检验手册》第 5 版（或第 4 版）进行（表 2-1，表 2-2），如第一次精液分析结果正常，通常不需要进行第二次分析，精液分析结果必须与临床检查相印证。如再次精液分析结果与第一次相差显著，则需进行第三次精液分析。无精子症诊断要特别慎重，至少要进行 3 次以上严格的精液采集和检查，且所有显微镜检查未见精子的精液标本都应离心确定沉渣中无精子。

表 2-1　精液特性的参考值下限（第 5 百分位数，95%可信区间）
根据《WHO 人类精液及精子-宫颈黏液相互作用实验室检验手册》第 5 版

参数	参考值下限
精液体积（ml）	1.5（1.4~1.7）
精子总数（10^6/一次射精）	39（33~46）
精子浓度（10^6/ml）	15（12~16）
总活力（PR+NP,%）	40（38~42）
前向运动（PR,%）	32（31~34）
存活率（活精子,%）	58（55~63）
精子形态学（正常形态,%）	4（3.0~4.0）
其他共识临界点	
pH 值	≥7.2
过氧化物酶阳性白细胞（10^6/ml）	<1.0
MAR 试验（与颗粒结合的活动精子,%）	<50
免疫珠试验（与免疫珠结合的活动精子,%）	<50
精浆锌（μmol/一次射精）	≥2.4
精浆果糖（μmol/一次射精）	≥13
精浆中性葡萄糖苷酶（mU/一次射精）	≥20

表 2-2 各种精液状态的诊断名称

无精液症（aspermia）	无精液（没有精液射出或逆行射精）
弱精子症（asthenozoospermia）	前向运动（PR）精子百分率低于 32%
弱畸精子症（asthenoteratozoospermia）	前向运动（PR）精子百分率和正常形态精子百分率低于 32% 和 4%
无精子症（azoospermia）	精液中无精子
隐匿精子症（cryptozoospermia）	新鲜精液制备的玻片中没有精子，但在离心沉淀团中可观察到精子
血精症（haemospermia）	精液中有红细胞
白细胞精液症（脓性精液症）〔leukospermia（pyospermia）〕	精液中的白细胞数超出 $1.0 \times 10^6/ml$
死精子症（necrozoospermia）	精液中活精子百分率低，不活动精子百分率高
正常精子症（normozoospermia）	精子总数（或浓度，取决于报告结果）*，前向运动（PR）精子百分率和正常形态精子百分率分别等于或高于 39×10^6（$15 \times 10^6/ml$）、32% 和 4%
少弱精子症（oligoasthenozoospermia）	精子总数（或浓度，取决于报告结果）* 和前向运动（PR）精子百分率低于 39×10^6（$15 \times 10^6/ml$）和 32%
少弱畸精子症（oligoasthenoteratozoospermia）	精子总数（或浓度，取决于报告结果）*、前向运动（PR）精子百分率和正常形态精子百分率分别低于 39×10^6（$15 \times 10^6/ml$）、32% 和 4%
少畸精子症（oligoteratozoospermia）	精子总数（或浓度，取决于报告结果）* 和正常形态精子百分率低于 39×10^6（$15 \times 10^6/ml$）和 4%
少精子症（oligozoospermia）	精子总数（或浓度，取决于报告结果）* 低于 39×10^6（$15 \times 10^6/ml$）
畸形精子症（teratozoospermia）	正常形态精子百分率低于 4%

* 应该总是优先考虑精子总数，因为精子总数优于精子浓度

3.1.3.1.2 生殖内分泌激素检查 建议上午 10 点前空腹血液检测。常用的生殖内分泌激素指标有睾酮（T）、雌二醇（E2）、泌乳素（PRL）、黄体生成素（LH）、卵泡刺激素（FSH）等。

3.1.3.1.3 生殖系统超声检查 生殖系统超声检测包括阴囊超声及经直肠超声。

阴囊超声主要检测双侧睾丸、附睾、精索静脉及近端输精管。通过测量睾丸上下径、左右径、前后径，并使用公式校正后计算睾丸体积（体积＝睾丸上下径×左右径×前后径×0.71）。

经直肠超声主要针对前列腺、精囊、输精管和射精管进行检查。

3.1.3.2 可选择检查项目 根据病史、体格检查以及精液分析等检查结果，可选择下

列有关检查：

3.1.3.2.1 精浆生化检查　精浆生化常用指标包括果糖、中性 α-葡糖苷酶、酸性磷酸酶、锌和弹性蛋白酶等，重点了解果糖、中性 α-葡糖苷酶的含量，对不育的诊断及外科治疗有指导意义。果糖浓度的测定可以反映精囊腺的分泌功能，果糖浓度降低时亦可见于射精管梗阻、双侧输精管先天性缺如、精囊发育不全、不完全逆行射精和雄激素缺乏等。中性 α-葡糖苷酶活性高低反映附睾分泌功能，附睾管梗阻时可出现降低。

3.1.3.2.2 男性生殖遗传学检查　与男性不育相关的遗传学检查主要包括染色体核型、Y 染色体微缺失、基因突变、基因多态性、基因芯片等方法。其中 Y 染色体微缺失推荐以下 8 个位点，包含位点 AZFa：sY84，sY86、AZFb：sY127，sY134、AZFc：sY254，sY255、AZFd：sY145，sY152，不同位点的缺失其临床意义不同。

3.1.3.2.3 精子 DNA 完整性检查　精子 DNA 的完整性是父系遗传信息传递给子代的前提。精子 DNA 完整性异常会严重影响到精子受精、受精后原核形成，并可能导致流产。临床常用精子 DNA 碎片指数（DNA Fragment Index，DFI）来评价精子 DNA 的完整性。精子 DFI 升高可造成配偶不孕、反复流产、胎停育等，也是宫腔内人工授精（IUI）、IVF/ICSI 成功率的影响因素，对上述患者建议常规筛查。目前常用的为基于流式细胞术的染色质结构分析方法来检测 DFI。

3.1.3.2.4 生殖道相关支原体、衣原体等病原微生物检测　对于精液参数异常患者及不明原因不育者，尤其是精液白细胞增多、合并尿道分泌物的患者应进行支原体、衣原体等病原微生物检测。RNA 检测技术因其灵敏度高、特异性强、更准确地判定疗效等特点，更适于生殖道常见病原微生物的检测。

3.1.3.2.5 精子存活率检测　主要用于反映不活动精子中活精子所占比例，可用染色排除法或低渗肿胀实验来鉴定。前者多为伊红染色，后者主要是精子低渗肿胀试验。

3.1.3.2.6 射精后尿液离心检查　主要针对无精液或精液量少者，根据射精后尿液离心检查是否找到精子，可以辅助诊断逆行射精或部分逆行射精。

3.1.3.2.7 抗精子抗体（AsAb）检测　对于不明原因不育、精子大量特异性凝集、性交后试验异常等情况，可进行抗精子抗体检测。临床上检测精子表面结合抗体是诊断自身免疫性不育的特异性方法。

3.1.3.2.8 睾丸活检　睾丸活检是无精子症中常用的诊断方法。对于条件具备的单位可以同时冷冻保存精子或睾丸组织，以备将来应用于辅助生殖技术。拟行输精管附睾吻合手术的患者，术前不推荐睾丸/附睾活检。常用的睾丸活检方法：睾丸切开活检术（testicular sperm extraction，TESE）、经皮睾丸穿刺活检术（testicular sperm aspiration，TE-SA）、睾丸细针精子抽吸术（fine-needle aspiration，FNA）。目前不推荐附睾穿刺活检（epididymal sperm aspiration，PESA）。

3.1.3.2.9 其他　包括：精子-宫颈黏液体内（外）试验、盆腔 MRI 影像学检查等。

3.2 诊断流程　根据患者的病史、生殖腺毒素接触情况、体格检查以及辅助检查结果等，明确发病部位（睾丸前、睾丸、睾丸后），按照诊断流程可以得出初步诊断（详见附录一、附录二、附录三）。

4 男性不育症的治疗

对于不育患者，首先应根据生活习惯、工作环境等进行有针对性的生殖健康宣教，然后根据患者及配偶的具体情况，推荐选择药物治疗、手术治疗或辅助生殖技术。药物治疗在临床上广泛使用，创伤和费用较小，患者易于接受。进行药物治疗应该至少覆盖 1~2 个生精周期（即 3~6 个月），同时进一步评价药物治疗的适应证和疗效。

4.1 药物治疗

4.1.1 基础性治疗　适合少精子症、弱精子症、畸形精子症以及同时存在上述几种情况的患者，同时也适用于拟行自精辅助生殖助孕前的患者。基础性治疗包括三大类：抗氧化治疗、改善细胞能量代谢的治疗以及改善全身和生殖系统（睾丸、附睾等）微循环的治疗。

4.1.1.1 抗氧化治疗　抗氧化治疗可改善全身或局部的微环境，对精子生成以及保护精子的结构和功能都有积极意义。每一种抗氧化药物都具有特定的作用机制，其作用不能互相替代，且具有协同作用，从而达到对细胞的全面保护。维生素 E 是最主要的抗氧化剂之一，在体内可通过对抗 ROS 所导致的膜脂质过氧化损伤，保护精子的结构与功能，提高男性精子的浓度、活力以及形态正常精子百分率。大量研究发现，使用药品级（含量大于 90%）天然维生素 E 治疗由少弱精子症、畸形精子症、精子 DNA 损伤以及精索静脉曲张导致的男性不育是安全有效的。目前市场上常用的天然维生素 E 有来益® 天然维生素 E 软胶囊等，其他抗氧化治疗药物有硫辛酸、谷胱甘肽以及乙酰半胱氨酸等。

4.1.1.2 改善细胞能量代谢的治疗　该类药物可在提高细胞线粒体氧化功能等多个方面改善全身组织和细胞代谢能力，并且多兼具抗氧化作用，进而调节睾丸支持细胞功能、改善精子的形成和成熟过程。附睾内精子主要依靠长链脂肪酸和磷脂等物质在线粒体内通过 β-氧化供能，但脂肪酸不能直接透过线粒体内膜，必须由卡尼汀转运完成。卡尼汀不但将脂肪酸和磷脂转运进入线粒体内，同时也可以将脂肪酸转运至附睾上皮，再经附睾上皮转运至附睾管腔和精子细胞内。常用的药物有左卡尼汀（东维力）等。

4.1.1.3 改善全身和生殖系统微循环的治疗　此类药物通过提高血管的弹性及收缩功能、改善血流状态、增加组织血流量来改善全身或局部组织的微循环功能，通过改善睾丸与附睾血液循环，提供睾丸生成和成熟的理想微环境，进而促进睾丸的生精作用以及附睾内的精子成熟，此外，还可促进精子 ATP 酶的活性，增加精子活力，改善顶体功能，有利于顶体反应顺利进行，促进精子穿透透明带，常用的药物有七叶皂苷类、胰激肽原酶等。

4.1.2 病因治疗　病因治疗主要指针对男性不育病因明确或影响男性生育的高危因素，进行针对性的药物治疗，其使用机制相对明确。

4.1.2.1 抗感染治疗　附属性腺感染对降低男性生育力有潜在的影响。男性附属性腺感染可根据其临床症状和细菌学检查确诊，使用敏感的抗生素治疗。

4.1.2.2 内分泌治疗　促性腺激素类，包括促性腺激素释放激素（Gonadotropin-releasing hormone，GnRH）、人绒毛膜促性腺激素（human chorionic gonadotropin，hCG）和人绝经期促性腺激素（human menopausal gonadotropin，hMG）。

hCG 和 hMG 适用于各种诊断明确的原发性或继发性促性腺激素低下性性腺功能减退症，效果较为确切。治疗前需排除高泌乳素血症，对于怀疑垂体肿瘤者应行 MRI 检查。常用剂量 hCG 2000-5000IU，肌注，2~3 次/周。对于原发性（先天性）促性腺激素分泌不足的，在上述基础上加用 hMG75~150IU，肌注，2~3 次/周。有报道微量泵脉冲式皮下注射 GnRH 治疗用于 Kallmann 综合征和特发性促性腺激素低下性性腺功能减退症的患者，但使用不方便、治疗费用较高，临床应用较少。对于临床考虑由于 FSH 对于生精小管刺激不足而导致生精功能障碍的患者，可以考虑使用 FSH 的治疗，常用剂量 FSH 75IU，肌注，每 3 天一次。

4.1.2.3 免疫抑制剂治疗　继发于先天性肾上腺皮质增生的男性不育可用糖皮质激素治疗。对于抗精子抗体阳性的患者，系统回顾和 Meta 分析显示抗精子抗体并未对精子数量、活力、前向运动能力和精子形态造成显著影响，使用免疫抑制剂治疗可能出现一系列的副作用，建议慎重使用。

4.1.2.4 多巴胺受体激动剂　排除需手术治疗垂体肿瘤的高泌乳素血症可采用多巴胺受体激动剂-溴隐亭（Bromocriptine）等治疗。

4.1.2.5 甲状腺素片　对于甲状腺功能减退者补充甲状腺素可能改善生育力。

4.1.3 其他治疗　此类治疗方法尽管作用的机制不是十分明确，但是在国内外均有文献报道，确实存在一定疗效，有待临床进一步研究。

4.1.3.1 调控雌激素作用类药物

4.1.3.1.1 雌激素受体拮抗剂　此类药物通过阻断雌激素的负反馈抑制效应而促进垂体分泌促性腺激素，继而提高血清中 LH 和 FSH 水平，以刺激睾丸间质细胞产生睾酮和促进精子生成。临床常用的有氯米芬和他莫昔芬。

4.1.3.1.2 芳香化酶抑制剂　此类药物通过阻断睾酮转化为 E_2 所需的芳香化酶的作用来抑制睾酮转化为 E_2，从而增加睾酮水平，降低雌激素水平，以促进精子成熟和精子数量的增加。临床常用的有来曲唑和阿那曲唑。

4.1.3.2 其他　重组人生长激素、非甾体抗炎药物、锌、硒、氨基酸、维生素 A、维生素 D、α 受体阻滞剂等也均有文献报道，可能改善精液质量、提高受孕率，但缺乏大规模临床研究证实。

4.2 性功能障碍的综合治疗策略　参照中华医学会男科学分会 ED 指南、PE 指南。

4.3 手术外科治疗

4.3.1 精索静脉曲张　精索静脉曲张手术治疗包括传统经腹股沟途径/经腹膜后途径精索静脉结扎术、显微腹股沟途径/腹股沟下途径精索静脉结扎术及腹腔镜精索静脉结扎术等。多项荟萃分析显示显微手术在效果和并发症等方面略优于其他方式。

适应证：临床型精索静脉曲张伴精液质量异常的不育患者，可选择手术。亚临床型精索静脉曲张一般不推荐手术。

并发症：主要有鞘膜积液、睾丸动脉损伤、精索静脉曲张持续存在或复发等（可见中华医学会男科学分会《精索静脉曲张诊疗共识》相关部分）。

4.3.2 梗阻性无精子症 对无精子症有效治疗的前提是准确判断病因，针对病因进行相应的治疗。绝大多数梗阻性无精子症都可以通过外科手术得到治疗，根据梗阻部位，选择不同的手术方式，最常见的梗阻部位在附睾和射精管开口。手术前应该评估睾丸的生精功能，同时要考虑女性的生育力及年龄。

4.3.2.1 附睾梗阻的治疗 显微输精管附睾吻合术用于治疗由附睾炎、输精管结扎术后和不明原因的继发性附睾梗阻性无精子症。手术复通率60%~87%，受孕率10%~43%。吻合技术和疾病情况（附睾精子活动与否、吻合部位等）是手术复通成功率的关键。

4.3.2.2 输精管梗阻的治疗 输精管结扎复通、外伤或医源性损伤输精管远端（睾丸侧）的患者可行输精管吻合术，显微输精管吻合术效果好，复通率可达90%以上。因为输精管梗阻可能继发附睾梗阻，准备进行输精管吻合手术的术者必须具备显微输精管附睾吻合的技术。

对于输精管梗阻部位在近端（输精管腹侧，如输精管壶腹处等）或输精管多节段梗阻的情况，吻合困难，建议睾丸穿刺取精通过辅助生殖技术生育。

4.3.2.3 射精管开口梗阻 手术方式包括：精囊镜手术、经尿道射精管区囊肿开窗术、经尿道射精管口切开术。精囊镜手术效果更好，并发症更少。

适应证：①射精管开口梗阻的无精子症患者；②射精管开口不全梗阻造成的严重弱精症、严重少精子症患者。

4.4 非梗阻性无精子症的外科处理 是一种通过外科手段获取精子进行辅助生殖技术为目的的治疗方法，包括睾丸穿刺/切开取精术以及显微镜下睾丸切开取精。

睾丸（穿刺/切开）取精术适应证：①考虑非梗阻性无精子症患者。②睾丸体积大于6ml。

显微取精术（m-TESE）是通过显微外科的技术在手术显微镜下从非梗阻性无精子症患者的睾丸中提取精子进行辅助生殖的手术。不仅需要男性生殖手术设备和技术力量，还需要生殖中心的实验室和辅助生殖的配合。而且要与患者和家属充分沟通和告知，包括成功率和遗传（如Y染色体c区缺失在男性胚胎会遗传）等事宜。

显微取精适应证：①克氏综合征患者（Klinifelter's Syndrome）；②隐睾术后患者；③Y染色体缺失（c区或c+d区）患者；④睾丸体积过小不宜睾丸活检的非梗阻性无精子症患者；⑤睾丸活检未找到精子的患者。

4.5 中医药治疗 中医药治疗男性不育症有着悠久的历史。对于特发性不育症，在现阶段中医药治疗具有明显优势，可以以中医药为主进行治疗；对于因精索静脉曲张、性腺功能低下、性功能障碍、免疫因素、全身和系统性疾病等其他因素导致的不育症，可以用中医药辅助治疗。

中医药治疗不育症，辨证论治是核心。纵览古今文献，补肾法贯穿不育症诊疗的始终。临床上常见的证候有肾阴不足、肾阳虚衰、气滞血瘀、湿热下注、脾气亏虚、肝气郁结等，2种以上的兼挟证候居多，脾肾亏虚挟湿热瘀毒较为常见。临床可以选用具有补肾、滋阴、温阳、健脾、益气、活血、疏肝、清利等功效的中药进行治疗。

中医药治疗不育症，亦可辨病论治或辨病与辨证相结合，常用药物包括麒麟丸、生精胶囊、连生生生精片等。

4.6 辅助生殖技术 辅助生殖技术指运用各种医疗措施，使患者受孕方法的统称，包括人工授精、试管婴儿和供精辅助生育。试管婴儿技术包括：体外受精-胚胎移植（IVF-ET）、卵胞浆内单精子注射（ICSI）、移植前遗传学诊断（PGD）/移植前遗传学筛查（PGS）。

4.7 辅助生殖治疗中男科诊疗注意事项 男科医师应该对不育患者进行规范的检查和正确的诊断，进而制订合理的治疗方案，首选药物治疗或手术治疗等常规治疗，以期改善精液质量，增加自然妊娠率，必要时再运用 ART。基本原则：①优先选择简单、便宜、创伤小的方法和技术，再选择复杂、昂贵、创伤大的方法。②优先考虑自然生育、再依次考虑 IUI、IVF、ICSI 和 PGD 等辅助生殖技术。根据不同的适应证，选择针对性的辅助生殖技术。③注意女方生育力。④降低子代治疗风险、降低夫妇及社会治疗成本。

5　男性不育症患者宣教要点及预后

5.1 影响男性生育力的夫妻因素

5.1.1 在夫妇之间，生育力强的一方可以弥补生育力弱的一方。因此，精液参数异常并不代表一定无法生育。

5.1.2 女方的年龄因素也是影响生育的重要因素。当女方大于 34 岁时，尝试妊娠 6 个月未使女方妊娠就可以进行检查和治疗。因为 35 岁、38 岁和 40 岁女性的生育能力分别是 25 岁女性生育力的 50%、25% 和 5%。

5.1.3 性生活的时机、频率、是否存在性功能障碍都将影响受孕。性交时间应该选择在排卵期间，但不应仅限于预测排卵当天。非排卵期间也应有适当频率的性生活。

5.1.4 自然不育的时间对于预测其未来生育能力是重要的。那些不育病史不到 3 年的不育夫妇，有较好的自然受孕机会。如果自然不育时间越长，存在的问题越严重。

5.2 影响男性生育力的几种因素

5.2.1 不良生活习惯　吸烟、酗酒、吸毒、穿紧身裤、桑拿浴等对生育有明确的影响；久坐、缺乏运动也会影响生育；

5.2.2 环境因素是男性生育能力不断下降的重要原因

暴露因素：长期暴露在有毒的装饰材料和油漆涂料、香烟烟雾、二硫化碳、二溴氯丙烷、甲基乙基酮、甲醛、家用煤气，汽车废气、电磁波（如雷达、移动发射基站、长期不当使用电脑、微波炉、电视、洗衣机、充电器等），放射线以及高温工作均可降低生育能力。

环境雌激素：快速增肥的动物饲料、各种塑料器皿、化学稀释剂、多氯联苯、双酚 A、烷基苯酚、邻苯二甲酸盐等 70 多种内分泌干扰物源，在环境中产生类雌激素成分，进入男性机体后，干扰内分泌系统，影响生育。

其他：如重金属（如铅、镉、汞、铝、铜、锰等）、化学物质（如杀虫剂、除草剂）。

5.2.3 药物　化疗药、激素类药物、利尿药、治疗消化道溃疡的药物西咪替丁、抗高血压的钙离子拮抗剂可影响精子的数量和活力。对以上药物尽量寻找不影响生精功能的替代药物，若必须使用可以考虑在在治疗前冷冻保存精液。

5.3 精液检查的宣教要点 精液分析的结果只能说明生育可能性的大小，它的波动性较大，可能会受到身体情况、各种外界环境的影响。因此，精液检查前的注意事项尤为重要。

5.3.1 精液标本采集前对禁欲时间的要求　禁欲时间的长短会影响精液分析的参数。因此，应向受检者充分告知，精液标本采集前应禁欲至少 48 小时，但不超过 7 天。

5.3.2 精液标本采集方法

手淫法：为推荐的取精方法。手淫前先清洗双手和阴茎，通过手淫的方法把全部精液射入容器中。取精过程不得使用润滑油或者唾液，精液标本不要被尿液、水、肥皂等污染。

5.4 男性不育症的预后因素

不育持续时间：正常情况下，生育力正常的夫妇单月妊娠率为 20%～25%，半年妊娠率为 75%，1 年妊娠率为 90%。当正常同房未采取避孕措施而不能生育的时间超过 4 年时，则每月的妊娠率仅约 1.5%。

参考文献

1. WHO, Manual for the Standardized Investigation and Diagnosis of the infertile Couple . 2000, Cambridge University Press：Cambridge.

2. Greenhall, E, et al . The prevalence of subfertility：a review of the current confusion and a report of two new studies . Fertil Steril, 1990. 54：978.

3. 郭应禄，胡礼泉. 男科学［M］. 第 1 版，北京，人民卫生出版社 2004，937-967.

4. Dohle GR，Colpi GM，Hargreave TB，et al. EAU guidelines on male infertility，Eur urol JT-European urology. 48（5）. Switzerland，2005. 730-11.

5. Dohle GR，Weidener W，Jungwrith S，et al. Guidelines on Male nfertility. Europear Association of Urology，Mar 2004；1-63.

6. 郭应禄，胡礼泉主编，男科学［M］，第一版，北京：人民卫生出版社，2004，942-967.

7. 吴阶平，吴阶平泌尿外科学［M］. 济南：山东科学技术出版社，2004，1491-1511.

8. 中华医学会男科学分会男性生殖遗传学检查专家共识. 中华男科学杂志 2016.

9. Comhaire，F.，and A. Mahmoud. The Consensus-Based Approach to Standardized Diagnosis and Management of the Infertile Male. Andrology for the Clinician. Springer Berlin Heidelberg，2006：77-81.

10. Anne M Jequier MB BS FRCS FRCOG FRACOG Clinical Associate Professor and Head of Fertility Service." WHO Manual for the Standardized Investigation，Diagnosis and Management of the Infertile Male." ? Urology? 57. 1（2001）：55-55.

11. Sabanegh E AA. Male infertility. In：Wein AJ KL，Novick AC，editor. 10th ed. Campbell-Walsh urology. Philadelphia：Saunders2012. p. 636-637.

12. 世界卫生组织编著，WHO 人类精液及精子-宫颈黏液相互作用实验室检验手册. 第五版，北京：人民卫生出版社，2010.

13. Jungwirth A，Giwercman A，Tournaye H，Diemer T，Kopa Z，Dohle G，Krausz C；European Association of Urology Working Group on Male Infertility. European Association of Urology guidelines on Male Infertility：the 2012 update. Eur Urol. 2012 Aug；62（2）：324-32.

14. Jarow, J., Kolettis, P. N., Lipshultz, L. R., Mcclure, R. D., Nangia, A. K., & Naughton, C. K., et al. (2010). The optimal evaluation of the infertile male：AUA best practice statement.

15. Sigman, M., Kolettis, P. N., Lipshultz, L. R., Mcclure, R. D., Nangia, A. K., & Naughton, C.

K., et al. (2010). The evaluation of the azoospermic male：AUA best practice statement.

16. 中华医学会编著. 临床诊疗指南：辅助生殖技术与精子库分册. 北京：人民卫生出版社，2009.

17. Tournaye H，Krausz C，Oates RD. Concepts in diagnosis and therapy for male reproductive impairment. Lancet Diabetes Endocrinol. 2016 Jul 6. pii：S2213-8587（16）30043-2.

18. Kathrins M，Niederberger C. Diagnosis and treatment of infertility-related male hormonal dysfunction. Nat Rev Urol. 2016 Jun；13（6）：309-23.

19. Modgil V，Rai S，Ralph DJ，Muneer A. An update on the diagnosis and management of ejaculatory duct obstruction. Nat Rev Urol. 2016 Jan；13（1）：13-20.

20. Morrison CD，Brannigan RE. Metabolic syndrome and infertility in men. Best Pract Res Clin Obstet Gynaecol. 2015 May；29（4）：507-15.

21. Oehninger S，Franken DR，Ombelet W. Sperm functional tests. Fertil Steril. 2014 Dec；102（6）：1528-33.

22. Gimenes F，Souza RP，Bento JC，Teixeira JJ，Maria-Engler SS，Bonini MG，Consolaro ME. Male infertility：a public health issue caused by sexually transmitted pathogens. Nat Rev Urol. 2014 Dec；11（12）：672-87.

23. Lotti F，Maggi M. Ultrasound of the male genital tract in relation to male reproductive health. Hum Reprod Update. 2015 Jan-Feb；21（1）：56-83.

24. Wright C，Milne S，Leeson H. Sperm DNA damage caused by oxidative stress：modifiable clinical，lifestyle and nutritional factors in male infertility. Reprod Biomed Online. 2014 Jun；28（6）：684-703.

25. Drabovich AP，Saraon P，Jarvi K，Diamandis EP. Seminal plasma as a diagnostic fluid for male reproductive system disorders. Nat Rev Urol. 2014 May；11（5）：278-88.

26. 罗丽兰，不孕与不育［M］，第2版，人民卫生出版社，2009，829-842.

27. 吴敏，抗精子抗体在不孕不育患者诊断中的临床应用价值，实验与检验医学，2016，34（1）：76-79.

28. 崔胜利，刘春玲，董洁. 泌尿生殖道感染不育男性与精子活率、抗精子抗体的关系研究，中国性科学，2015，24（8）：90-92.

29. Zhao Y，Zhao E，Zhang C，et al. Study of the Changes of Acrosomal Enzyme，Nitric Oxide Synthase，and Superoxide Dismutase of Infertile Patients with Positive Antisperm Antibody in Seminal Plasma. Cell Biolchem Biolphys［J］. 2015；73（3）：639-42.

30. Pochernikov DG，Vinokurov EIu，Strel´nikov AI，et al. Experience in the treatment of autoimmune male infertility in patients with category 4 chronic prostatitis［J］，Urologia，2014；（6）：75-80.

31. Bieniek JM，Drabovich AP，Lo KC. Seminal biomarkers for the evaluation of male infertility. Asian J Androl［J］. 2016；18（3）：426-33.

32. Cui D，Han G，Shang Y，et al. Antisperm antibodies in infertile men and their effect on semen parameters：a systematic review and meta-analysis. Clin Chim Acta［J］，2015，15；444：29-36.

33. Showell MG，Mackenzie-Proctor R，Brown J，et al. Cochrane Database Syst Rev. 2014；（12）：CD007411.

34. Cui D，Han G，Shang Y，et al. Antisperm antibodies in infertile men and their effect on semen parameters：a systematic review and meta-analysis. Clin Chim Acta. 2015，444：29-36.

35. Kathrins M，Niederberger C. Diagnosis and treatment of infertility-related male hormonal dysfunction. Nat Rev Urol. 2016，13（6）：309-23.

36. Nadjarzadeh A，Shidfar F，Amirjannati N，et al. Effect of Coenzyme Q10 supplementation on antioxidant enzymes activity and oxidative stress of seminal plasma：a double-blind randomised clinical trial. Andrologia. 2014，46（2）：177-83.

37. Garg H，Kumar R. Empirical Drug Therapy for Idiopathic Male Infertility：What is the New Evidence? Urology. 2015，86（6）：1065-75.

38. Hadwan MH，Almashhedy LA，Alsalman AR. Oral Zinc Supplementation Restores Superoxide Radical Scavengers to Normal Levels in Spermatozoa of Iraqi Asthenospermic Patients. Int J Vitam Nutr Res. 2015，85（3-4）：165-73.

39. Li HJ. More attention should be paid to the treatment of male infertility with drugs--testosterone：to use it or not? Asian J Androl. 2014，16（2）：270-3.

40. R，González-Comadrán M，Solà I，et al. Coenzyme Q10 and male infertility：a meta-analysis. Lafuente J Assist Reprod Genet. 2013，30（9）：1147-56.

41. Zhao J，Dong X，Hu X，et al. Zinc levels in seminal plasma and their correlation with male infertility：A systematic review and meta-analysis. Sci Rep. 2016，2；6：22386.

42. Mongioi L，Calogero AE，Vicari E，et al. The role of carnitine in male infertility. Andrology. 2016，4（5）：800-7.

43. 邓春华，商学军. 精索静脉曲张诊断与治疗中国专家共识. 中华男科学杂志，2015，21（11）：1035-42.

44. 姜辉，邓春华，商学军. 等. 左卡尼汀在男性不育中临床应用专家共识. 中华男科学杂志，2015，21（1）：82-5.

45. 姜辉，邓春华，商学军. 等. 维生素 E 在男性不育中临床应用专家共识. 中华男科学杂志，2015，21（3）：277-79.

46. Kalantari P，Sepehri H，Behjati F，et al. Chromosomal studies of male infertility. Genetika，2003，39（3）：423-426.

47. Vogt PH，Edelmann A，Kirsch S，et al. Human Y chromosome azoospermia factors（AZF）mapped to different subregions in Yq11. Hum Mol Genet，1996，5（7）：933-943.

48. Kent-First M，Muallem A，Shultz J，et al. Defining regions of the Y-chromosome responsible for male infertility and indentification of a forth AZF region（AZFd）by Y chromosome microdeletion detection. Mol Reprod Dev，1999，53（1）：27-41.

49. Kuo PL，Wang ST，Lin YM，et al. Expression profiles of the DAZ gene family in human testis with and without spermatogenic failure. Fertil Steril，2004，81（4）：1034-1140.

50. 朱晓斌，郭安亮，曹小蓉，等. 改良多重聚合酶链反应检测 Y 染色体 AZF 微缺失. 中华男科学杂志，2006，12（3）：199- 201 .

51. Hussein AA，Vasudevan R，Patimah I，et al. Association of azoospermia factor region microdeletions in infertile male subjects among Malay- sians. Andrologia，2015 Mar；47（2）：168-77.

52. 史轶超，崔英霞，魏莉，等. 不育男性无精子症因子微缺失的分子与临床特征：5 年研究回顾. 中华男科学杂志，2010，16（4）：314-319.

53. Peng J，Yuan Y，Zhang Z，et al. Patency rates of microsurgical vasoepididymostomy for patients with idiopathic obstructive azoospermia：a prospective analysis of factors associated with patency--single-center experience. Urology. 2012 Jan；79（1）：119-22.

54. Zhao L，Tu XA，Zhuang JT，et al. Retrospective analysis of early outcomes after a single-armed suture technique for microsurgical intussusception vasoepididymostomy. Andrology. 2015 Nov；3（6）：1150-3.

55. Hong K，Zhao LM，Xu SX，et al. Multiple factors affecting surgical outcomes and patency rates in use of single-armed two-suture microsurgical vasoepididymostomy：a single surgeon's experience with 81 patients. Asian J Androl. 2016 Jan-Feb；18（1）：129-33.

56. Ramasamy R，Mata DA，Jain L，et al. Microscopic visualization of intravasal spermatozoa is positively asso-

ciated with patency after bilateral microsurgical vasovasostomy. Andrology. 2015 May；3（3）：532-5.

57. Herrel LA，Goodman M，Goldstein M，et al. Outcomes of microsurgical vasovasostomy for vasectomy reversal：a meta-analysis and systematic review. Urology. 2015 Apr；85（4）：819-25.

58. Wosnitzer MS，Goldstein M. Obstructive azoospermia. Urol Clin North Am. 2014 Feb；41（1）：83-95.

59. Schauer I，Madersbacher S，Jost R，et al. The impact of varicocelectomy on sperm parameters：a meta-analysis. J Urol. 2012 May；187（5）：1540-7.

60. Liu XH，Qiao J，Li R，et al. Y chromosome AZFc microdeletion may not affect the outcomes of ICSI for infertile males with fresh ejaculated sperm. J Assist Reprod Genet. 2013 Jun；30（6）：813-9.

61. 吴畏，周作民，林敏，等. Y 染色体微缺失患者与无精子或严重少弱精子症患者 ICSI 治疗结局比较. 中华男科学杂志，2011，17：771-774.

62. Schwarzer JU1，Steinfatt H1，Schleyer M，et al. Microdissection TESE is superior to conventional TESE in patients with nonobstructive azoospermia caused by Y chromosome microdeletions. Andrologia. 2016 May；48（4）：402-405.

63. Ramasamy R，Schlegel PN. Microdissection testicular sperm extraction：effect of prior biopsy on success of sperm retrieval. J Urol 2007；177：1447-9.

64. Morris JK，Alberman E，Scott C，et al. Is the prevalence of Klinefelter syndrome increasing? Eur J Hum Genet. 2008，16（2）：163-170.

65. Koga M，Tsujimura A，Takeyama M，et al. Clinical Comparison of Successful and failed microdissection testicular sperm extraction in Patients with nonmosaic Klinefelter syndrome. Urology 2007，70（2）：341-345.

66. Amedo N，Templado C，Sanchez-Blaoque X，et al. Sperm aneuploidy in fathers of Klinefeher syndrome offspring assessed by muhicolour fluorescence in situ hybridization using probe for chmmoflome 6，13，18，21，22，X and Y. Hum Reprod. 2006，21：524-528.

67. Aksglaede L，Jorgensen N，Skakkebaek NE，et al. Low semen volume in 47 adolescents and adults with 47，XXY Klinefelter or 46，XX male syndrome. Int J Androl 2009，32（4）：376-384.

68. 时锦桓. 测定血清 FSH 与 LH 含量对诊断男性不育症的探讨. 中国实验诊断学 2007，11（3）：342-345.

69. 杨麦贵，郝晓柯，郑善銮等. 精液 FSH、LH、PRL 和 T 水平与精子质量关系的研究. 中国男科学杂志. 2007，21（5）：11-14.

70. 陈荣安，张益康，许良余. Klinefelter 综合征患者的 FSH、LH、T 水平的研究及其应用. 南华大学学报·医学版. 2004，10，32（4）：459-462.

71. Schiff JD，Palmirro GD，Veeck LL，et al. Success of testicular sperm injection and intracytoplasmic sperm injection in men with Klinefelter syndrome. J Clin Endocrinol Metab，2005，90：6263-6267.

72. Okada H，Goda K Yamamoto Y，et al. Age as a limiting factor for successful sperm retrieval in patients with nonmosaic Klinefelter's syndrome. Fertil Steril 2005，84（6）：1662-1664.

73. Ferhi K，Avakian R，Griveau JF，et al. Age as only predictive factor for successful sperm recovery in patients with Klinefelter's syndrome. Andrologia，2009，41（2）：84-87.

74. Emre Bakireioglu M，Erden HF，Kaplancan T，et al. Aging may adversely affect testicular sperm recovery in patients with Klinefeler syndrome. Urology 2006，68（5）：1082-1086.

附录一　男性不育症诊疗策略流程图 1

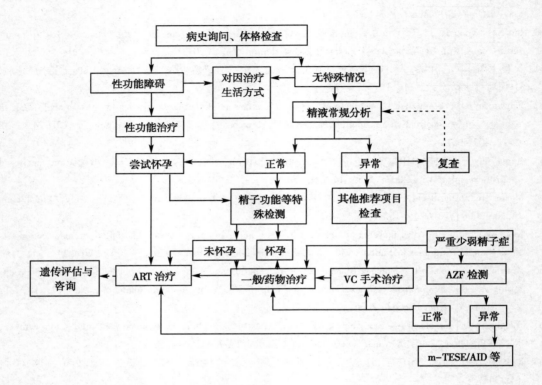

附录二　男性不育症诊疗策略流程图 2

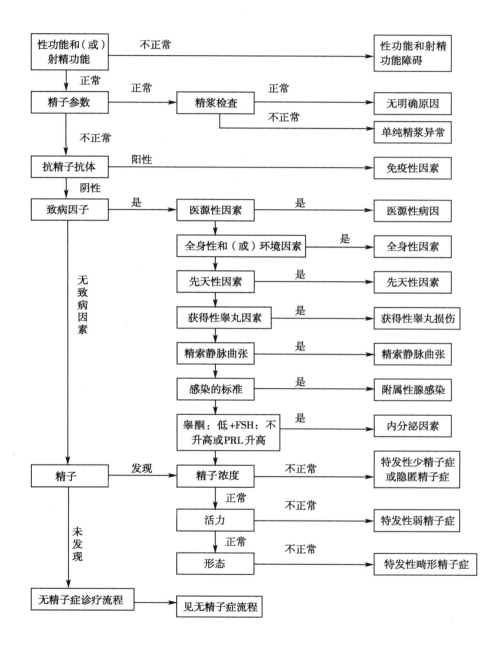

附录三 无精子症诊疗策略流程图

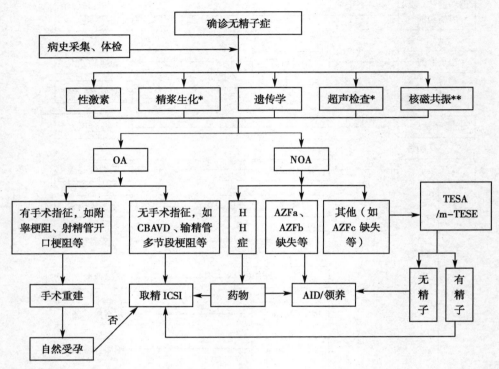

＊精浆生化和超声检查：根据患者情况可选。

＊＊磁共振检查对部分患者在鉴别有无射精管开口梗阻时选择，并非全部患者需要检查。

3 早泄诊断治疗指南

组　　长　姜　辉　邓春华

执行组长　戴玉田

副 组 长　张春影

成　　员　陈　赟　邓春华　戴玉田　姜　辉　李彦锋
　　　　　林浩成　王　瑞　袁明振　张立元　张贤生　张亚东
　　　　　张春影

秘　　书　刘德风　周　雪

目录

1　早泄诊疗指南的制定方法

1.1 早泄诊疗指南的定位和分类　本指南是由中华医学会男科学分会制订的，为帮助临床医师对早泄选择或确定适当医疗服务或临床操作所提供的一种学术性指导意见。作为一项临床工具，该指南既不是教科书也不是相关指令与规则，不能完全代替临床医师的临床思维与判断。

中华医学会男科学分会早泄诊断治疗指南参考世界卫生组织（WHO）的指南编写的方法学原则[1,2]，以循证医学为基础、同时广泛征求专家意见，是循证指南与专家共识的结合。

本指南以国内外循证医学资料为依据，参考欧洲泌尿外科协会、世界性医学学会的早泄指南以及坎贝尔泌尿外科学制订。

表 3-1 循证医学推荐分级及证据分级水平

推荐等级	证据等级	依据
A	1a	相关随机对照研究的系统评价或 Meta 分析
	1b	至少有一个设计合理的随机对照研究结果
B	2a	至少有一个设计合理的非随机对照研究结果
	2b	至少有一个设计合理的单项队列研究
	3	设计合理的非实验性研究，例如对照研究、相关研究、病例分析等
C	4	专家委员会的报告、意见或临床经验

1.2 早泄诊疗指南的具体制订　首先应该用于指导中国医务工作者的临床实践，同时又能够代表国内外诊治指南的最高水准是本指南制订的目标，由于该指南是循证指南与专家共识的结合，因此本指南制订的主要程序如下：①指南制订前由编写小组讨论提出主要制订内容并提交男科学分会审议通过；②指南初稿提交男科学分会常委会及全国著名男科专家进行审议，并将修改意见反馈编写小组进行必要的修改；③对指南中涉及的疑难问题随时组织公开讨论、广泛征询意见；④指南的最终稿由男科学分会常委会审议书面报告后通过，委托国家级出版单位出版发行。

1.3 早泄诊疗指南的推广　指南制订的目的是服务于一线医务工作者，用于指导、规范临床诊疗工作，因此发行后还要做好指南的推广普及工作，在指南的具体实施中寻找缺点、发现不足，以便进一步完善指南。

2　早泄（Premature Ejaculation，PE）的定义及分类

2.1 早泄定义　自 1943 年 Schapiro 第一次提出早泄的概念以来，对于早泄的定义一直存在争议[3]。不同的学术组织或个人对早泄的定义也不尽相同（表 3-2）[4-12]。虽然早泄的定义尚未达成共识，但均包含了三个主要因素：较短的射精潜伏时间，缺乏射精的控制能力，以及由上述两方面对患者和（或）性伴侣造成的困扰和人际交往障碍。

国际性医学学会（International Society for Sexual Medicine，ISSM）继 2007 年 10 月第一次对原发性早泄（Lifelong PE 或 Primary PE）提出新的定义后[4]，于 2013 年 4 月进一步明确了原发性早泄和继发性早泄（acquired PE 或 secondary PE）的定义[5]。因 ISSM 第二次定义具有循证医学基础，故作为本指南目前的推荐定义：①从初次性交开始，射精往往或总是在插入阴道前或插入阴道后大约 1 分钟以内发生（原发性早泄）；或者射精潜伏时间显著缩短，通常小于 3 分钟（继发性早泄）；②总是或几乎总是不能控制/延迟射精；③消极的身心影响，如苦恼、忧虑、沮丧和（或）躲避性生活等。这个定义仅适用于阴道内性交，并不包括其他的性行为方式和男性同性恋间的性活动。

表3-2 早泄定义的变迁[4]

定义	来源
射精往往或总是在插入阴道前或插入阴道后大约1分钟以内发生，这种情况从初次性交开始或者继发于某个不良事件；总是或几乎总是在插入阴道后不能延迟射精；并伴有消极的身心影响，如苦恼、忧虑、沮丧和（或）躲避性生活等。	ISSM，2013
射精往往或总是在插入阴道前或插入阴道大约1min以内发生；对大多数或每次插入阴道后，没有延迟射精的能力；并伴有消极的身心影响，如苦恼、忧虑、沮丧和（或）躲避性生活等。	ISSM，2008
在插入阴道之前，或刚刚插入阴道，在极小的性刺激下总是或经常早于患者的期望而发生射精；并且会导致非其他因素引起的明显困扰及人际交往障碍。	DSM-IV-TR，2000
无法控制射精而不能使双方充分享受性生活，表现为在性交开始之前或之后很短的时间发生的射精（时间限定在性交开始前或之后的15s内），或者阴茎尚未充分勃起，还不能够进行性交就已经射精，并且这种情况并非由于长期缺乏性生活导致的。	ICD-10，1994
在插入阴道之前，插入阴道时或刚刚插入阴道后，在极小的性刺激下总是或经常早于患者的期望而发生射精；患者对于这种情况缺少控制力，并且会导致患者/性伴侣困扰。	ICUD，2004
在插入阴道前或刚插入阴道而很快非本人意愿发生射精，并导致患者或者双方的苦恼。	AUA，2004
在大多数性生活中，男性没有自愿的、随意的控制射精的能力。	Metz and McCarthy
在阴道性交过程中，有超过一半的情况不能控制射精过程而获得充足的性交时间来使他的性伴侣得到满意。	Masters and Johnson
IELT小于1 min即可定义为早泄（占0.5%）；而IELT在1~1.5分钟为可疑早泄（占0.5%~2.5%）。另外，在早泄的严重程度的分级方面需要考虑是否有心理问题。	Waldinger

2.2 早泄分类 ISSM（2013） 早泄指南将早泄分为两种类型，即原发性早泄和继发性早泄（表3-3）。

表3-3 原发性和继发性早泄的特点

类型	特点
原发性	①尝试性交时总是或几乎总是早泄；②与任何性伴侣性交时均出现早泄；③射精潜伏时间大多数在一分钟以内；④从初次性交开始一直如此；⑤不能控制射精（非必须）
继发性	①一生中某个时期出现的快速射精；②发病前射精正常；③常具有明确的原因（身体或心理问题）；④不能控制射精

Waldinger（2007）提出的自然变异性早泄及早泄样射精功能障碍两种类型的早泄并不符合 ISSM 早泄诊断标准[13]，但因对这部分人的治疗有帮助，故此暂时被 ISSM 接受作为

两种特殊的亚型，这两种类型于 2013 年又被 Waldinger 重新定义[14]，即：

变异性早泄（variable PE）是指短的射精潜伏时间不规律出现，并伴有射精控制能力下降的主观感受，这种亚型不是一种性功能障碍，而是一种性功能的正常变化。

主观性早泄（subjective PE）具有以下一个或多个特征：①主观感觉持续性或非持续性出现较短的阴道内射精潜伏时间（IELT）；②偏执地认为射精潜伏时间短或延迟射精能力差；③实际阴道内射精潜伏时间（IELT）在正常范围或高于正常；④射精控制力（在即将射精的瞬间控制射精的能力）缺乏或降低；⑤这种偏执感不能归因于其他精神障碍者。

3 早泄的流行病学与病因学

3.1 流行病学 尽管人们对 PE 的认识已经超过 100 余年，但其患病率至今尚不清楚。不同流行病学研究报道的 PE 患病率差异巨大，其主要原因在于既往长期缺乏 PE 的准确定义，PE 涉及个人隐私，其敏感性影响调查结果的可靠性，个体和文化差异导致对 PE 的认知不同。

根据 DSM 第 4 版（IV-TR）的描写，PE 作为一种"最常见的男性性功能障碍"，其患病率为 20%~30%[15-17]。但由于该结论缺乏客观标准，因而对于该病的患病率也具有巨大争议。从目前较低的 PE 就诊量分析，PE 患病率不太可能高达 20%~30%。在两项关于普通男性人群 IELT 的五国（美国、英国、土耳其、荷兰和西班牙）研究中，IELT 中位值分别为 5.4min（0.55~44.1 min）和 6.0 min（0.1~52.7min），其中 2.5% 的男性 IELT<1 min，6% 的男性 IELT<2 min[12,18]，基于该数据和 ISSM 及 DSM-5 的 PE 定义，满足 IELT 为约 1 min 的原发性 PE 患病率很可能不超过总人群的 4%。PE 的患病率不受年龄的影响[16,17]，更多见于黑人、西班牙裔男性和伊斯兰背景的男性[19,20]。教育水平较低的男性 PE 患病率可能更高[15,16]。

根据 Waldinger 等提出的四个 PE 亚型[21]，其中原发性 PE 患病率为 2.3%，继发性 PE 为 3.9%[22]。Gao 等[23]对 3016 例中国男性的研究显示原发性 PE 患病率为 3%，继发性 PE 为 4.8%。在整体人群中，继发性和原发性 PE 约 5% 患病率和流行病学数据显示约 5% 男性射精潜伏时间小于 2min 是一致的[5]。由于多数 PE 男性未寻求治疗，故 PE 患病率和就诊量之间存在显著差异。就诊 PE 患者中约 36%~63% 为原发性 PE，16%~28% 为获得性 PE[24,25]。

3.2 病因学 早期研究对 PE 认识模糊。经典理论认为 PE 具有心理因素或人际关系基础，很大程度上是由于焦虑或早期仓促性经验导致的调节性改变[3,8]。近 20 年来，已经建立了 PE 病因学的体细胞和神经生物学假说。

目前解释 PE 的多种生物因素包括：中枢神经系统 5-HT 神经递质紊乱，阴茎头敏感性过高，遗传变异，勃起功能障碍与前列腺炎，甲状腺疾病、心理因素等。

3.2.1 PE 的中枢 5-HT 神经递质紊乱 控制射精方面，人们最为关注的是神经递质 5-羟色胺（5-HT），且在动物和人类模型中具有丰富临床研究数据支持。Waldinger 的假说提出原发性 PE 可能由于 5-HT2C 受体的敏感性降低和（或）5-HT1A 受体的超敏反应[26]所致，因为 5-HT 的增加可延迟射精，男性 5-HT 的减少和（或）5-HT2C 受体敏感性降低可能降低射精阈值。

3.2.2 PE 的阴茎头敏感 部分文献表明，原发性早泄的患者有较高的阴茎头敏感度和面积更广的生殖器大脑皮层代表区域。张春影等研究了人类阴茎背神经的数量和分布，发现阴茎背神经平均为（3.6±1.2）支，中位数为 3.0 支。原发性早泄患者的阴茎背神经的分支比正常人多；阴茎背神经兴奋性高，振动阈值低，尤其是阴茎头的感觉神经兴奋性比正常人高，以至于性交时射精反射时间较短，射精刺激阈值较低，在性交过程中容易诱发过早射精[27,28]。

3.2.3 PE 的遗传变异 遗传变异可引起与 PE 相关的神经生物学差异。1943 年有学者首先提出 PE 的遗传假说[3]。Waldinger 等通过研究终生 IELT<1 分钟的 14 例男性家庭成员证实了这一发现。在原发性 PE 的男性直系亲属中，发现终身 IELT<1 分钟的占 88%[29]。Jern 等[30]通过对 1196 例芬兰双胞胎的研究，探讨了射精障碍的遗传和环境危险因素，结果 PE 的病因学模型提示遗传对 PE 倾向具有中等程度附加影响；PE 发生率的变异多与环境差异相关，遗传可能会导致 PE 倾向，但并非直接的因果关系。

3.2.4 特殊病人群体

前列腺炎：26%～77%的慢性前列腺炎（chronic prostatitis，CP）患者报告射精过快[31-33]。在继发性 PE 的患者中，常伴发前列腺炎症状。新近的一项对 8261 例参加健康体检男性的大型横断面研究显示该人群 PEDT（Premature Ejaculation Diagnostic Tool）评分和 NIH-CPSI 评分之间有显著正相关[34]。

勃起功能障碍（Erectile Dysfunction，ED）：临床上患者常会混淆 PE 和 ED，应注意鉴别。Laumann 等对全球 29 个国家 11205 名男性进行研究，发现过去一年内有时/经常存在勃起困难是 PE 的独立预测因子，优势比（OR）为 3.7～11.9[15]。一项纳入 57 229 例患者的 Meta 分析显示，无论采用何种定义的 PE，均与 ED 的风险显著增高相关联。Meta 分析显示年长的，受教育程度低和性生活频率低的 PE 患者，合并 ED 风险更高[35]。

有数据支持 ED 与继发性 PE 相关联。有研究显示，继发性 PE 患者的 ED 患病率高于原发性 PE 患者（分别为 24%和 15%）。与正常男性相比，轻度 ED 患者射精控制能力较低[36]。同时，PE 患者如果伴发 ED，可能具有更重的 PE 症状。McMahon 对 78 例原发性 PE 患者的研究显示，伴有 ED 者与不伴 ED 者相比具有更短的 IELT[37]。

3.2.5 精神心理因素 心理因素和人际关系因素可能导致或加剧 PE。这些因素包括成长性因素（如性虐待、儿童时期性态度内向），个人心理因素（如身体形象，抑郁，性交焦虑，情感表达障碍）和（或）人际关系因素（如亲密关系减少，伴侣之间矛盾冲突）。现有大多数研究为反映相关性的横截面研究，尚缺乏其因果关系的研究。

3.2.6 甲状腺疾病 动物研究表明大脑多巴胺及 5-HT 系统与下丘脑垂体甲状腺轴之间具有解剖学和生理学相互作用。Corona 和 Carani 等报道 PE 与促甲状腺素抑制及高甲状腺素水平之间具有显著相关性[38,39]。甲亢男性的甲状腺素水平正常后，继发性 PE 的患病率从 50%下降到 15%[38]。这一结果已获得多项研究的证实。但相关研究没有发现甲状腺素水平与原发性 PE 之间的关联性[40]。因而，甲亢与继发性 PE 有关联，与原发性 PE 无关联[41]。

3.2.7 其他内分泌疾病 有学者认为内分泌系统参与射精功能的调控，泌乳素（PRL）和睾酮发挥独立作用。在一项对 2531 例性功能障碍患者的研究中，发现 PRL 处于最低水平时与继发性 PE 及焦虑症状相关联[42]。此外，睾酮水平升高与 PE 呈正相关，而睾酮水平降低与射精延迟有关[43]。但现有研究尚不能说明低泌乳素血症和高睾酮水平是继发性 PE 的病因，该类激素异常和 PE 之间的确切关系尚不明确。

4 早泄的诊断

4.1 病史 PE 的诊断主要依据病史和性生活史[44,45]。详细询问病史可以区分原发性、继发性、变异性和主观性 PE。询问内容应包括：阴道内射精潜伏时间（IELT）、PE 发生的时间（从第一次性生活开始一直都 PE 或某个时间点后出现 PE）和是否为境遇性（在某种特定环境下和（或）某一特定伴侣）。此外，还应注意射精的控制力、双方的满意度、性刺激程度、对性活动和 QoL 的影响、药物的使用和滥用的情况以及区分 PE 和 ED，许多 ED 患者由于对勃起的获得和维持的焦虑可引起 PE 现象[46]。

4.2 检查

4.2.1 体格检查 重点是男性外生殖器和第二性征检查，是否伴随包皮过长、包茎、阴茎头包皮炎、阴茎弯曲畸形、阴茎硬结症等生殖器异常，另外还应该检查其他血管、内分泌和神经系统，排除其他慢性疾病、内分泌疾病、自主神经病、慢性前列腺炎等。

4.2.2 阴道内射精潜伏时间（Intravaginal ejaculatory latency time，IELT） 阴道内射精潜伏时间（IELT）的定义：即阴茎插入阴道到射精开始的时间，可以通过秒表测量。它是定义和区分各种早泄类型的关键因素和客观工具。在日常门诊工作中，自我评估的 IELT 或秒表测量的 IELT 均可用来的区分 PE 类型（敏感性 80%，特异性 80%）[4,47]。但是单用 IELT 还不足以定义 PE，因为 PE 患者和正常人在 IELT 上存在显著的重叠[48,49]。在 PE 的三要素中，IELT 对自我控制有显著的直接影响，但是对相关个人苦恼和性交满意度无显著影响[50]。而自我控制对个人苦恼和性交满意度有显著的直接影响。虽然最近的研究显示性满意度和苦恼与自我控制联系更紧密，但是秒表测量的 IELT 仍是临床试验必需的[51]。

4.2.3 早泄评估问卷量表 为了客观的评估 PE，多种基于患者报告结果的问卷被设计出来[52]。目前常用的有三种量表，分别是早泄简表（The Premature Ejaculation Profile，PEP）、早泄指数（The Index of Premature Ejaculation，IPE）、早泄诊断工具（Premature Ejaculation Diagnostic Tool，PEDT）[53,54]（见附录）。这三种量表中，PEDT 是使用最广泛的量表。姜辉等在国内开展的多中心流行病学调查，用 PEDT 量表作为诊断工具，研究发现中国人群 PE 的发病率 33.1%，验证了该量表在国人中的适用性、高敏感度和一致性。进一步推广了该量表在国内的普及应用[55]。

4.2.4 实验室检查 性激素检查可以排除与早泄相关的内分泌因素。

对于单纯 PE 患者不推荐行前列腺液检查。

对于单纯 PE 患者不推荐甲状腺激素检查。

4.2.5 辅助检查

4.2.5.1 阴茎神经电生理检查 该检查较为客观准确，可以客观的区分早泄的神经敏感来自于交感神经中枢还是外周的阴茎背神经及其分支。使用阴茎神经电生理检查可以测定会阴部各类感觉阈值、诱发电位、阴茎交感神经皮肤反应。主要指标有：

4.2.5.1.1 阴茎背神经躯体感觉诱发电位（DNSEP）：正常参考值（潜伏时间 42～45ms，波幅 1.22μV）。

4.2.5.1.2 阴茎头躯体感觉诱发电位（GPSEP）　正常参考值（潜伏时间42～45ms，波幅 1.32uV）。

4.2.5.1.3 交感神经皮肤反应（SSR）　正常参考值（潜伏时间 1400～1600ms，波幅 69.5uV）。

阴茎的体感诱发电位潜伏时间取决于动作电位沿着神经轴突的传导速度和神经突触的延迟时间。其可提示阴茎的敏感性及感觉神经传导的兴奋性。对于阴茎神经电生理检查 DNSEP 和 GPSEP 值低的患者，考虑阴茎背神经敏感。交感神经皮肤反应是指人体接受刺激后出现的皮肤反射性电位，其是脑和脊髓参与下的皮肤催汗反射，所记录的是与汗腺分泌活动有关的表皮电压变化，是检测自主神经功能（交感神经）的电生理方法之一。对于交感皮肤反应 SSR 值低的患者，考虑交感神经中枢敏感。

4.2.5.2 阴茎生物感觉阈值测定　检查方法简单，可以初步判断阴茎背神经向心性传导功能，但是主观性较大。

4.2.5.3 球海绵体反射潜伏时间测定　特异性较差。

4.3 早泄的诊断流程

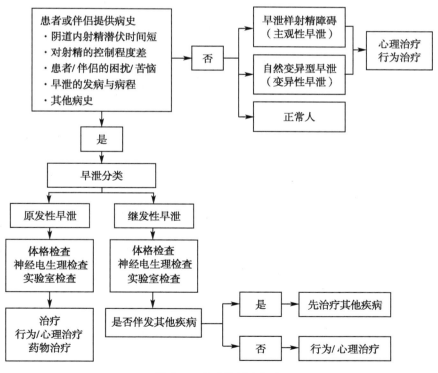

图 3-1　早泄诊断流程图

4.4 早泄诊断的循证水平与推荐级别

表 3-4　早泄诊断的循证水平与推荐级别

项目	证据等级	推荐等级
病史	1a	A
体格检查	1a	A
IELT	2a	B
患者报告结果：PEP、IPE、PEDT 量表	2b	B
实验室检查	3	B
阴茎神经电生理检查	3	B
阴茎生物感觉阈值测定	4	C

5　早泄的治疗

　　早泄是一种常见的男性性功能障碍疾病，属于射精功能障碍范畴，严重影响患者及伴侣的身心健康和生活质量。因此，早泄的治疗原则除治疗原发病因、延长射精前阴道内潜伏时间、提高患者射精控制力外，应注重患者及伴侣的心理疏导和治疗，重视相关医学知识的教育和普及。

　　早泄的治疗应强调根据患者疾病的分类诊断和不同病因实施个性化综合治疗，以提高患者和伴侣性生活的满意度。目前早泄的治疗包括药物治疗、行为心理治疗、外科手术治疗和中医治疗等方法，手术治疗仍属于探索阶段，选择要慎重！

5.1 药物治疗

5.1.1 5-羟色胺再摄取抑制剂（SSRIs）　　自从 1970 年出现帕罗西汀治疗 PE 的报道，人们对早泄的认识逐渐发生改变[56]。SSRIs 在临床上的应用为 PE 的治疗带来了革命性变化。目前的 SSRIs 包括按需服用 SSRIs 和规律服用 SSRIs 两大类。

5.1.1.1 按需服用 SSRIs

　　机制：目前按需服用 SSRIs 治疗 PE 的机制仍然不明确。达泊西汀为按需服用 SSRIs 的代表。达泊西汀可在分子水平与 5-HT 再摄取转运体特异性结合，使突触间隙内 5-HT 浓度急剧增高，升高的 5-HT 与突触后膜受体 5-HT2c 结合，发挥延迟射精的功效[57]。

　　作用：达泊西汀是一种按需服用 SSRIs，也是 CFDA 批准的唯一用于治疗 PE 的药物，它的药代动力学特点是可快速达到血药高峰 T_{max}（1.3 小时），半衰期较短（终末半衰期为 19 小时）[58]，因而适合按需治疗 PE。在欧洲和其他多个国家进行的有 6018 例患者参与的达泊西汀Ⅲ期临床研究的结果已经证实了达泊西汀按需治疗 PE 的临床疗效，用药 12 周时，平均 IELT 增加 2.5~3.0 倍，性交满意度增加 22.9%~27.8%[59]。根据 Jian BP 等人的研究，其 4 周有效率为 70.4%，末次随访时为 74.6%[60]。

　　副作用：治疗相关副作用的发生率呈剂量依赖性，主要包括恶心、腹泻、头痛和眩晕等[49,59]。

5.1.1.2 规律服用 SSRIs

机制：规律服用 SSRIs 后，一方面通过抑制 5-HT 再摄取转运体，使突触间隙内 5-HT 升高；另一方面，逐渐升高的 5-HT 会与 5-HT1α 和 5-HT1β 受体结合，负反馈抑制 5-HT 的释放，因而延迟射精的效果短期不明显。用药一周甚至更长时间后，5-HT1α/5-HT1β 受体脱敏[61]，对突触 5-HT 释放的负反馈抑制作用减弱，5-HT 才会增多，疗效增强。因此规律服用 SSRIs 的起效较慢，需要 1~2 周后才能逐渐获得最大疗效。

作用：规律服用 SSRIs 通常用来治疗情绪失调，但是也能发挥延迟射精作用。因此常超适应证用于治疗 PE。规律服用 SSRIs 治疗早泄需给药 1~2 周才能起效[57]。常用的规律服用 SSRIs 包括帕罗西汀、舍曲林、氟西汀等，这些药物均具有类似的药理作用机制。

副作用：常见的 SSRIs 副作用包括疲乏、困倦、打哈欠、恶心、呕吐、口干、腹泻、出汗、性欲降低、性感缺乏、不射精症和勃起功能障碍等[4,13,59]。

5.1.2 5 型磷酸二酯酶抑制剂（PDE5i）

国内外多项研究发现[62-78]，单独使用 PDE5i 和联合其他药物治疗 PE，均有一定的治疗效果。但是 PDE5i 治疗 PE 的作用机制不明，而且是属于超适应证应用，因此有待后续进一步临床研究和寻求进一步循证医学证据。对于伴有 ED 的 PE 的患者，在治疗 PE 的同时，应该加入 PDE5i 治疗。

与治疗 ED 相似，PDE5i 治疗 PE 可能出现头痛、头晕和潮红等不良反应[66,68,69,71,74,75,78]，但这些副作用是轻微可耐受的[64,72]。

5.1.3 局部麻醉剂

局部应用麻醉剂可降低阴茎头敏感性，延迟射精潜伏时间，从而提高患者性生活的满意度来治疗 PE，且不会对射精快感产生不良影响。

可以应用于 PE 的局部麻醉剂有复方利多卡因乳膏、普鲁卡因-利多卡因胶浆、TEMPE（7.5mg 利多卡因+2.5mg 丙胺卡因混合气溶胶）、PSD502（利多卡因 7.5mg+丙胺卡因 2.5mg 的低共熔混合物）、盐酸达克罗宁、丁卡因、苯佐卡因、SS-霜和 EMLA 等[79]。

5.1.4 其他药物治疗

三环类抗抑郁药、α-肾上腺素能受体阻滞剂、中枢性镇痛药等药物对于治疗 PE 也有一定的效果。但具体机制和疗效有待进一步研究和评价。

5.2 早泄的行为心理治疗

5.2.1 心理治疗

分析与患者早泄相关的心理因素，进行必要的心理状态评估非常重要。针对不同的因素应进行相应的心理疏导，必要时请心理或精神科的医生对患者进行治疗。心理疏导和治疗时，建议患者与性伴侣共同治疗。

心理治疗主要有两重目标：首先，通过心理干预帮助男性患者提高延迟射精的性技巧，增加性自信，消除性交焦虑；其次，通过心理治疗解决患者及其性伴侣与早泄有关的心理与人际关系问题[80-82]。由于导致早泄心理原因的复杂性，不同的心理原因需要相应的心理治疗模式[83]。

目前，绝大多数心理治疗结果的研究都是非对照、单盲的，很少有符合循证医学要求的研究[80]。

5.2.2 行为治疗

最常用的行为治疗方法为挤压法（squeeze）和停-动法（stop-start）[8,84]。这两种方法有助于患者接受中等强度的兴奋度，进行循序渐进的训练和治疗。此方法可以增加阴道内射精潜伏时间（IELT），增加性自信及自尊心。行为治疗的疗效难以长期维持[85,86]。PE患者的行为训练应该在有相关经验的医生指导下进行。

心理行为治疗联合药物治疗的疗效显著优于单纯的药物治疗[87]。

5.3 早泄的手术治疗　早泄的手术治疗主要指阴茎背神经选择性切断术。手术治疗是对行为/心理疗法、药物疗法无效者的补充治疗，不是替代。阴茎背神经选择性切断术是目前国内治疗早泄开展较多的一种手术方法。其治疗原理是针对射精过程中感觉传入环节，减少感觉传入、提高患者感觉阈值，从而达到延长IELT、提高患者及其伴侣性生活满意度的目的。国内Zhang等[88]在临床上观察了阴茎背神经选择性切断术后疗效，证实其在原发性早泄的治疗中具有一定的作用。

该手术的适应证为原发性早泄患者，稳定性伴侣、规律性生活6个月以上，心理状态稳定，且具备如下条件：①勃起功能正常；②阴茎神经电生理等检查阴茎兴奋性/敏感性升高；③手术治疗意愿强烈者。

由于患者阴茎背神经分布的个体差异，因此该手术术后疗效和并发症存在较大差异。阴茎背神经选择性切断术是一类不可逆转的神经破坏性手术，目前本手术的疗效还缺乏循证医学的依据，因此不推荐作为早泄一线治疗方法，目前ISSM、EAU等发布的早泄指南中对早泄的手术治疗推荐等级也设为不推荐。

本部分编写参考了"中国阴茎背神经选择性切断术专家共识"（2016版）。

5.4 早泄的传统医学治疗

5.4.1 早泄的中医治疗　中医古称"鸡精"，多由情志内伤、纵欲过度、久病体虚、湿热侵袭所致。主要病机是肾失封藏，精关不固。病位在肾，与心肝脾相关。临床病理性质虚多实少，虚实夹杂也常见。治疗原则，虚症以补脾肾为主，佐以固涩；实证者宜清热利湿、清心降火。

5.4.1.1 肾气不固证

证候：未交即泄，或乍交即泄，性欲减退。伴腰膝酸软或疼痛，小便清长或不利，面色不华。舌淡，苔薄白，脉沉弱或细弱。治法：补肾固精。代表方：金匮肾气丸，金锁固精丸。

5.4.1.2 阴虚火旺证

证候：阳事易举，甫交即泄，或未交即泄。伴五心烦热，潮热，盗汗，腰膝酸软。舌红，苔少，脉细数。治法：滋阴降火，补肾涩精。代表方：知柏地黄丸。

5.4.1.3 肝经湿热证

证候：交则早泄，性欲亢进。伴烦闷易怒，口苦咽干，阴囊湿痒，小便黄赤。舌质红，苔黄腻，脉弦滑或弦数。治法：清肝泻火，利湿泄浊。代表方：龙胆泻肝汤。

5.4.1.4 心脾两虚证

证候：行房性期前收缩泄，性欲减退。伴四肢倦怠，气短乏力，多梦健忘，纳少便溏，心悸寐差。舌淡，苔薄，舌边有齿痕，脉细弱。治法：健脾养心，安神摄精。代表方：归脾汤。

5.4.2 早泄的维药治疗　伊木萨克片作为维吾尔民族治疗早泄的传统验方在国内应用较普遍，也有不少临床研究报告。一项新的多中心临床研究[89]，观察了300例男性PE患者，每日晚饭后服用伊木萨克片2片，持续两个月，研究结果表明该药品治疗早泄有明确效果，治疗前后患者的平均IELT分别是1.04分钟和3.70分钟（$P<0.01$），对合并ED的PE患者治疗效果更加明显。该研究与以往的多项研究结果一致[90,91]。

5.5 早泄伴发疾病的治疗 早泄在临床上常常伴随一些疾病，如慢性前列腺炎/慢性盆腔疼痛综合征、ED 等的发生，并且在发生、发展过程中可能互为因果，互相影响。这些伴发疾病的诊疗对 PE 的治疗及转归也有重要影响，常常必须同时诊治，才能终止恶性循环或达到更好的疗效。治疗上要注重伴发病的治疗，同时或先后治疗早泄以获取最佳疗效；并应采取综合治疗，同时应根据患者的具体情况选择个体化治疗方案[90]。

5.5.1 慢性前列腺炎/慢性盆腔疼痛综合征（CP/CPPS）

5.5.1.1 治疗目标 主要是缓解会阴部疼痛或不适、改善排尿症状、延长射精潜伏时间和提高性生活质量。

5.5.1.2 治疗顺序 对于 CP/CPPS 合并原发性早泄，同时治疗有最大获益。对 CP/CPPS 继发 PE 的患者，单纯治疗 CP/CPPS 有可能使 PE 好转甚至治愈，但是同时治疗 PE 可能获益更大。

5.5.1.3 治疗方法 应综合采用 PE 和 CP/CPPS 的治疗方法，采取个体化治疗方案。联合 SSRIs 类药物和 α 受体阻滞剂可以改善排尿症状、疼痛、紧张焦虑情绪和延迟射精。

5.5.2 勃起功能障碍（ED）

5.5.2.1 治疗目标 理想的治疗模式是在治疗 ED 的同时，PE 亦得以兼治，以终止 ED 和 PE 的恶性循环，尽早重返满意性生活。

5.5.2.2 治疗顺序 如果是 PE 导致 ED，或分不清 PE 和 ED 孰先孰后，应同时治疗以更早达到满意性生活，而同时治疗 PE 可能是病因治疗的一部分。McMahon 报道，ED 合并 PE 男性的性满意度和对早泄治疗的反应也降低[15]，单纯治疗 PE 往往效果欠佳或加重 ED。

明确由 ED 导致的 PE，应先治疗 ED 或者二者同时治疗[91]。

5.5.2.3 治疗方法 ED 合并 PE 的治疗应强调根据患者疾病的分类诊断和不同病因实施个性化综合治疗，以提高患者和伴侣性生活的满意度。常用的治疗方法包括心理行为、药物、中医和外科手术治疗等。PDE5 抑制剂和 SSRIs（达泊西汀）联合应用，疗效优于单用，且安全、有较好的耐受性[92,93]。

6　早泄的随访与患者教育

早泄的随访与患者教育很重要，是早泄管理的重要组成部分。随访可通过面谈、电话、互联网等工具，丰富随访形式和内容，并改善随访成功率，甚至可以获得更好的疗效。要点如下：

6.1 评估患者和性伴侣的满意度；

6.2 评估其治疗的的有效性和安全性；

6.3 对治疗过程中出现的药物副作用，要及时解决和反馈，并作出调整；

6.4 性教育和性科普教育；

6.5 对手淫导致早泄、过度夸大前列腺炎和早泄的关联、滥用阴茎背神经切除术等错误观点进行解释和纠正。

表 3-5　早泄治疗的循证医学等级与推荐顺序

推荐	证据等级	推荐级别
药物治疗是原发性早泄的一线治疗	1a	A
按需使用 SSRI 达泊西汀或每日使用 其他 SSRI 抗抑郁药治疗早泄，停药后均可能复发	1a	A
按需使用表面麻醉剂是早泄的有效治疗	1b	A
伴有勃起功能障碍等其他性功能障碍或 慢性前列腺炎综合征者在早泄治疗的同时应积极治疗原发病	2a	B
行为治疗在继发性 PE 的治疗中有一定疗效。最好与药物治疗 联合使用	3	C
心理治疗	3	C
PDE5 抑制剂	3	C
PE 的手术治疗	3	C

参考文献

1. Burgers, J. S., et al., Towards evidence-based clinical practice: an international survey of 18 clinical guide-line programs. Int J Qual Health Care, 2003. 15 (1): p. 31-45.

2. Organization, W. H., Guidelines for WHO guidelines. EIP/GPE/EQC/2003. 2003, Geneva, Switzerland.

3. B., S., Premature ejaculation: a review of 1130 cases. J Urol., 1943. 50: p. 374-9.

4. Althof, S. E., et al., International Society for Sexual Medicine´s guidelines for the diagnosis and treatment of premature ejaculation. J Sex Med, 2010. 7 (9): p. 2947-69.

5. Althof, S. E., et al., An update of the International Society of Sexual Medicine's guidelines for the diagnosis and treatment of premature ejaculation (PE). J Sex Med, 2014. 11 (6): p. 1392-422.

6. Association., A. P., Diagnostic and statistical manual of mental disorders, 4th edition, text revision. 2000, Washington, DC: American Psychiatric Association.

7. Jannini, E. A. and A. Lenzi, Ejaculatory disorders: epidemiology and current approaches to definition, classification and subtyping. World J Urol, 2005. 23 (2): p. 68-75.

8. Masters W, J. V., Human sexual inadequacy. 1970, Boston: Little, Brown.

9. Metz M, M. B., Coping with premature ejaculation: How to overcome PE, please your partner & have great sex. 2003, Oakland: New Harbinger Publications.

10. Organization, W. H., International classification of diseases and related health problems. 10th edition. 1994, Geneva: WHO.

11. Waldinger, M. D., Premature ejaculation: different pathophysiologies and etiologies determine its treatment. J Sex Marital Ther, 2008. 34 (1): p. 1-13.

12. Waldinger, M. D., et al., A multinational population survey of intravaginal ejaculation latency time. J Sex Med, 2005. 2 (4): p. 492-7.

13. Waldinger, M. D., Premature ejaculation: state of the art. Urol Clin North Am, 2007. 34 (4): p. 591-9, VII-VIII.

14. M, W., Pathophysiology of Lifelong Premature Ejaculation. 2013: Springer Milan.

15. Laumann, E. O., et al., Sexual problems among women and men aged 40-80 y: prevalence and correlates

identified in the Global Study of Sexual Attitudes and Behaviors. Int J Impot Res, 2005. 17 (1): p. 39-57.

16. Laumann, E. O., A. Paik, and R. C. Rosen, Sexual dysfunction in the United States: prevalence and predictors. JAMA, 1999. 281 (6): p. 537-44.

17. Porst, H., et al., The Premature Ejaculation Prevalence and Attitudes (PEPA) survey: prevalence, co-morbidities, and professional help-seeking. Eur Urol, 2007. 51 (3): p. 816-23; discussion 824.

18. Waldinger, M. D., J. McIntosh, and D. H. Schweitzer, A five-nation survey to assess the distribution of the in-travaginal ejaculatory latency time among the general male population. J Sex Med, 2009. 6 (10): p. 2888-95.

19. Carson, C. and K. Gunn, Premature ejaculation: definition and prevalence. Int J Impot Res, 2006. 18 Suppl 1: p. S5-13.

20. Richardson, D. and D. Goldmeier, Premature ejaculation--does country of origin tell us anything about etiol-ogy? J Sex Med, 2005. 2 (4): p. 508-12.

21. Waldinger, M. D. and D. H. Schweitzer, The use of old and recent DSM definitions of premature ejaculation in observational studies: a contribution to the present debate for a new classification of PE in the DSM-V. J Sex Med, 2008. 5 (5): p. 1079-87.

22. Serefoglu, E. C., et al., Prevalence of the complaint of ejaculating prematurely and the four premature ejac-ulation syndromes: results from the Turkish Society of Andrology Sexual Health Survey. J Sex Med, 2011. 8 (2): p. 540-8.

23. Gao, J., et al., Prevalence and factors associated with the complaint of premature ejaculation and the four premature ejaculation syndromes: a large observational study in China. J Sex Med, 2013. 10 (7): p. 1874-81.

24. Serefoglu, E. C., et al., The distribution of patients who seek treatment for the complaint of ejaculating pre-maturely according to the four premature ejaculation syndromes. J Sex Med, 2010. 7 (2 Pt 1): p. 810-5.

25. Zhang, X., et al., Distribution and factors associated with four premature ejaculation syndromes in outpatients complaining of ejaculating prematurely. J Sex Med, 2013. 10 (6): p. 1603-11.

26. Waldinger, M. D., The neurobiological approach to premature ejaculation. J Urol, 2002. 168 (6): p. 2359-67.

27. Xin, Z. C., et al., Penile sensitivity in patients with primary premature ejaculation. J Urol, 1996. 156 (3): p. 979-81.

28. Zhang, H. F., et al., Dorsal penile nerves and primary premature ejaculation. Chin Med J (Engl), 2009. 122 (24): p. 3017-9.

29. Waldinger, M. D., et al., Familial occurrence of primary premature ejaculation. Psychiatr Genet, 1998. 8 (1): p. 37-40.

30. Jern, P., et al., Premature and delayed ejaculation: genetic and environmental effects in a population-based sample of Finnish twins. J Sex Med, 2007. 4 (6): p. 1739-49.

31. Gonen, M., et al., Prevalence of premature ejaculation in Turkish men with chronic pelvic pain syndrome. J Androl, 2005. 26 (5): p. 601-3.

32. Liang, C. Z., et al., Prevalence of sexual dysfunction in Chinese men with chronic prostatitis. BJU Int, 2004. 93 (4): p. 568-70.

33. Trinchieri, A., et al., Prevalence of sexual dysfunction in men with chronic prostatitis/chronic pelvic pain syndrome. Arch Ital Urol Androl, 2007. 79 (2): p. 67-70.

34. Lee, J. H. and S. W. Lee, Relationship between premature ejaculation and chronic prostatitis/chronic pelvic pain syndrome. J Sex Med, 2015. 12 (3): p. 697-704.

35. Corona, G., et al., Interplay Between Premature Ejaculation and Erectile Dysfunction: A Systematic Review

and Meta-Analysis. J Sex Med, 2015. 12 （12）: p. 2291-300.

36. Porst, H., et al., Baseline characteristics and treatment outcomes for men with acquired or lifelong premature ejaculation with mild or no erectile dysfunction: integrated analyses of two phase 3 dapoxetine trials. J Sex Med, 2010. 7 （6）: p. 2231-42.

37. McMahon, C. G., Screening for erectile dysfunction in men with lifelong premature ejaculation-Is the Sexual Health Inventory for Men （SHIM） reliable? J Sex Med, 2009. 6 （2）: p. 567-73.

38. Carani, C., et al., Multicenter study on the prevalence of sexual symptoms in male hypo- and hyperthyroid patients. J Clin Endocrinol Metab, 2005. 90 （12）: p. 6472-9.

39. Corona, G., et al., Psycho-biological correlates of rapid ejaculation in patients attending an andrologic unit for sexual dysfunctions. Eur Urol, 2004. 46 （5）: p. 615-22.

40. Waldinger, M. D., et al., Thyroid-stimulating hormone assessments in a Dutch cohort of 620 men with life-long premature ejaculation without erectile dysfunction. J Sex Med, 2005. 2 （6）: p. 865-70.

41. Corona, G., et al., The hormonal control of ejaculation. Nat Rev Urol, 2012. 9 （9）: p. 508-19.

42. Corona, G., et al., Hypoprolactinemia: a new clinical syndrome in patients with sexual dysfunction. J Sex Med, 2009. 6 （5）: p. 1457-66.

43. Corona, G., et al., Different testosterone levels are associated with ejaculatory dysfunction. J Sex Med, 2008. 5 （8）: p. 1991-8.

44. Shabsigh, R., Diagnosing premature ejaculation: a review. J Sex Med, 2006. 3 Suppl 4: p. 318-23.

45. Sharlip, I., Diagnosis and treatment of premature ejaculation: the physician's perspective. J Sex Med, 2005. 2 Suppl 2: p. 103-9.

46. Rowland, D. L. and A. K. Slob, Premature ejaculation: psychophysiological considerations in theory, research, and treatment. Annu Rev Sex Res, 1997. 8: p. 224-53.

47. Rosen, R. C., et al., Correlates to the clinical diagnosis of premature ejaculation: results from a large observational study of men and their partners. J Urol, 2007. 177 （3）: p. 1059-64; discussion 1064.

48. Giuliano, F., et al., Premature ejaculation: results from a five-country European observational study. Eur Urol, 2008. 53 （5）: p. 1048-57.

49. Patrick, D. L., et al., Premature ejaculation: an observational study of men and their partners. J Sex Med, 2005. 2 （3）: p. 358-67.

50. Patrick, D. L., D. Rowland, and M. Rothman, Interrelationships among measures of premature ejaculation: the central role of perceived control. J Sex Med, 2007. 4 （3）: p. 780-8.

51. Kempeneers, P., et al., Functional and psychological characteristics of belgian men with premature ejaculation and their partners. Arch Sex Behav, 2013. 42 （1）: p. 51-66.

52. Althof, S. E. and T. Symonds, Patient reported outcomes used in the assessment of premature ejaculation. Urol Clin North Am, 2007. 34 （4）: p. 581-9, VII.

53. Althof, S., et al., Development and validation of a new questionnaire to assess sexual satisfaction, control, and distress associated with premature ejaculation. J Sex Med, 2006. 3 （3）: p. 465-75.

54. McMahon, C. G., et al., Efficacy and safety of dapoxetine for the treatment of premature ejaculation: integrated analysis of results from five phase 3 trials. J Sex Med, 2011. 8 （2）: p. 524-39.

55. 姜辉，等. 早泄诊断量表的汉化研究和信效度评价. 中华男科学杂志, 2015 （07）: p. 598-603.

56. Waldinger, M. D., M. W. Hengeveld, and A. H. Zwinderman, Paroxetine treatment of premature ejaculation: a double-blind, randomized, placebo-controlled study. Am J Psychiatry, 1994. 151 （9）: p. 1377-9.

57. Giuliano, F., 5-Hydroxytryptamine in premature ejaculation: opportunities for therapeutic intervention. Trends Neurosci, 2007. 30 （2）: p. 79-84.

58. Modi, N. B., et al., Single- and multiple-dose pharmacokinetics of dapoxetine hydrochloride, a novel agent for the treatment of premature ejaculation. J Clin Pharmacol, 2006. 46 (3): p. 301-9.

59. McMahon, C. G. and H. Porst, Oral agents for the treatment of premature ejaculation: review of efficacy and safety in the context of the recent International Society for Sexual Medicine criteria for lifelong premature ejaculation. J Sex Med, 2011. 8 (10): p. 2707-25.

60. Jiann, B. P. and Y. J. Huang, Assessing satisfaction in men with premature ejaculation after dapoxetine treatment in real-world practice. Int J Clin Pract, 2015. 69 (11): p. 1326-33.

61. Olivier, B., R. van Oorschot, and M. D. Waldinger, Serotonin, serotonergic receptors, selective serotonin reuptake inhibitors and sexual behaviour. Int Clin Psychopharmacol, 1998. 13 Suppl 6: p. S9-14.

62. Asimakopoulos, A. D., et al., Does current scientific and clinical evidence support the use of phosphodiesterase type 5 inhibitors for the treatment of premature ejaculation? a systematic review and meta-analysis. J Sex Med, 2012. 9 (9): p. 2404-16.

63. Aversa, A., et al., Is there a role for phosphodiesterase type-5 inhibitors in the treatment of premature ejaculation? Int J Impot Res, 2011. 23 (1): p. 17-23.

64. Bai, Y., et al., Selective Serotonin Reuptake Inhibitors Plus Phosphodiesterase-5 Inhibitors for Premature Ejaculation: A Systematic Review and Meta-analysis. Urology, 2015. 86 (4): p. 758-64.

65. Gameel, T. A., et al., On-demand use of tramadol, sildenafil, paroxetine and local anaesthetics for the management of premature ejaculation: A randomised placebo-controlled clinical trial. Arab J Urol, 2013. 11 (4): p. 392-7.

66. Lee, W. K., et al., Comparison between on-demand dosing of dapoxetine alone and dapoxetine plus mirodenafil in patients with lifelong premature ejaculation: prospective, randomized, double-blind, placebo-controlled, multicenter study. J Sex Med, 2013. 10 (11): p. 2832-41.

67. McMahon, C. G., et al., Efficacy of sildenafil citrate (Viagra) in men with premature ejaculation. J Sex Med, 2005. 2 (3): p. 368-75.

68. Moudi, E. and A. A. Kasaeeyan, Comparison Between Tadalafil Plus Paroxetine and Paroxetine Alone in the Treatment of Premature Ejaculation. Nephrourol Mon, 2016. 8 (1): p. e32286.

69. Ozcan, L., et al., Effects of Tadalafil 5 mg Dosed Once Daily in Men with Premature Ejaculation. Urol Int, 2016.

70. Polat, E. C., et al., Combination therapy with selective serotonin reuptake inhibitors and phosphodiesterase-5 inhibitors in the treatment of premature ejaculation. Andrologia, 2015. 47 (5): p. 487-92.

71. Salonia, A., et al., A prospective study comparing paroxetine alone versus paroxetine plus sildenafil in patients with premature ejaculation. J Urol, 2002. 168 (6): p. 2486-9.

72. Sun, Y., et al., Efficacy of Phosphodiesterase-5 Inhibitor in Men With Premature Ejaculation: A New Systematic Review and Meta-analysis. Urology, 2015. 86 (5): p. 947-54.

73. 曾明辉, 小剂量西地那非联合坦洛新治疗早泄的临床观察. 中国男科学杂志, 2013 (3): p. 63-64.

74. 陈洪德, 等. 持续口服小剂量西地那非治疗早泄. 临床泌尿外科杂志, 2007 (02): p. 84-86.

75. 胡善彪, 等. 小剂量他达拉非联合坦洛新治疗继发性早泄的临床观察. 中华男科学杂志, 2012 (02): p. 189-191.

76. 马胜利, 等. 舍曲林或他达拉非结合行为疗法治疗早泄的疗效比较. 中华男科学杂志, 2011 (02): p. 189-191.

77. 尤晓明, 等. 丁卡因胶浆单用与西地那非联用治疗早泄的疗效比较. 中华男科学杂志, 2010 (12): p. 1127-1129.

78. 张贤生, 等. 西地那非、舍曲林合用与舍曲林单用治疗早泄的疗效比较. 中华男科学杂志, 2005

（07）：p. 520-522+525.

79. Xia, J. D., et al., A reassessment of penile sensory pathways and effects of prilocaine-lidocaine cream in primary premature ejaculation. Int J Impot Res，2014. 26（5）：p. 186-90.

80. Althof, S. E., Psychological approaches to the treatment of rapid ejaculation. Journal of Mens Health & Gender，2006. 3（2）：p. 180-186.

81. Althof, S. E., Treatment of rapid ejaculation：Psychotherapy, pharmacotherapy, and combined therapy., in *Principles & Practice of Sex Therapy*, L. S, Editor. 2006, Guilford Press：New York. p. 221-3.

82. Jannini, E. A., C. Simonelli, and A. Lenzi, Sexological approach to ejaculatory dysfunction. Int J Androl，2002. 25（6）：p. 317-23.

83. Althof, S. E., Psychological interventions for delayed ejaculation/orgasm. Int J Impot Res，2012. 24（4）：p. 131-6.

84. Semans, J. H., Premature ejaculation：a new approach. South Med J, 1956. 49（4）：p. 353-8.

85. De Amicis, L. A., et al., Clinical follow-up of couples treated for sexual dysfunction. Arch Sex Behav，1985. 14（6）：p. 467-89.

86. Hawton, K., et al., Long-term outcome of sex therapy. Behav Res Ther, 1986. 24（6）：p. 665-75.

87. Althof, S. E., Psychosexual therapy for premature ejaculation. Transl Androl Urol, 2016. 5（4）：p. 475-81.

88. Zhang, G. X., et al., Selective resection of dorsal nerves of penis for premature ejaculation. Int J Androl，2012. 35（6）：p. 873-9.

89. 赵连明，姜辉，洪锴，等. 维药伊木萨克片治疗早泄临床观察［J］. 中华男科学杂志，2014，20（11）：1029-1034.

90. 孙中义，王亚林，陈立军等. 伊木萨克片联合盐酸氟西汀治疗早泄的临床研究［J］. 中国男科学杂志，2010，20（5）：49-51.

91. 徐计秀，高国，徐宁，等. 伊木萨克单用与美抒玉联用治疗原发性早泄的临床观察. 中华男科学杂志.2014，20（4）：90-92.

92. 郭军；张春影；吕伯东，早泄诊断与治疗. 2016：人民军医出版社.

93. Osman, N. I., et al., Open-label, 9-month extension study investigating the uro-selective alpha-blocker silodosin in men with LUTS associated with BPH. World J Urol, 2015. 33（5）：p. 697-706.

94. Brock, G. B., et al., Canadian male sexual health council survey to assess prevalence and treatment of premature ejaculation in Canada. J Sex Med，2009. 6（8）：p. 2115-23.

95. Liang, C. Z., et al., Prevalence of premature ejaculation and its correlation with chronic prostatitis in Chinese men. Urology, 2010. 76（4）：p. 962-6.

附录一　常用量表

附表一　早泄诊断量表 PEDT

问题	0	1	2	3	4
性交时想推迟射精有多大困难？	没有困难	有点困难	中等困难	非常困难	完全无法延迟
射精发生在想射精之前的几率？	（几乎）没有	不经常	约五成	多数时候	几乎/总是
是否受到很小的性刺激就会射精？	（几乎）没有	不经常	约五成	多数时候	几乎/总是
是否对过早射精感到沮丧？	完全没有	有点	一般	很	非常
射精时间造成伴侣不满意，你对此担心吗？	完全没有	有点	一般	很	非常

附表二　早泄评估量表（PEP）

问题	0	1	2	3	4
你对性交时射精的控制力如何？	很差	差	一般	好	很好
你对性生活的满意度如何？	很差	差	一般	好	很好
你对性生活中过早射精的烦恼程度如何？	一点也不	有点	中度	相当	非常
性生活中过早射精影响你和伴侣的关系吗？	一点也不	有点	中度	相当	非常

附表三　早泄指数量表（IPE）

Q1. 你的性欲或兴趣如何？
1. 非常低
2. 低
3. 一般
4. 高
5. 非常高

Q6. 你对性生活满意吗？
1. 非常不满意
2. 比较不满意
3. 一般满意
4. 比较满意
5. 非常满意

Q2. 你能勃起足够的硬度插入阴道吗？
1. 几乎没有
2. 很少
3. 半数
4. 多数
5. 总是

Q7. 你的伴侣对性生活满意吗？
1. 非常不满意
2. 比较不满意
3. 一般满意
4. 比较满意
5. 非常满意

Q3. 你能维持勃起完成性交吗？
1. 几乎没有
2. 很少
3. 半数
4. 多数
5. 总是

Q8. 你的伴侣能达到高潮吗？
1. 几乎没有
2. 很少
3. 半数
4. 多数
5. 总是

Q4. 从插入到射精的时间？
1. 极短（<30 秒）
2. 非常短（<1 分）
3. 短（<2 分）
4. 一般短（<3 分）
5. 不短（>3 分）

Q9. 你对完成性生活的信心如何？
1. 非常低
2. 低
3. 一般
4. 高
5. 非常高

Q5. 你能延长性交时间吗？
1. 非常困难
2. 比较困难
3. 困难
4. 很少困难
5. 不困难

Q10. 你在性交时是否感到焦虑、压抑或苦恼？
1. 几乎没有
2. 很少
3. 半数
4. 多数
5. 总是

附录二　缩略词表

早泄（Premature Ejaculation，PE）

国际性医学学会（International Society for Sexual Medicine，ISSM）

原发性早泄（primary PE）

继发性早泄（secondary PE）

变异性早泄（variable PE）

主观性早泄（subjective PE）

慢性前列腺炎（Chronic Prostatitis，CP）

阴道内射精潜伏时间（Intravaginal Ejaculatory Latency Time，IELT）

早泄简表（The Premature Ejaculation Profile，PEP）

早泄指数（The Index of Premature Ejaculation，IPE）

早泄诊断工具（Premature Ejaculation Diagnostic Tool，PEDT）

5-羟色胺再摄取抑制剂（Selective Serotonin Reuptake Inhibitor，SSRIs）

5 型磷酸二酯酶抑制剂（Phosphodiesterase Type 5 Inhibitors，PDE5i）

选择性阴茎背神经切除术（Selective Resection of the Dorsal Penile Nerve）

慢性前列腺炎/慢性盆腔疼痛综合征（Chronic Prostatitis/Chronic Pelvic Pain Syndrome，CP/CPPS）

勃起功能障碍（Erectile Dysfunction，ED）

4 左卡尼汀在男性不育中临床应用专家共识

顾　问　朱积川（北京大学人民医院）
　　　　黄宇烽（南京军区南京总医院）

组　长　姜　辉（北京大学第三医院）

副组长　邓春华（中山大学附属第一医院）
　　　　商学军（南京军区南京总医院）
　　　　吴　斌（中国医科大学附属盛京医院）

组　员　（以姓氏拼音为序）
　　　　戴继灿（上海交通大学附属仁济医院）
　　　　冯　亮（南昌大学第一附属医院）
　　　　洪　锴（北京大学第三医院）
　　　　姜　涛（大连医科大学附属第一医院）
　　　　吕伯东（浙江中医药大学附属第二医院）
　　　　王洪亮（吉林大学第一医院）
　　　　玄绪军（山东大学附属生殖医院）
　　　　张春影（哈尔滨医科大学附属第二医院）
　　　　周辉良（福建医科大学附属第一医院）

目录

左卡尼汀（Levocarnitine），是哺乳动物能量代谢中必需的一种天然存在的物质，临床适应证为防治左卡尼汀缺乏，随着左卡尼汀临床应用及研究的不断深入，其在提高精子活力、改善附睾功能、治疗男性不育方面的疗效和安全性得到了广大临床医生的认可，已经成为目前男性不育治疗领域的常用药物[1]。2007 年中华医学会《男性不育诊治指南》中已明确了左卡尼汀在男性不育治疗中的重要价值[1]，但目前仍存在适应症不明确，使用疗程不当，用药方法不规范等问题。为规范其在男性不育治疗领域中的应用，并使更多的男性不育患者从治疗中受益，中华医学会男科学分会部分临床专家共同研究并制定本共识，旨在为临床医生提供规范的临床用药指导和参考。本共识内容包括左卡尼汀在男性生殖系统中的分布，左卡尼汀在男性生殖中的作用，左卡尼汀的药代动力学，左卡尼汀在男性不育中的临床应用，临床使用方法以及临床安全性六个方面。

1 左卡尼汀在男性生殖系统中的分布

附睾组织、精浆和精子中含有体内最高浓度的游离左卡尼汀，其中附睾是精浆中游离左卡尼汀的主要来源。附睾是精子完全成熟与贮存的场所，附睾中左卡尼汀的浓度直接影响着精子的成熟和代谢过程，与精子运动及受精能力直接相关。从血液中摄取的左卡尼汀由附睾上皮通过一个主动转运机制分泌到管腔中，使人体附睾中含有高浓度的左卡尼汀[2-3]。附睾中左卡尼汀浓度约是血浆中的 2000 倍（血浆中约为 $40\sim50\mu mol/L$）[2]。

2 左卡尼汀在男性生殖中的作用

2.1 在精子发生、成熟中的作用 精子最终在附睾中获得成熟。当精子从附睾头至附睾尾移行过程中，精子开始具有运动能力，精子鞭毛运动的开始时间与附睾液中蓄积高浓度的游离左卡尼汀时间是平行的[3-5]。在附睾管腔中，左卡尼汀以主动转运方式通过精子质膜进入精子中，作为精子的能量贮备。精子从附睾头部至尾部运行过程中，在左卡尼汀的参与下，精子膜上脂类总含量逐渐减少，胆固醇、磷脂比率、饱和脂肪酸和不饱和脂肪酸比率明显升高，通过膜成分和结构的改变，使精子膜保持适当的流动性，这对精子功能尤其是对精卵结合十分重要。精子在附睾运行过程中，其形态结构亦进一步变化，精子的脂质小滴逐渐向末端移动，直到最后完全脱落，此过程主要是通过脂酰卡尼汀转移酶协助完成[4-6]。

2.2 调节支持细胞功能 在哺乳动物中，共有五种转运载体参与体内左卡尼汀的转运，包括 OCTN1、OCTN2、OCTN3、CT2 和 ATB[3,7]。在支持细胞基底外侧膜进行的左卡尼汀摄取是通过 OCTN2 介导的，为左卡尼汀从全身循环通过血-睾屏障进入睾丸的第一步[7]。左卡尼汀可调节支持细胞脂肪、糖及蛋白质的代谢。体外研究证实，左卡尼汀可刺激支持细胞摄取、利用葡萄糖，明显增加乳酸脱氢酶活性和己糖运输，显著提高生殖细胞成熟所需要的重要能量底物——丙酮酸盐和乳酸盐的分泌，直接影响睾丸精子的成熟。同时，左卡尼汀还可影响支持细胞蛋白质的合成，以及葡萄糖转运蛋白 1（GLUT-1）和胰岛素样生长因子结合蛋白 4（IGFBP-4）等特殊蛋白的表达[8-9]。

2.3 维护精子正常生理功能 精液中过多的活性氧（ROS）与精子活力降低、精子 DNA 损伤、精卵融合和受精能力下降等有关。精液 ROS 与精子功能缺陷呈正相关性，而自然妊娠率与 ROS 呈负相关性[10-11]。左卡尼汀作为一种有效的抗氧化物质，可阻止 ROS 产生及清除 ROS，保护精子免遭氧化损伤[11]。左卡尼汀还可通过调节乙酰 CoA/CoA 比值发挥线粒体保护剂作用，同时通过去除酰基 CoA 减少细胞凋亡，调节膜通透性，减少线粒体呼吸链氧化代谢过程中产生过多的 ROS，进一步避免 ROS 介导的细胞凋亡[10-11]。

3　左卡尼汀的药代动力学

牛玉坚等[12]发现我国成年男性血浆总左卡尼汀、游离左卡尼汀和乙酰左卡尼汀浓度分别为（53.1±8.5）、（41.2±6.1）和（6.2±0.6）μmol/L 左卡尼汀口服溶液每日 2g 分两次服用，连续服用 4d，最大血药浓度（C_{max}）约为 80μmol/L，达峰时间（T_{max}）是 3.3h。左卡尼汀以主动和被动转运形式从肠道吸收，临床治疗剂量 2g 单次口服，绝对生物利用度为 14%~16%，而 6g 单次口服，生物利用度反而降低至 5%[13-14]。左卡尼汀半衰期个体差异较大，为 2~15h 不等，平均为 6h。由于其在某些个体中半衰期较短，少量多次给药较一次给药更有效。

4　左卡尼汀在男性不育中的临床应用

据 WHO 调查，15% 的育龄夫妇存在着不育的问题，而发展中国家的某些地区可高达 30%，男女双方原因各占 50%。我国男性的精液质量正以每年 1% 的速度下降，精子数量降幅达 40% 以上[1]；同时在 30%~40% 的特发性男性不育患者中存在与精子功能异常相关的少弱畸形精子症[15]。

4.1 少弱精子症　少弱精子症是男性不育治疗中一个相对棘手的问题。各种导致精子活力低下的因素均可能导致不育。当排除了明显的细胞外因素（如感染、精索静脉曲张）后，代谢能量缺乏可能是引起弱精子症的最合理的重要因素。左卡尼汀能够为精子提供可利用的能量，在精子能量代谢中起着关键性作用，精浆中游离左卡尼汀水平与精子浓度、活动率、活力呈正相关[16]。目前已有大量针对左卡尼汀在治疗少弱精子症方面的临床疗效系统性评价研究。薛瑜等[17]、易湛苗等[18]、牛玉森[19]、Zhou 等[20]通过 Meta 分析均发现：左卡尼汀治疗 3~6 个月后，可显著提高临床妊娠率；易湛苗等[18]发现左卡尼汀可提高精子活动率及前向运动精子百分率，且推荐强度为Ⅱa 级；牛玉森[19]发现左卡尼汀还可明显增加精子浓度；Zhou 等[20]表明单用左卡尼汀或乙酰左卡尼汀与合用两者治疗相比，在妊娠率和精子参数方面均无统计学差异。

4.2 畸形精子症　过多 ROS 常常是导致精子畸形的直接因素，而左卡尼汀作为一种有效的抗氧化物质，在畸形精子症治疗中具有一定疗效。Khademi 等[21]研究发现，左卡尼汀能有效提高精子活动率、a 级精子及正常形态精子百分率，尤其在非吸烟患者中，正常形态精子百分率的改变更为明显。Cavallini 等[22]研究发现，左卡尼汀和 Cinnoxicam（一种非甾体类消炎药）联用能够降低非整倍体精子比例，改善精子形态和卵细胞胞质内单精子注射（ICSI）的结局（包括生化妊娠、临床妊娠和活产率）。目前关于左卡尼汀对精子形态学的研究报道有限，其对精子形态的具体作用机制仍有待进一步研究。

4.3 精子 DNA 结构与功能异常所致不育 1979 年 Jones 等[23]首先提出人类精子对氧化应激特别敏感，并推测其可能与男性不育相关，即精子暴露于过量的 ROS 环境中可造成其细胞质膜中多聚不饱和脂肪酸的过氧化，从而引起多聚不饱和脂肪酸中双键的破坏。精子线粒体结构改变、精子线粒体 DNA 的突变均可影响精子受精过程中的能量供给，可导致男性不育。Abad 等[24]研究发现，左卡尼汀能显著改善精子 DNA 完整性，联合维生素 C/E 等抗氧化剂治疗后不仅能提高精子活力和正常形态精子比例，改善基础的 DNA 损伤，而且有助于维持 DNA 的完整性。男性不育患者的精子细胞质内存在高发的线粒体 DNA 碎片化，其发生机制尚不完全清楚。但目前研究表明主要与精子发生过程中遭受有害刺激因素后而引发的氧化应激有关，另外还与精子发生过程中染色体的异常组装、精子的异常凋亡有关。左卡尼汀作为一种有效的抗氧化物质，可保护精子细胞免遭氧化损伤，加强 DNA 的修复，增加对精子的保护作用，其对 DNA 损伤的具体修复作用机制仍待进一步研究。

4.4 精索静脉曲张所致不育 1880 年 Barfield 首先阐述了精索静脉曲张可导致不育，且多见于青年男性。在男性不育患者中，因精索静脉曲张引起不育者占 21%~42%[25]。精索静脉曲张伴发精液质量改变者高达 54.8%，主要表现为精子数量减少、活力下降和畸形精子的增多[26]。目前研究表明，不管是瓣膜功能不全造成精索静脉迂曲扩张、局部淤血、肿胀、缺氧，还是肾及肾上腺代谢产物的反流，以及阴囊内温度的变化，都与男性生精环境中氧化与抗氧化失衡有关，出现的氧化应激状态是精索静脉曲张引起男性不育最重要的病理生理改变。左卡尼汀可通过对三羧酸循环的作用，恢复 ROS 的生理性浓度，清除过多的 ROS，并拮抗 ROS 对各级生殖细胞的损害，减少生精细胞凋亡，提高生殖细胞对缺氧的耐受，并增加前列腺素 E2 浓度，提高精子数量[27]。左卡尼汀同时能够增加精子的能量供应，提高精子的活力，以改善精子的营养状况。

4.5 生殖道炎症所致不育 前列腺-精囊-附睾炎患者常导致精子功能障碍及 ROS 产生过多[28]。肿瘤坏死因子 α（TNF-α）作为一种重要的炎性细胞因子，左卡尼汀能降低 TNF-α 水平，减少其对细胞和组织的损伤。同时左卡尼汀能够改善附睾微环境，使附睾中氧化-抗氧化状态再次达到平衡，避免了附睾和射出精液中精子的过氧化损伤，并降低 ROS 水平，减少其对细胞和组织的损伤。

4.6 辅助生殖技术（ART）中的应用 早期使用抗氧化剂治疗能够提高最终 ART 的结局。对于严重少弱精子症患者，拟行 ICSI 技术治疗前，短期应用左卡尼汀治疗，可有效提高患者的精子质量[29]。在 ICSI 操作中，通过附睾或睾丸获取的精子通常未完全成熟，左卡尼汀能提高附睾内精子活动力和质量，为经皮附睾精子抽吸术（PESA）-ICSI 提供更多可供使用的优质精子而获得优质胚胎数及优质胚胎率，提高有效胚胎数，为最终获得良好的妊娠结局奠定基础[30]。在体外受精（IVF）操作过程中，精子体外处理去除精浆时，精浆中所含的许多重要抗氧化物质也随之去除，而且离心过程中产生的过多 ROS 也使精子受到氧化应激的影响，体外加入左卡尼汀可增强精子活力，明显减少精子离心过程中所受的氧化应激损伤，保护精子功能，提高人工授精的成功率[31]。

5 左卡尼汀在男性不育中的临床使用方法

左卡尼汀口服溶液：每次 10ml（含左卡尼汀 1g），一日 2~3 次，3 个月为 1 个疗程，建议使用 3~6 个月；左卡尼汀片：每次 3 片（330mg／片），一日 2~3 次，3 个月为 1 个疗程，建议使用 3~6 个月。

6 左卡尼汀临床安全性

人体对左卡尼汀具有较好的耐受性，口服左卡尼汀的主要不良反应为轻微胃肠反应，包括短暂的恶心、呕吐、口干和腹泻。

7 小结

左卡尼汀在精子的发生、成熟及受精方面起着重要的作用，在男性不育等领域发挥着重要治疗作用，其良好的临床疗效与安全性，应当引起临床工作者更多的关注和研究。

参考文献

1. 中华医学会. 男科疾病诊治指南. 北京：人民卫生出版社，2007.

2. Ahmed SD, Karira KA, Jagdesh, et al. Role of L-carnitine in male infertility. J Pak Med Assoc，2011，61（8）：732-736.

3. Agarwal A, Said TM. Carnitines and male infertility. Reprod Biomed Online，2004，8（4）：376-384.

4. Lenzi A, Lombardo F, Gandini L, et al. Metabolism and action of L-carnitine：Its possible role in sperm tail function. Arch Ital Urol Nefrol Androl，1992，64（2）：187-196.

5. 熊承良，商学军，刘继红，等主编. 人类精子学. 北京：人民卫生出版社，2013. 41.

6. 商学军，王修来，黄宇烽. 肉碱与男性生殖. 中华男科学杂志，2006，12（8）：726-729.

7. Rodriguez CM, Labus JC, Hinton BT. Organic cation/carnitine transporter, OCTN2, is differentially expressed in the adult rat epididymis. Biol Reprod，2002，67（1）：314-319.

8. Caviglia D, Scarabelli L, Palmero S. Effects of carnitines on rat Sertoli cell protein metabolism. Horm Metab Res，2004，36（4）：221-225.

9. Grover A, Sairam MR, Smith CE, et al. Structural and functional modifications of Sertoli cells in the testis of adult follicle-stimulating hormone receptor knockout mice. Biol Reprod，2004，71（1）：117-129.

10. 龚东明，白双勇，李铮，左旋肉碱治疗男子不育症研究进展. 生殖与避孕，2007，27（2）：141-144.

11. Walczak-Jedrzejowska R, Wolski JK, Slowikowska-Hilczer J. The role of oxidative stress and antioxidants in male fertility. Cent Europe-an J Urol，2013，66（1）：60-67.

12. 牛玉坚，蒋朱明，舒红，等. 健康成年人血浆肉毒碱水平和日尿肉毒碱排出量测定. 中国医学科学院学报，2002，24（2）：185-187.

13. Evans AM, Fornasini G. Pharmacokinetics of L-carnitine. Clin Pharmacokinet，2003，42（11）：941-967.

14. Reuter SE, Evans AM. canitine and acylcarnitines：Pharmacokinetic，pharmacological and clinical aspects. Clin Pharmacoki-net，2012，51（9）：553-572.

15. Jungwirth A，Giwercman A，Tournaye H，et al. European Association of Urology Working Group on Male Infertility. European Association of Urology guidelines on male infertility：The 2012 update. Eur Urol，2012，62（2）：324-332.

16. 柳建明，姜辉，洪锴，等. 男性不育患者精浆中游离睾酮、游离左旋肉碱水平与精液参数的相关性分析. 第二军医大学学报，2010，31（7）：767-769.

17. 薛瑜，张雁钢，王莉，等. 肉碱治疗原发性弱精症疗效和安全性的系统评价. 中国循证医学杂志，2009，9（3）：337-345.

18. 易湛苗，董淑杰，翟所迪，等. 左卡尼汀及其衍生物临床应用的循证证据及评价. 中国药物应用与监测，2013，10（2）：71-74.

19. 牛玉森. 左旋肉碱治疗男性不育症有效性的 Meta 分析. 兰州大学学报（医学版），2014，40（2）：41-46.

20. Zhou X，Liu F，Zhai S. Effect of L-carnitine and／or L-acetyl-carnitine in nutrition treatment of male infertility：A systematic review. Asia Pac J Clin Nutr，2007，16（Suppl 1）：383-390.

21. Khademi A，Alleyassin A，Safdarian L，et al. The effects of L-carnitine on sperm parameters in smoker an non-smoker patients with idipathic sperm abnormalities. J Assist Reprod Genet，2005，22（11-22）：395-399.

22. Cavallini G，Ferraretti AP，Gianaroli L，et al. Cinnoxicam and L-carnitine/acetyl-L-carnitine treatment for idiopathic and varico-cele associated oligoasthenoteratospermia. J Androl，2004，25（5）：761-770.

23. Jones R，Mann T，Sherins R. Peroxidative breakdown of phospholipids in human spermatozoa，spermicidal properties of fatty acid peroxides，and protective action of seminal plasma. Fertil Steril，1979，31（5）：531-537.

24. Abad C，Amengual MJ，Gosálvez J，et al. Effects of oral antioxidant treatment upon the dynamics of human sperm DNA fragmentation andsubpopulations of sperm with highly degraded DNA. Andrologia，2013，45（3）：211-216.

25. 侯文彬. 精索静脉曲张曲张与男性不育. 中国医学工程，2014，22（2）：195-196.

26. Jarow JP. Effects of varicocele on male fertility. Hum Reprod Update，2001，7（1）：59-64.

27. Kass EJ. Adolescent varicocele. Pediatr Clin North Am，2001，48（6）：1559-1569.

28. Vicari E. Effectiveness and limits of antimicrobial treatment on seminal leukocyte concentration and related reactive oxygen species production in patients with male accessory gland infection. Hum Reprod，2000，15（12）：2536-2544.

29. 吴正沐，陆湘，王永卫，等. 短期应用左卡尼汀再卵细胞胞质内单精子注射治疗少弱精子症中的作用. 中华男科学杂志，2012，18（3）：253-256.

30. 卢少明，李晓，张浩波，等. 左旋肉碱在经皮附睾穿刺取精-卵细胞质内单精子注射治疗中的应用. 中华男科学杂志，2010，16（10）：919-921.

31. 石明华，李慕军，江莉，等. 抗氧化剂保护少弱精子离心过程氧化应激损伤的实验研究. 中国性科学，2014，23（1）：9-11.

5 维生素E在男性不育中临床应用专家共识

组　长　姜　辉（北京大学第三医院）
副组长　邓春华（中山大学附属第一医院）
　　　　商学军（南京军区南京总医院）
　　　　王　忠（上海交通大学医学院附属第九人民医院）
组　员　（以姓氏拼音为序）
　　　　董　强（四川大学附属华西医院）
　　　　姜　涛（大连医科大学附属第一医院）
　　　　吕伯东（浙江中医药大学附属第二医院）
　　　　张欣宗（浙江省人类精子库）
　　　　赵连明（北京大学第三医院）
　　　　周辉良（福建医科大学附属第一医院）

目录

活性氧（ROS）过高是导致精子结构与功能异常的重要因素，抗氧化药物的应用在男性不育治疗中日益受到重视。维生素 E 又称生育酚，是最主要的抗氧化剂之一。我国男性不育患者众多，男科医生的诊疗水平和用药习惯也存在较大差异。为引导维生素 E 在男性不育治疗领域中的合理应用，中华医学会男科学分会组织部分临床专家共同编写本共识，供临床医生参考。

1 维生素 E 的简介

维生素 E 作为体内重要的脂溶性抗氧化剂，它分为生育酚（tocopherols）和生育三烯酚两类，每类又分 α、β、γ、δ 4 种[1]。自然界以 α-生育酚的分布最广。维生素 E 通过口服进入体内后，约 20%~40% 的 α 生育酚可被小肠吸收，过量的 α-生育酚被转化为 2，5，7，8-四甲基-2-羧基-6-羟基苯并氢化吡喃（α-CEHC）并通过尿液分泌排泄，其他生育酚如 γ 和 δ-生育酚则几乎全部降解，并以相应的 CEHC 分泌到尿液中排出[2]。天然维生素 E 含 α-、β-、γ-、δ-生育酚和生育三烯酚，均为 RRR-型（D-型），即天然维生素 E 包括 RRR-α-、-β-、-γ-、-δ-生育酚和生育三烯酚。合成 VE 存在 8 种旋光异构体，由 RRR-、RRS-、RSS-、RSR-、SRR-、SSR-、SRS-和 SSS-α-生育酚组成，且每种异构体占 12.5%，因此合成维生素 E 为消旋体，即 DL-型。由于肝脏中的维生素 E 受体--α-生育酚转移蛋白，对 RRR-α-生育酚转移蛋白鉴别出来并存于血浆中，因此，天然维生素 E 的生物活性高于合成微生物 E。

2 维生素 E 在男性生殖中的作用

生物体内产生的少量 ROS 在细胞生长调节、信号传递以及抗微生物防御和免疫监视方面具有重要作用。在正常人体细胞和组织中，ROS 的产生与灭活相对平衡，而 ROS 产生过多会对机体多种细胞与组织产生毒害作用。睾丸和附睾旺盛的生理代谢会产生大量的 ROS，不成熟的精子及精液中白细胞会加剧 ROS 的产生。

生殖细胞及精子膜上含有丰富的多聚不饱和脂肪酸，对氧化应激敏感，抗氧化能力低。过多的 ROS 可以直接氧化损伤生殖细胞及精子，引起精子结构与功能改变，影响精液质量。研究还发现 ROS 破坏精子 DNA 的完整性，干扰精卵融合，造成男性不育。

维生素 E 作为脂溶性抗氧化剂和自由基清除剂，主要对抗生物膜上脂质过氧化所产生的自由基，保护生物膜的结构和功能。维生素 E 生理作用包括抗炎、维持正常免疫功能和抑制细胞增殖等作用，并可通过其他抗氧化剂如维生素 C、谷胱甘肽及微量元素硒（Se）的协同作用，增强其清除和防御 ROS 的过氧化损伤作用。现已证实维生素 E 是生育过程中一个必需营养成分，也是生殖系统最基本的抗氧化物质。维生素 E 通过终止生物膜和膜蛋白的脂质过氧化反应链发挥作用[3]，体外实验证明维生素 E 可有效地清除 O_2^- 和 OH⁻，被认为是针对 ROS 和脂质过氧化的一种主要的膜保护物质。

动物研究发现补充维生素 E 可以提高雄性动物的精液质量，在冷冻保护剂中添加维生素 E 对冻融后绵羊及牛精子结构和运动特性具有保护作用[4-8]。Mohammadi 等[4]研究发现，维生素 E 治疗可以显著改善精子质量，尤其是在精子活力、数量和形态方面；范丽君等[5]研究认为，维生素 E 对氯化镉所致河蟹精子 DNA 损伤有保护作用。

3 维生素 E 在男性不育中的临床应用

男性不育症是指由于精子的产生、成熟、运输或射精能力缺陷等所引起不能生育的总称。对男性生育有影响的因素包括基因的异常，化学物质或重金属的接触史，嗜烟酒或吸毒，精索静脉曲张，生殖激素水平紊乱，感染，生殖道发育异常，癌症，长期服用影响精子质量和数量的药物，以及肥胖、甲状腺疾病、肝病和糖尿病等全身情况都会对男性的生育功能造成影响。男性不育症本身并非一种独立的疾病，而是可由几种因素引起的一种结果，其中精子功能异常相关的少弱畸精子症约占 60%[9]。

许多研究发现，补充维生素 E 可以提高男性精子的浓度、活力及形态正常精子百分率，从而提高自然怀孕率[10-12]。另外，韩鹏等[13]研究发现，在精液冷冻保护液中添加一定浓度的维生素 E 可以减少精子冻融过程中产生的过量 ROS，减轻 ROS 对精子质膜的氧化应激性损伤，从而提高冻融后的精子活力；Schmid 等[14]研究发现，摄入较多的维生素 E 可以明显减少精子 DNA 损伤，尤其老年男性摄入足够的抗氧化剂及微量元素可以保护因年龄因素导致的精子细胞 DNA 损伤。ROS 对于精子的损伤造成男性不育早已有许多研究报道[15-17]。

3.1 少弱精子症　少弱精子症是男性不育治疗中一个相对棘手的难题。在自然条件下，精子所具有的良好运动能力是其完成与卵子结合的首要条件。各种导致精子活力低下的因素均可能导致不育。临床上多项研究发现在联合使用维生素 E 时能够提高精子活动力[10-12,18-20]，增加精子浓度[10-12,18-19]，并且增加女方受孕的概率[12,18,20].

3.2 畸形精子症　过氧化物或 ROS 常常是导致精子畸形的直接损伤因子，因此大多是畸形精子症患者可使用维生素 E 行抗氧化治疗。动物试验表明，无论是年轻或年老的小鼠，服用维生素 E 都能显著减少畸形精子的比率[4]；有研究发现硒与维生素 E 联合使用时可以减少患者畸形精子的比率[18]；同时也有研究发现，畸形精子比率高的患者维生素 E 摄入量显著低于畸形精子比率低的患者[11]。

3.3 精子 DNA 损伤　精子 DNA 完整性是准确传递遗传信息的基础，精子染色质或 DNA 的任何损伤都可以导致男性不育，特别是当精子 DNA 损伤大于 30% 时，生育能力将明显降低[21]。有研究表明精子 DNA 受损在不明原因不育患者中的比率较高[22-24]。研究表明，精子 DNA 完整性是优于常规精液分析的独立参数，与辅助生殖技术结局有很高的相关性[25]。精子 DNA 碎片的产生可能与精子的自然代谢和凋亡过程有关，或环境应激、基因突变、染色体畸变有关，也可能与外界环境污染加重、接触放射线或高温等有关，其中大部分的作用机制是 ROS 对精子的损害。有研究表明，与安慰剂比较，口服维生素 E 和维生素 C 能够显著减少男性不育患者精子 DNA 的损伤[26]。有些研究表明，各种抗氧化剂的使用能够减少精子 DNA 的损伤[27]。同时也有研究发现，精子 DNA 损伤严重的患者使用抗氧化剂后 ICSI 的成功率要显著高于安慰组[28]。

3.4 精索静脉曲张造成的不育　精索静脉曲张可导致男性不育，多见于青年男性。精索静脉曲张病例伴发精液质量改变者高达 54.8%，主要表现为精子数量减少、活力下降和畸形精子的增多[29]。近年来研究发现，不管是瓣膜功能不全造成精索静脉迂曲扩张、局部淤血、肿胀、缺氧，还是肾及肾上腺代谢产物的反流，以及阴囊内温度的变化，都会造成生精环境中氧化与抗氧化失衡，是精索静脉曲张引起男性不育主要的病理生理改变。研究证实，维生素 E 对精索静脉曲张造成 ROS 增加导致的危害有确切的保护作用[30]。

4 维生素 E 在男性不育中的使用方法

维生素 E 包括天然维生素 E 和合成维生素 E 两种。天然维生素 E 是天然植物提取精制而成，而合成维生素 E 是以三甲基氢醌等化学原料制成。天然维生素 E 的生物活性是合成维生素 E 的 3~8 倍，其抗氧化性能数十倍于合成维生素 E[31]。

在治疗男性不育时，推荐使用药品级（含量大于 90%）天然维生素 E，建议使用剂量为每次 100 mg，每天 2~3 次，连续使用 3~6 个月左右，可根据患者的症状和精液质量调整剂量和疗程，临床上多采用联合用药。目前市场上常用的天然维生素 E 有来益®天然维生素 E 软胶囊等。

5 维生素 E 临床应用的安全性

目前临床上使用的维生素 E 剂量符合 SFDA 批准的每日摄入剂量，也远低于中国营养学会以及欧盟食品安全局规定的安全剂量上限（600~800 mg/d）。长期过量服用维生素 E 可出现恶心、呕吐、眩晕、头痛、视力模糊、皮肤皲裂、唇炎、口角炎、腹泻、乳房肿大、乏力等症状。慎用于过敏体质、缺铁性贫血及维生素 K 缺乏所致低凝血酶原血症等患者。

6 结语

ROS 产生过多可导致精子结构与功能异常，是造成男性不育的重要因素。维生素 E 在体内可通过对抗 ROS 所导致的膜脂质过氧化损伤，保护精子的结构与功能。维生素 E 治疗男性不育安全有效，值得推广使用。

参 考 文 献

1. Traber MG, Maner D. Vitamin E: 2012 American Society for Nutrition. Adv Nutr, 2012, 3 (3): 330-331.
2. Brigelius-Flohe R, Traber MG. Vitamin E: Function and metabolism. FASEB J, 1999, 13 (10): 1145-1155.
3. Dieber-Rotheneder M, PuhlH, Waeg: G, et al. Effect of oral supplementation with D-tocopherol on the vitamin E content of human low density lipoproteins and resist ance to oxidation. J Lipid Res, 1991, 32 (8): 1325-1332.
4. Mohammadi S, Jalali M, Nikravesh MR, et al. Effects of Vitamin-E treatment on CatSper genes expression and sperm quality in the testis of the aging mouse. Iran J Reprod Med, 2013, 11 (12): 989-998.
5. 范丽君，曲迪，贾林芝，等. 三种抗氧化剂对氯化镉所致河蟹精子 DNA 损伤的保护作用. 水产学报，2007，315：561-567.
6. Silva SV, SoaresAT, BatisaAM, et al. Vitamin E (Trolox) addition to Tris-egg yolk extender preserves ram spermatozoon structure and kinematics after cryopreservation. Anim Reprod Sci, 2013, 137 (1-2): 37-44.

7. Almbro M, Dowling DK, Simmons LW. Effects of vitamin E and beta-carotene on sperm competitiveness. Ecol Lett, 2011, 14 (9): 891-895.

8. Hu JH, Zhao XL, Tian WQ, et al. Effects of vitamin E supplementation in the extender on frozen-thawed bovine semen preservation. Animal, 2011, 5 (1): 107-112.

9. Young SS, Eskenazi B, Marchetti FM et al. The association of folate zinc and antioxidant intake with sperm aneuploidy in health non-smoking men. Hum Reprod, 2008, 23 (5): 1014-1022.

10. Arcaniolo D, Favilla V, Tiscione D, et al. Is there a place for nutritional supplements in the treatment of idiopathic male infertility? Arch Ital Urol Androl, 2014, 86 (3): 164-170.

11. Nadjarzadeh A, Mehrsai A, Mostafavi- E, et al. The association between dietary antioxidant intake and semen quality in infertile men. Med J Islam Repub Iran, 2013, 27 (4): 204-209.

12. 陈向锋, 李铮, 平萍, 等. 天然维生素 E 辅助治疗特发性少弱精子症多中心前瞻性随机对照研究 (附 106 例报告). 中华男科学杂志, 2012, 18 (5): 428-431.

13. 韩鹏, 王尚乾, 唐敏, 等. 维生素 E 对人精子冻融氧化应激损伤的保护作用. 中华男科学杂志, 2014, 20 (2): 147-151.

14. Schmid TE, Eskenazi B, Marchetti F, et al. Micronutrients intake is associated with improved sperm DNA quality in older men. Fertil Steril, 2012, 98 (5): 1130-1137.

15. Sikka SC, Rajasekaran M, Hellstrom WJ. Role of oxidative stress and antioxidants in male infertility. J Androl, 1995, 16 (6): 464-468.

16. D Agata R, Vicari E, Moncada ML, et al. Generation of reactive oxygen species in subgroups of infertile men. Int J Androl, 1990, 13 (5): 344-351.

17. Pasqualotto FF, Sharma RK, Nelson DR, et al. Relationship between oxidative stress, semen characteristics, and clinical diagnosis in men undergoing infertility investigation. Fertil Steril, 2000, 73 (3): 459-464.

18. Vezina D, Mauffette F, Roberts KD, et al. Selenium-vitamin E supplementation in infertile men: Effects on semen parameters and micronutrient levels and distribution. Biol Trace Elem Res, 1996, 53 (1-3): 65-83.

19. Kodama H, Yamaguchi R, Fukuda J, et al. Increased oxidative deoxyribonucleic acid demage in the spermatozoa of infertile male patiens. Fertil Steril, 1997, 68 (3): 519-524.

20. Moslemi MK, Tavanbakhsh S. Selenium-vitamin E supplementation in infertile men: Effects on semen parameters and pregnancy rate. Int J Gen Med, 2011, 4: 99-104.

21. Agarwal A, Said TM. Role of sperm chromatin abnormalities and DNA damage in male infertility. Hum Reprod Update, 2003, 9 (4): 331-345.

22. Larson KL, DeJonge C, Barnes AM, et al. Sperm chromatin structure essay parameters as predictors of failed pregnancy following assisted reproductive techniques. Hum Reprod, 2000, 15 (8): 1717-1722.

23. Barroso G, MorShedi M, Oehninger S. Analysis of DNA fragmentation, plasma membrane translocation of phosphatidylserine and oxidative stress in human spermatozoa. Hum Reprod, 2000, 15 (6): 1338-1344.

24. Kodama H, Yamaguchi R, Fukuda J, et al. Increased oxidative deoxyribonucleic acid damage in the spermatozoa of infertile male patients. Fertil Steril, 1997, 68 (3): 519-524.

25. Virro MR, Larson-Cook KL, Evenson DP. Sperm chromatin structure assay (SCSA) parameters and related to fertilization, blastocyst development, and ongoing pregnancy in *in vitro* fertilization and intracytoplasmic sperm injection cycles. Fertil Steril, 2004, 81 (5): 1289-1295.

26. Greco E, Iacobelli M, Rienzi L, et al. Reduction of the incidence of sperm DNA fragmentation by oral antioxidant treatment. J Androl, 2006, 26 (3): 349-353.

27. Eskenazi B, Kidd SA, Marks AR, et al. Antioxidant intake is associated with semen quality in healthy men.

Hum Reprod，2005，20（4）：1006-1012.

28. Tremellen K，Miari G，Froiland D，et al. A randomized congtrol trial examining the ettect of an antioxidant （Menevit）on pregnancy outcome during IVF-ICSI treatment. Aust N Z J Obstet Gynaecol，2007，47（3）：216-221.

29. Sakamoto H，Ogawa Y，Yoshida H. Relationship between testicular volume and varicocele in patients with infertility. Urology，2008，71（1）：104-109.

30. Cam K，Simsek F，Yuksel M，et al. The role of reactive oxygen species and apoptosis in the pathogenesis of varicocele in a rat model and efficiency of vitamin E treatment. Int J Androl，2004，27（4）：228-233.

31. Burton GW，Traber MG，Acuff RV，et al. Human plasma and tissue alpha-tocopherol concetrations in response to supplementation with deuterated natural and synthetic vitamin E. Am J Clin Nutr，1998，67（4）：669-684.

6 男性生殖遗传学检查专家共识

顾　问　姜　辉　邓春华
组　长　商学军
成　员　（排名不分先后）
　　　　谷翊群　黄　锦　刘德风　陈　亮　史轶超　夏欣一
　　　　杜　强　唐文豪　高　勇　崔英霞　洪　锴　孙　斐
执　笔　陈　亮　夏欣一　刘德风

目录

遗传学异常是临床上导致男性不育的重要因素。随着生殖医学及男科学专业的发展，很多既往认为只能供精辅助生育的患者，如 Klinefelter 综合征等，有可能通过睾丸显微取精术行辅助生殖技术（ART）助孕，这对临床传统治疗思路提出了挑战；另外，新的检测技术发展迅速，为临床疾病病因诊断提供了强有力的手段，但目前临床上存在着男性生殖遗传学检查适应证不明确、方法良莠不齐、结果解读及处理不规范等问题，为规范男性生殖遗传学检查在临床中的应用，中华医学会男科学分会组织专家共同研究并制定本共识，旨在为临床医师提供指导和参考。

1　概述

遗传学检查在男性生殖疾病诊治中的应用非常重要，开展男性生殖遗传学检查，对于指导临床治疗、提高辅助生殖技术的疗效和安全性、开展胚胎植入前遗传学诊断（PGD）

等具有重要意义，可选择染色体核型分析、Y 染色体微缺失等常规检查以及基因突变检测等特殊检查。

遗传学检查技术发展突飞猛进，许多新技术逐渐用于临床，如多重连接探针扩增（MLPA）技术可检测染色体数目异常、基因缺失和重复等；基因多态性分析可预测男性不育患病风险并指导个体化用药；精子发生过程中涉及许多表观遗传学调控，检测 DNA 甲基化、组蛋白修饰和非编码 RNA（ncRNA）等[1]；近年来，具有高灵敏度、高通量、高分辨率等特点的基因测序技术开始应用于临床，可检测一些基因组疾病，包括拷贝数变异（CNV）等。比较基因组杂交（CGH）技术可用于检测某些不平衡的染色体畸变[1]。这些新技术的应用将进一步丰富男性生殖遗传学检查内容，为临床诊断和治疗提供参考。

1.1 染色体核型分析 染色体核型分析是最常用的男性生殖遗传学检查技术。不育男性染色体异常发生率显著高于正常生育力男性。男方染色体核型异常，如染色体平衡易位，与不育和配偶反复自然流产有关[2]。20 世纪 70 年代，高分辨 G 显带技术开始在临床应用，目前已成为染色体核型分析的常规检查方法[3]。荧光原位杂交（FISH）技术可用于对一些异常核型的明确诊断。

1.2 Y 染色体微缺失检测 Y 染色体长臂上存在控制精子发生的基因，称为无精子因子（azoospermia factor，AZF）；1996 年 Vogot 等将 AZF 分为 AZFa、AZFb、AZFc 3 个区域，1999 年 Kent 等认为在 AZFb 区与 c 区之间还存在 AZFd 区。AZF 的缺失或突变可能导致精子发生障碍，引起少精子症或无精子症[4]。Y 染色体微缺失目前主要是指 AZF 缺失，研究认为，在无精子症和少精子症的患者中，AZF 缺失者约占 3%~29%，发生率仅次于 Klinefelter 综合征，是居于第 2 位的遗传因素[4]。目前，Y 染色体微缺失的常用检测方法包括实时荧光定量 PCR 法、多重 PCR 电泳法等[5]。

1.3 基因突变检测 目前已知 *CFTCR*（cystic fibrosis transmenbrane conductance regulator factor）基因突变可引起囊性纤维化（cystic fibrosis，CF；OMIM 219700）[6]和先天性双侧输精管缺如（Congenital Bilateral Absence of Vas Deferens，CBAVD；OMIM 277180）[7]。此外研究还发现它与慢性胰岛炎[8-10]、睾丸生精功能障碍[11]、精子受精功能障碍[12]、女性生殖能力[13]等多种疾病相关，甚至与肿瘤的发生、发展相关[14]。已有研究发现存在 *CFTR* 基因突变的 *CBAVD* 患者 ART 时有更高的流产、死胎风险[15]。*AURKC* 基因突变会导致大头多鞭毛精子症[16]，*DRPY19L2* 基因异常会导致圆头精子症[17]，雄激素受体（*AR*）基因突变会引起雄激素不敏感症合征（AIS）[18]，5α 还原酶（*SRD5A*）基因突变可能会导致 46，XY 男性性发育异常[19]等。地中海贫血是由于人类珠蛋白基因的突变引起，包括 α 和 β 两种类型，α 地中海贫血的胎儿，在孕中晚期易出现宫内死亡或早产后死亡等不良妊娠结局；β 地中海贫血可导致胎儿死亡或残疾[20-21]。针对广西、广东和海南等地中海贫血高发地区全体人群及曾生育过地中海贫血患儿的育龄夫妇，进行地中海贫血基因突变检测，同时配合 *PGD* 或其他产前诊断可预防地中海贫血患儿出生。因此，有必要针对上述患者进行特定基因突变筛查和遗传咨询，指导临床治疗。

2 染色体异常

2.1 检查指征及检测方法 当精子发生异常、性发育异常、配偶反复不良妊娠、体外受精-胚胎移植（IVF-ET）前准备以及一些特殊情形时，通常应进行染色体核型分析，必要时行其他遗传学检查。染色体分析通常使用染色体显带技术来进行核型分析。

2.2 染色体异常类型、临床表型及处理策略　染色体异常通常分为数目异常和结构异常。染色体数目异常包括染色体整倍体异常、性染色体数目异常和常染色体数目异常。男科临床染色体数目异常以性染色体数目异常为多见，常染色体数目异常较为少见，而染色体整倍体异常者大都出生后死亡。本共识着重介绍性染色体异常的临床特征及处理策略。

2.2.1 Klinefelter 综合征（Klinefelter syndrome）**的临床特征及处理策略**　Klinefelter 综合征也称克氏综合征或 XXY 综合征，是男性患者细胞中多出 1 条 X 染色体所致。多出的 X 染色体导致生精细胞发育障碍。位于 X 染色体上逃避 X 染色体的基因剂量效应可能是遗传病理之一。Klinefelter 综合征的常见核型为 47，XXY，占 80% ~ 85%，嵌合体（47，XXY/46，XY）约占 15%，其余为 48，XXXY、49，XXXXY 等。患者通常身材高大（与父母相比），第二性征发育异常，体征女性化，男性乳房发育，胡须及阴毛稀少，阴茎小，睾丸体积小，睾酮低下和不育。可伴有多种出生缺陷，如隐睾、尿道下裂、腹股沟疝、腭裂等。成年后易发生多种合并症，如糖尿病、代谢综合征、肥胖和骨质疏松等。Klinefelter 综合征的表型随着 X 染色体数目的增加而加重，主要表现在机体发育严重畸形和智力低下。

Klinefelter 综合征涉及多学科综合治疗，主要涉及生长发育及生育治疗。随着辅助生殖技术的发展，许多 Klinefelter 综合征患者可通过辅助生殖技术获得子代。大多数 Klinefelter 综合征患者临床表现为无精子症，少数患者可表现为隐匿精子症或重度少精子症，有些嵌合比例低的个体甚至可以有几乎正常的精子发生，并有自然生育子代的报道。大约 40% ~ 70% 临床表现为无精子症的非嵌合型 Klinefelter 综合征患者通过睾丸显微取精术能获得精子，通过体外受精-胚胎移植生育子代[22-24]。

已有的研究表明，Klinefelter 综合征患者精子的异常核型从 0% ~ 21.7% 不等，个体之间存在差异。因此，大多数的精子核型是正常的，多数患者性染色体异常的精子比例低于 5%，低于理论上的 50%。但考虑到 Klinefelter 综合征患者精子性染色体和常染色体异常的比例仍较正常生育人群高，其正常胚的比例也较正常生育组低（54.0% vs 77.2%）[25]，必要时建议考虑 PGD 或产前诊断[25-27]。

2.2.2 47，XYY 综合征的临床特征及处理策略　47，XYY 综合征患者通常身材高大，智力正常或轻度低下，性格孤僻，易发生攻击行为，生育力正常至无精子症均可发生。

47，XYY 理论上可形成 4 种类型的精子（X、Y、YY、XY），但实际上异常核型精子比例很低，通常不超过 1%，因此临床上通常按常规程序处理。

2.2.3 染色体结构异常的分类及处理策略　常见的染色体结构异常有易位、倒位、缺失、重复、插入、环状染色体、双着丝粒染色体和微结构异常等。导致染色体结构异常的遗传学基础是染色体的断裂和断裂后染色体断端的异常重接。随着分子细胞遗传学技术的发展，用常规的染色方法不能或难以被发现的染色体结构异常，也能得以发现并诊断。

当染色体结构异常患者产生不平衡精子时，多数胚胎通常很难存活，将导致流产或死胎。此类患者通常要借助辅助生殖技术，进行 PGD 生育子代。某些染色体结构变异患者产生精子的情况与理论值有差异，如临床多见的 9 号染色体臂间倒位，其产生的正常核型精子比例通常较高，但也不能完全忽视产生异常胚胎的风险。

3 Y 染色体微缺失

3.1 Y 染色体微缺失筛查指征、检测位点及方法　Y 染色体微缺失目前主要是指 AZF 微缺失。Y 染色体上影响精子发生的 AZF 区域，可分为 AZFa，AZFb，AZFc 等区域。非梗阻性无精子症、严重少精子症患者，建议进行 Y 染色体微缺失检测。原因不明的男性不育患者可选择性行 Y 染色体微缺失检测。AZF 微缺失能垂直遗传，有相关家族史者，建议进行筛查[4-5]。

目前，检测 AZF 微缺失推荐以下 8 个位点为包含位点。sY84 及 sY86、sY127 及 sY134、sY254 及 sY255、sY145 及 sY152[4-5,28-30]。

以前 Y 染色体 AZF 微缺失的临床实验室诊断方法是利用外周血标本行多重 PCR-电泳法，该技术耗时长，结果判定的主观性大，还存在交叉污染的风险。随着技术的进展，建议应用实时荧光定量 PCR 技术，灵敏度高、特异性好、检测速度快，同时，必须加强临床检验过程中的质量控制[5]。

3.2 Y 染色体微缺失的临床处理策略

3.2.1 AZFa 区域缺失　通常导致唯支持细胞综合征（SCOS），临床表现为睾丸体积的缩小、无精子症等。AZFa 区域完全缺失合并无精子症者，建议供精人工授精（artificial insemination by donor，AID）。

3.2.2 AZFb 区域缺失　患者睾丸组织病理学表现为精子发生阻滞，主要停留在精母细胞阶段，AZFb+c 缺失会导致 SCOS 或精子发生阻滞，患者多为无精子症，故 AZFb 完全缺失（含 AZFb+c 缺失）的无精子症者，建议供精 AID。

3.2.3 AZFc 区域缺失　单独 AZFc 缺失患者可以表现为正常精子数目、少精子症及无精子症，AZFc 微缺失可以遗传给其男性后代。对于 AZFc 区缺失的无精子症患者，可以行睾丸手术取精获得精子行 ICSI。对于 AZFc 区缺失合并严重少精子症患者，可以直接 ICSI，助孕时建议行 PGD 生育女孩，以避免遗传缺陷的垂直传播。另外，有研究发现 AZFc 区域缺失的少精子症患者，其精子数目有进行性下降的趋势，最后发展为无精子症。因此，对此类患者建议及早生育或冷冻保存精子。

3.2.4 sY145 及 sY152　有研究报道 sY145 及 sY152 可能与精子形态异常相关，缺失可能导致少精子症或者精子形态异常[28-29]。但目前尚缺乏国人大样本（包括正常生育人群及无精子症患者）的研究数据，故 sY145 及 sY152 的临床意义尚需进一步研究，建议参考已发表的相关文献，对该位点与临床表型之间的关系及相应的睾丸组织病理学特征进行深入研究，为男性不育患者提供更加全面的遗传学诊断。

4 CFTR 基因检测

4.1 CFTR 基因突变检测指征　CBAVD 是男性不育和梗阻性无精子症的重要原因，患者除自觉精液量少之外多无其他症状，精液化验精液量少，pH 值低（<6.4），精浆果糖阴性，彩超多提示附睾网格状回声、附睾发育不良、双侧精囊腺发育不良等，少数病例合

并肾脏发育畸形或缺如[14]。对于存在以上情况疑诊 CBAVD 的患者建议进行 CFTR 基因检测。

4.2 CFTR 基因检测方法　目前已知的 CFTR 基因突变有 2000 多种，并且还在不断增加[31]。理想的突变检测方式是采集外周血对整个 CFTR 基因（包括启动子区）进行测序。但限于目前还缺乏中国人群大样本的研究数据[32-35]，建议可以先从已知突变位点着手开展，未来再借助高通量测序的方法更为全面、有效地检测出基因突变和多态性位点。

4.3 CFTR 基因突变处理策略　如果男方存在 CFTR 基因突变，建议进行遗传咨询，避免子代的遗传学风险。

5　精子 DNA 完整性检测

精子 DNA 完整性是亲代将遗传物质正确传递给子代的前提，在受精和胚胎发育过程中发挥重要作用。精子 DNA 完整性检测反映了精子 DNA 的损伤程度，研究表明精子 DNA 的损伤与男性不育、自然妊娠率的降低和反复流产可能有关[37-38]。临床上引起精子 DNA 损伤的主要病因包括①精索静脉曲张、睾丸炎、附睾炎和生殖器肿瘤等疾病；②激素、放、化疗药物及免疫抑制剂等药物的使用；③抽烟、酗酒等不良生活习惯及农药、重金属等环境污染物；④年龄或心理因素等[39]。

5.1 精子 DNA 完整性检测的适应证　①女方反复自然流产、胚胎停育等的男性不育患者；②采用 ART 多次未成功的男性不育患者；③排除女方因素的特发性男性不育患者（无精子症除外）推荐进行；④大龄、拟行 ART 助孕者及育前优生体检者可选择性检查。

5.2 精子 DNA 完整性检测方法　由于目前检测方法较多，且各有优劣。常见技术包括精子染色质结构分析试验（SCSA）、彗星试验/单细胞凝胶电泳（SCGF）和精子染色质扩散试验（SCD）、荧光原位杂交技术（FISH）等[40]。SCSA 法成本相对较高，且需要使用流式细胞仪检测，对实验室条件要求较高，但检测中分析 5000 条精子，能更加稳定准确地反映精子 DNA 损伤的真实状态；SCD 法只需使用光学显微镜，检测快速且成本相对较低，但检测结果易受主观分析影响，检测人员的经验和熟练程度尤为重要。目前使用流式细胞仪进行 SCSA 法使用相对较多。

5.3 精子 DNA 完整性检测的结果解读　目前 SCSA、FISH 及 SCD 等方法使用相对较多。对于精子 DNA 完整性检测的结果上，使用精子 DNA 碎片指数（sperm DNA fragmentation index，DFI）高低来表示，目前一般认为：DFI≤15% 为正常，15%<DFI<30% 为一般，若 DFI≥30% 认为完整性较差，可能会影响妊娠结局[41-42]。

5.4 精子 DNA 完整性检测结果的临床处理策略　针对高 DFI 患者，建议其改善不良生活习惯，避免接触吸烟、酗酒、药物等生殖毒性物质和桑拿等过高热环境；服用抗氧化剂，如维生素的补充；如有感染进行抗感染治疗；针对病因的手术治疗，如精索静脉曲张结扎术等。

总之，男性生殖遗传学检查对于指导临床诊疗有重要意义，生殖遗传学检查的指征及处理策略需要在临床中进一步规范及完善，尽管还存在不同学术观点，但随着检测技术飞速发展及更多临床研究的开展，生殖遗传学检查在男科领域内的应用将更为规范。

参考文献

1. Hotaling J, Carrell DT. Clinical genetic testing for male factor infertility: current applications and futrue directions. Andrology, 2014, 2（3）: 339-350.

2. Foresta C, Ferlin A, Gianaroli L, et al. Guidelines for the appropriate use of genetic tests in infertile couples. Eur J Hum Genet, 2002, 10（5）: 303-312.

3. Harton GL, Tempest HG. Chromosomal disorders and male infertility. Asian J Androl, 2012, 14（1）: 32-39.

4. Skaletsky H, Kuroda-Kawaguchi T, Minx PJ, et al. The male specific region of the human Y chromosome is a mosaic of discrete sequence classes. Nature, 2003, 423（6942）: 825-837.

5. Krausz C, Hoefsloot L, Siomni M, et al. EAA/EMQN best practice guidelines for molecular diagnosis of Y-chromosomal microdeletions: State-of -the-art 2013. Andrology, 2014, 2（1）: 5-19.

6. http://www. omim. org/entry/219700

7. http://www. omim. org/entry/277180

8. Kirmura S, Okabayashi Y, Inushima K, et al. Polymorphism of cysitic fibrosis genein Japanese patients with chronic pancreatitis. Dig Dis Sci, . 2000, 45（10）: 2007-2012.

9. Nakano E, Masamune A, Niihori T, et al. Targeted next-generation sequencing effectively analyzed the cystic fibrosis transmembrane conductance regulator gene in pancreatitis. . Dig Dis Sci. 2015, 60（5）: 1297-1307.

10. Cohn JA, Neoptolemos JP, Feng J, et al. Increased risk of idiopathic chronic pancreatitis in cystic fibrosis carriers. Hum Mutat, 2005, 26（4）: 303-307.

11. 曾国华, 梅骅, 吴开俊, 等. 先天性双侧输精管缺如患者睾丸超微结构的改变. 中华泌尿外科杂志, 2001, 22（12）: 757-759.

12. Li CY, Jiang LY, Chen WY, et al. CFTR is essential for sperm fertilizing capacity and correlated with sperm quality in human. Hum Reprod, 2010. 25（2）: 317-327.

13. 关菁, 沈浣, 韩红敬, 等. CFTR 在人类生殖与不孕中的作用. 生殖与避孕, 2010, 30（6）: 423-428.

14. Qiao D, Yi L, Hua L, et al. Cystic fibrosis transmembrane conductance regulator（CFTR）gene 5T allele may protect anginstprostate? cancer: A case-control study in Chinese Han population. J Cyst Fibros, 2008, 7（3）: 210-214.

15. Lu S, Cui Y, Li X, et al. Association of cystic fibrosis transmembrane-conductance regulator gene mutation with negative outcome of intracytoplasmic sperm injection pregnancy in cases of congenital bilateral absence of vas deferens. Fertil Steril, 2014, 101（5）: 1255-1260.

16. Bem Khelifa M, Zouari R, Harbuz R, et al. A new AURKC mutation causing macorzoospermia: implications for human spermatogesis and clinical diagnosis. Mol Hum Reprod, 2011, 17（12）: 762-768.

17. Elinati E, Kuentz P, Redin C, et al. Globozoospermia is mainly due to DPY19L2 deletion via non-allelic homologous recombination involving two recombination hotspots. Hum Mol Gene, 2012, 21（16）: 3695-3702.

18. Yamaguchi M, Sameshima H, Ikenoue T. Genetic diagnosis and genetic counseling for androgen-insensitivity syndrome: A report of three cases. J Obstet Gynaecol Res, 2014, 40（3）: 723-727.

19. Aquila S, Montanaro D, Guido C, et al. Human sperm molecular anatomy: The enzyme 5α-reductase（SRD5A）is present in the sperm and may be involved in the varicocele-related infertility. Histochem Cell Biol, 2015, 144（1）: 67-76.

20. Gulino FA, Vitale SG, Fauzia M, et al. Beta-Thalassemia major and pregnancy. Bratisl Lek Listy, 2013, 114（9）: 523-525.

21. Thompson AA, Kim HY, Singer ST, et al. Pregnancy outcomes in women with thalassemia in North America and the United Kingdom. Am J Hematol, 2013, 88（9）：771-773.

22. Plotton I, Giscard S, Cuzin B, et al. Preliminary results of a prospective study of testicular sperm extraction in young versus adult patients with nonmosaic 47, XXY Klinefelter syndrome. J Clin Endocrinol Metab, 2015, 100（3）：961-967.

23. 赵连明，姜辉，洪锴，等．非嵌合型克氏综合征患者显微取精成功 3 例报告．北京大学学报：医学版，2012，44（4）：547-550.

24. Schiff JD, Palermo GD, Veeck LL, et al. Success of testicular sperm extraction［corrected］and intracytoplasmic sperm injection in men with Klinefelter syndrome. J Clin Endocrinol Metab, 2005. 90（11）：6263-6267.

25. Staessen C, Tournaye H, Van Assche E, et al. PGD in 47, XXY Klinefelter's syndrome patients. Hum Reprod Update, 2003, 9（4）：319-30.

26. 黄锦，廉颖，刘平．Klinefeter 综合征患者胚胎着床前遗传学诊断的临床应用．中国优生与遗传杂志，2010，18（3）：52，85.

27. Blanco J, Egozcue J, Vidal F. Meiotic behaviour of the sex chromosomes in three patients with sex chromosome anomalies（47, XXY, mosaic 46, XY/47, XXY and 47, XYY）assessed by fluorescence in-situ hybridization. Hum Reprod, 2001, 16（5）：887-892.

28. Müslümanoglu MH, Turgut M, Cilingir O, et al. Role of the AZFd locusin spermatogenesis. Fertil Steril, 2005, 84（2）：519-522.

29. 肖晓素，刘晓翌，王勇强，等．Y 染色体 AZF 区域微缺失的细胞遗传学和分子遗传学研究．中华医学遗传学杂志，2004，21（3）：267-268.

30. 谢婷婷，丁显平．Y 染色体微缺失检测及进展．国外医学临床生物化学与检验学分册，2005，26（2）：111-113.

31. http://www.genet.sickkids.on.ca/StatisticsPage.html

32. Li H, Wen Q, Li H, et al. Mutations in the cystic fibrosis transmembrane conductance regulator（CFTR）in Chinese patients with congenital bilateral absence of vas deferens. J Cyst Fibros, 2012, 11（4）：316-323.

33. 杜强，方媛媛，潘永峰，等．中国先天性双侧输精管缺如患者 CFTR 基因全部外显子突变检测．中华男科学杂志，2012：18（11）：999-1003.

34. Ni WH, Jiang L, Fei QJ, et al. The CFTR polymorphisms poly-T, TG-repeats and M470V in Chinese males with congenital bilateral absence of the vas deferens. Asian J Androl, 2012, 14（5）：687-690.

35. Du Q, Li Z, Pan Y, et al. The DFTR M470V, Intron 8 Poly-T, and 8 TG-Repeats Detection in Chinese Males with Congenital Bilateral Absence of the Vas Deferens. Bio Med Res Inte, 2014, 689185.

36. Field PD, Martin NJ. CFTR mutation screening in an sddisted reproductive clinic. Aust N Z J Obstet Gynaecol, 2011, 51（6）：536-539.

37. Niederberger C. Diagnostic evaluation of the infertile male：A committee opinion. Fertil Steril, 2015, 103（3）：18-25.

38. Coughlan C, Clarke H, Cutting R, et al. Sperm DNA fragmentation, recurrent implantation failure and recurrent miscarriage. Asian J Androl, 2015, 17（4）：681-685.

39. Muratori M, Tamburrino L, Marchiani S, et al. Investigation on the Origin of Sperm DNA Fragmentation：Role of Apoptosis, Immaturity and Oxidative Stress. Mol Med, 2015, 21：109-122.

40. Bungum M1, Bungum L, Giwercman A. Sperm chromatin structure assay（SCSA）：A tool in diagnosis and treatment of infertility. Asian J Androl, 2011, 13（1）：69-75.

41. Zhao J, Zhang Q, Wang Y, et al. Whether sperm deoxyribonucleic acid fragmentation has an effect on preg-

nancy and miscarriage after in vitro fertilization/intracytoplasmic sperm injection：A systematic review and meta-analysis. Fertil Steril，2014，102（4）：998-1005. e8.

42. Palermo GD，Neri QV，Cozzubbo T，et al. Perspectives on the assessment of human sperm chromatin integrity. Fertil Steril，2014，102（6）：1508-1517.

7 精索静脉曲张诊断与治疗中国专家共识

顾　问　姜　辉
组　长　邓春华　商学军
成　员　（排名不分先后）

姜　辉　邓春华　商学军　戴玉田　戴继灿　李宏军

洪　锴　孙祥宙　周辉良　张　炎　涂响安　姜　涛

李和程　赵善超　陈　赟　邓军洪

秘　书　刘贵华　欧阳斌

目录

精索静脉曲张（varicocele，VC）是男科临床常见疾病之一，因其相关的阴囊疼痛不适、不育与睾丸萎缩等，尤其是对生育的影响，受到广泛关注，但其诊断与治疗中的某些问题至今仍缺乏统一意见。为规范精索静脉曲张的诊断与治疗，中华医学会男科学分会组织部分临床专家，依据最新的循证医学资料以及各自的临床诊治经验，共同研究并制定本共识旨在为医生在临床实践中提供指导和参考。

1　定义

精索静脉曲张是一种血管病变，指精索内蔓状静脉丛的异常扩张、伸长和迂曲，可导致疼痛不适及进行性睾丸功能减退，是男性不育的常见原因之一。

精索静脉曲张通常见于左侧，约占 77%～92%，双侧为 10%（7%～22%），单纯发生于右侧的少见（1%）[1]。

精索静脉曲张按年龄可分为成年型（年龄>18 岁）和青少年型（10～18 岁）。按病因可分为原发性和继发性。原发性多见于青壮年，病因不明，直立或行走时明显，平卧休息后可缓解；继发性少见，是由左肾静脉或下腔静脉病理性阻塞、外在压迫等造成精索静脉回流阻碍所致，平卧后不能缓解。

2 流行病学

精索静脉曲张的患病率根据评价方法不同而有所区别，在普通男性人群中患病率约10%～15%，在原发性男性不育中为 30%～40%，在继发性男性不育中为 69%～81%[1-2]，精液异常男性中约占 25.4%[3]。

精索静脉曲张患者的一级亲属共患病的概率显著增加，有 21.1%父亲和 36.2%兄弟可能均出现精索静脉曲张[4]。

本病在青春期前的患病率为 9%～26%[5]。国内报道，6～19 岁青少年精索静脉曲张总患病率为 10.76%[6]。

3 病因学

睾丸及附睾静脉汇集成蔓状静脉丛，经三条径路回流：①在腹股沟管内汇成精索内静脉，沿腹膜后上行，左侧精索内静脉呈直角汇入左肾静脉，右侧精索内静脉在右肾静脉下方约 5cm 处呈锐角汇入下腔静脉，直接汇入右肾静脉者约为 5%～10%；②经输精管静脉汇入髂内静脉；③经提睾肌静脉至腹壁下静脉，汇入髂外静脉。

原发性精索静脉曲张发生与下列因素有关：①静脉瓣有防止静脉血反流的作用，当精索静脉瓣缺如或功能不良时可导致血液反流。②精索静脉壁及其周围结缔组织薄弱或提睾肌发育不全。③人的直立姿势影响精索静脉回流。左侧精索静脉曲张较右侧常见，可能原因为：①左侧精索内静脉行程长，呈直角汇入左肾静脉，静脉压力较大；②左肾静脉在肠系膜上动脉与腹主动脉之间受压，影响左侧精索内静脉回流甚至导致反流（称为"胡桃夹"现象）；③精索内静脉瓣缺如更常见于左侧（左侧约 40%，右侧约 23%）[7-8]。

继发性精索静脉曲张可见于左肾静脉或腔静脉瘤栓阻塞、肾肿瘤、腹膜后肿瘤、盆腔肿瘤、巨大肾积水或肾囊肿、异位血管压迫等[9]。

4 病理生理学

4.1 对生育的影响 目前认为，精索静脉曲张导致男性不育的机制与精子质量异常、睾丸体积缩小、睾灌注减少及睾丸功能障碍等方面有关。但引起不育的确切机制迄今尚未完全清楚，一般认为可能与下列因素有关：①睾丸内温度增高；②缺氧；③肾和肾上腺代谢物逆流；④活性氧损伤；⑤睾丸微循环障碍；⑥一氧化氮（NO）机制；⑦其他：包括生殖毒素增加、抗氧化物水平增高、DNA 聚合酶活性降低、存在精子结合免疫球蛋白、抗精子抗体等综合病理生理学变化，可能最终导致睾丸生精障碍及睾丸功能逐渐减退，从而导致不育症[10-13]。

综上所述，精索静脉曲张所致的睾丸生精功能异常是一个错综复杂的病理过程，很可能是多种因素共同作用的结果。此外，精索静脉曲张还可能损害附睾功能，影响精液质量[14-16]。

4.2 对疼痛的影响 精索静脉曲张阴囊疼痛发生率为 2% ~ 10%[17-18]。其发生机制尚不清楚，可能与曲张的静脉牵拉压迫髂腹股沟神经和生殖股神经的感觉支、血液停滞在精索静脉中引起温度升高和组织缺血等有关，这些因素使伤害感受器（nocirecptor）激活产生神经冲动由脊髓内的神经通路传到脊髓后角，又通过中后侧的脊髓丘脑束向上传到大脑而引起疼痛[19-22]。

4.3 对雄激素的影响 精索静脉曲张对雄激素的影响存在争议，有研究认为精索静脉曲张患者的血清睾酮水平降低[23]，也有研究结果持不同意见[24]。多个研究报道精索静脉曲张患者经手术治疗后可提高血清睾酮水平[17-18,25-27]，也有作者报道手术并不能提高患者血清睾酮水平[28-29]。

5 诊断

5.1 诊断

5.1.1 病史询问（medical history）（推荐） 精索静脉曲张患者可出现患侧阴囊部持续性或间歇性的坠胀感、隐痛和钝痛，站立及行走时明显，平卧休息后减轻。多数患者在体检时发现阴囊内无痛性蚯蚓状团块，平卧休息后减轻。多数患者在体检时发现阴囊内无痛性蚯蚓状团块，或因为不育就诊时被发现。

对有阴囊疼痛的患者可用视觉模拟评分表（VAS 评分）或疼痛数字评分等评分量表来进行半定量评估；同时注意询问既往史及婚育史。

5.1.2 体格检查（physical examination）（推荐） 体格检查需在温暖舒适环境中进行。除全身检查外，应重点对阴囊及其内容物等进行检查，包括站立位和平卧位检查，并行 Valsalva 试验（Valsalva 试验是令患者行强力闭呼动作，即深吸气后紧闭声门，再用力做呼气动作，呼气时对抗紧闭的会厌，通过增加胸内压、腹压来影响血液循环和自主神经功能状态，进而达到诊疗目的的一种临床生理试验。具体到精索静脉曲张体格检查，主要是增加腹压来达到明确诊疗的作用。方法：患者取站立位，深吸气后紧闭声门，再用力做呼气动作，必要时可以辅以用手压患者腹部，以增加腹压，达到更好的效果。）以了解患者是否存在迂曲、扩张的静脉团。检查内容包括睾丸大小与质地附睾、输精管、精索及其血管等。睾丸变小、变软是睾丸功能不全的征象。

应注意鉴别瘦长体型患者可能存在的胡桃夹综合征。

5.1.3 影像学检查（imaging examination）

5.1.3.1 彩色多普勒超声检查（color doppler ultrasonography）（推荐） 彩色多普勒

超声检查对精索静脉曲张的诊断及分型具有重要价值[30]，其诊断的敏感性及特异性均较高，还可以在不育患者中发现更多的亚临床型精索精脉曲张患者。彩色多普勒超声检查既能了解组织器官的解剖结构，包括精索、睾丸及附睾等；又能了解相应部位的血流状况，清楚地显示静脉内有无血液反流，反流部位、程度及与呼吸、Valsalva 动作的关系等，成为精索静脉曲张的首选辅助检查手段。

其检测项目及诊断方法如下[31]：①阴囊根部纵断扫查：可见精索、附睾头部附近出现迂曲的管状结构，或似多数小囊聚集成的蜂窝状结构；管壁薄而清晰；管腔内呈无回声或见烟雾状活动的低回声；管径增宽。②测定平静呼吸试验时的精索静脉内径（DR）（推荐）；Valsalva 动作时的精索静脉内径（DV）和直立体位的超声检查（可选）。③反流：静息时和 Valsalva 动作时的反流持续时间（TR）（推荐）。有些研究认为反流比内径更有意义[32]，而有些研究则认为仅测内径就足够了[33]。④睾丸、附睾（推荐）。⑤左肾静脉、下腔静脉（仅在平卧位后精索静脉曲张不缓解、高龄或青少年中重度精索静脉曲张时考虑）。

目前国内外有关精索静脉曲张的彩色多普勒超声诊断还缺乏统一标准，国内普遍认同诊断精索精脉曲张的 CFDI 参考标准为[31]：（1）亚临床型：①平静呼吸时精索静脉的最大内径（DR）≥1.8mm。②Valsalva 试验出现反流，反流时间≥1 秒（推荐）。（2）临床型：平静状态下，精索静脉丛中至少检测到 3 支以上的精索静脉，其中 1 支血管内径大于 2mm，或增加腹压时静脉内径明显增加，或做 Valsalva 试验后静脉血流存在明显反流（推荐）。

5.1.3.2 CT、MRI（可选）　一般不推荐，仅对继发性精索静脉曲张寻找病因及鉴别诊断时可选。

5.1.3.3 血管造影（可选）　精索内静脉造影有助于减少高位结扎手术的失败率和分析手术失败原因。

5.2 精索静脉曲张的分度

5.2.1 按体格检查分度　①临床型Ⅰ度：阴囊触诊时无异常，但患者屏气增加腹压（Valsalva 试验）时可扪及曲张的精索静脉。②临床型Ⅱ度：阴囊触诊可扪及曲张的精索静脉。③临床型Ⅲ度：视诊可以看见阴囊内曲张静脉团块，阴囊触诊时可扪及明显增大、曲张的静脉团。

5.2.2 彩色多普勒超声（CDFI）分度　CDFI 诊断精索精脉曲张的分度标准[34]：按照临床及超声诊断可将精索静脉曲张分为临床型与亚临床型，其中临床型分为 3 度。①亚临床型精索静脉曲张：临床触诊阴性而超声平静呼吸检查：DR 1.8~2.1mm，但无反流，在 Valsalva 动作时有反流，TR 1~2s。②临床型精索静脉曲张Ⅰ度：临床触诊阳性且超声平静呼吸检查 DR 2.2~2.7mm，在 Valsalva 动作时有反流，TR 2~4s。③临床型精索静脉曲张Ⅱ度：临床触诊阳性且超声平静呼吸检查 DR 2.8~3.1mm，在 Valsalva 动作时有反流，TR 4~6s。④临床型精索静脉曲张Ⅲ度：临床触诊阳性且超声平静呼吸检查 DR≥3.1mm，在 Valsalva 动作时有反流，TR≥6s。

对于程度较轻或可疑精索静脉曲张患者，宜采用立位超声检查以提高超声检出率。中度和重度患者可采用平卧位超声扫查，对于观察静脉反流及其程度有帮助。

5.2.3 精索内静脉造影下的分度　根据精索内静脉造影的结果可分为 3 度[35]：①轻度：造影剂在精索内静脉内逆流长度达 5cm；②中度：造影剂逆流至腰椎 4~5 水平；③重

度：造影剂逆流至阴囊内。

5.3 睾丸功能评价

5.3.1 睾丸的大小、质地　睾丸大小、质地易受主观因素影响，睾丸大小可通过Prader 睾丸测量器[36]或彩色多普勒超声测量，但前者易高估睾丸容积，特别是在小睾丸的情况下[37]。一般认为，彩色多普勒超声测量更精确，睾丸容积的计算公式[38]：睾丸容积（ml）＝睾丸长度（mm）×宽度（mm）×厚度（mm）×0.71，通常认为：生精功能正常的双侧睾丸超声下总容积至少 20ml 以上，而用 Prader 睾丸测量器总容积至少为 30～35ml 以上[39]。对于青少年精索静脉曲张患者，可使用游标卡尺和彩色多普勒超声测量睾丸大小并计算睾丸萎缩指数。通过睾丸萎缩指数（AI）>15% 来判定睾丸是否有萎缩，萎缩指数＝（右侧睾丸容积－左侧睾丸容积）/右侧睾丸容积×100%。

5.3.2 精液检查　对不育患者或有生育要求者推荐精液检查，鉴于精液质量存在波动，建议在 3 周内连续两次精液检查，检测项目应包括：精液量、液化时间、pH 值、精子浓度、形态学、活动率等[40]（推荐）。精子 DNA 碎片，精子功能检测，精浆生化、微量元素（如锌）、中性 α-葡糖苷酶等检测（可选）。

5.3.3 血清睾酮[27]（推荐）　建议行血清总睾酮检查，有条件的单位还可行血清游离睾酮或生物活性睾酮检测。

5.3.4 血清卵泡刺激素（FSH）、黄体生成素（LH）、泌乳素（PRL）、雌激素（E）[41]，血清抑制素 B[42,43]（可选）　血清 FSH 是评价睾丸生精功能较好的指标，较低的血清 FSH 水平提示较好的睾丸生精功能，也预示着较好的治疗效果[44]。有研究认为 FSH、LH 与青少年精索静脉曲张患者睾丸生精功能相关性大，可用于评价其睾丸生精功能[45]。

有研究显示血清抑制素 B 相对于 FSH 能更准确评价睾丸生精功能，可作为预测术后生精功能改变的指标[46]。

5.3.5 睾丸活检　一般不推荐，仅在使用上述方法后仍不能充分评价睾丸生精功能时使用。

5.4 鉴别诊断

精索静脉曲张通过体格检查、彩色多普勒超声检查基本上可以确诊。但由于其与阴囊不适、疼痛、生育、雄激素之间的关系具有不确定性，所以应注意鉴别是否有精索静脉曲张合并有引起上述症状的其他疾病如慢性骨盆疼痛综合征，特别注意与以躯体征状为主要表现的心理疾患进行鉴别。

在做出精索静脉曲张诊断时需鉴别是原发性还是继发性。

6　治疗

原发性精索静脉曲张的治疗应根据患者是否伴有不育或精液质量异常、有无临床症状、静脉曲张程度及有无其他并发症等情况区别对待。治疗方法包括一般治疗、药物治疗和手术治疗。继发性精索静脉曲张应积极寻找和治疗原发病。

6.1 一般治疗

包括生活方式和饮食的调节、物理疗法等。生活方式和饮食的调节[47-49]：如控制烟酒、饮食清淡、回避增加腹压的运动，能一定程度上改善精液质量。物理疗法包括降温疗法[50]和阴囊托法[51]等。

6.2 药物治疗

6.2.1 针对精索静脉曲张的药物 ①七叶皂苷类：代表性药物为迈之灵（经荟萃分析证实呈现最佳量效关系[52]），具有抗炎、抗渗出、保护静脉管壁的胶原纤维作用，逐步恢复静脉管壁的弹性和收缩功能，增加静脉血液回流速度，降低静脉压，从而改善由精索静脉曲张所引起的症状，如睾丸肿胀、疼痛等[53-55]。有文献报道可同时改善慢性前列腺炎合并精索静脉曲张患者的相关症状，如前列腺痛、会阴部疼痛等，以及减轻患者炎症反应，改善排尿症状[56]。也有文献显示能改善部分精索静脉曲张患者的精液质量[57-59]。②黄酮类：代表性药物为爱脉朗，为微粒化纯化黄酮，其小肠吸收率是非微粒化黄酮类药物的2倍[60]，具有抗炎、抗氧化作用，可快速提高静脉张力，降低毛细血管通透性，提高淋巴回流率，减轻水肿[61-62]。可改善临床型精索静脉曲张引起的疼痛症状[63]，并且能延缓亚临床型精索静脉曲张向临床型发展[64]。

6.2.2 改善症状的其他药物 针对局部疼痛不适患者，可以使用非甾体抗炎药，如吲哚美辛、布洛芬、辛诺昔康等。有研究表明，这类药物能够在一定程度上缓解由精索静脉曲张引起的相关症状，对部分患者还可能改善其精液质量[65-67]。

6.2.3 改善精液质量的药物 对于合并生殖功能损害且有生育要求的精索静脉曲张患者，可使用促进精子发生、改善精液质量的药物（具体用药参考男性不育指南）。

6.3 手术治疗

6.3.1 手术适应证

6.3.1.1 成年临床型精索静脉曲张

6.3.1.1.1 同时具备以下3个条件[68-71]：①存在不育；②精液质量异常；③女方生育能力正常，或虽患有引起不孕的相关疾病，但可能治愈（推荐）。注：女方患有明确不孕疾病，男方精液质量异常伴有精索静脉曲张者，经过1~2个辅助生育周期未成功，其原因为精卵结合异常导致者，可以考虑行精索静脉曲张手术，等待男方精液质量改善后再继续辅助生育（可选）。有文献报道，精索静脉曲张术后，可能提高辅助生育的成功率[72-74]。

6.3.1.1.2 虽暂无生育要求，但检查发现精液质量异常者[69,71]（可选）。

6.3.1.1.3 精索静脉曲张所伴发的相关症状（如会阴部或睾丸的坠胀、疼痛等）较严重，明显影响生活质量，经保守治疗改善不明显，可考虑行手术治疗[19,68,75-80]（可选）。

6.3.1.1.4 Ⅱ度或Ⅲ度精索静脉曲张，血清睾酮水平明显下降，排除其他疾病所致者（可选）。

6.3.1.2 亚临床型的精索静脉曲张 对于亚临床型的精索静脉曲张患者，一般不推荐行手术治疗[69-70]；但对于一侧临床型，另一侧为亚临床型的精索静脉曲张患者，有手术指征时，可行双侧手术治疗[81-82]（可选）。

6.3.1.3 青少年型精索静脉曲张[38,45,69-70,83-88] ①Ⅱ度或Ⅲ度精索静脉曲张；②患侧睾丸容积低于健侧20%者；③睾丸生精功能下降（具体见睾丸功能评价部分）；④由精索静脉曲张引起较严重的相关症状者；⑤双侧精索静脉曲张。儿童期及青少年期精索静脉曲张应积极寻找有无原发疾病。在考虑进行手术治疗、把握手术指征时，应加强与患者的沟通，充分尊重患者的治疗意愿。

6.3.2 手术方式　精索静脉曲张在男性不育中的意义、外科治疗的价值、各种治疗方式的优劣尚存异议，但精索静脉曲张的外科治疗仍是目前最常见的男性不育外科治疗手段之一。精索静脉曲张的外科治疗方法包括手术治疗和介入技术（顺行或逆行）。手术治疗包括传统经腹股沟途径、经腹膜后途径、经腹股沟下途径精索静脉结扎术，显微技术腹股沟途径或腹股沟下途径精索静脉结扎术，腹腔镜精索静脉结扎术等。虽然多项荟萃分析显示近年来显微手术越来越受到关注，但在选择治疗方式时应该充分考虑疾病的具体情况、医院的条件、术者的擅长和经验等因素，需要与患者做充分的沟通并尊重患者的意愿。

6.3.3 手术并发症　精索静脉结扎术后常见的并发症主要有鞘膜积液、睾丸动脉损伤、精索静脉曲张持续存在或复发等。

6.3.3.1 鞘膜积液　鞘膜积液是精索静脉结扎术后最常见的并发症，发生率为3%～39%，平均为7%，淋巴管损伤或被误扎是引起鞘膜积液的主要原因。

6.3.3.2 睾丸动脉损伤　术后睾丸萎缩的发生多数是由于手术时结扎或损伤睾丸动脉引起，总体睾丸萎缩的发生率约为1.2%。

6.3.3.3 精索静脉曲张持续存在或复发　精索静脉曲张复发的原因被认为在于精索内静脉结扎术后新建立的侧支循环静脉功能异常，漏扎精索内静脉的属支、精索外静脉以及引带静脉等。文献报道精索静脉结扎术后复发率为1.6%～45%[89]。

6.3.3.4 其他　腹腔镜手术可能导致盆腔、腹腔脏器及血管损伤等严重并发症。

6.3.4 手术复发的判断与处理　精索静脉曲张患者无论采取何种外科治疗方式，都可能复发。判断精索静脉曲张是否复发的标准并不统一，欧美有些学者仍然以"触诊"作为诊断标准，仅在部分患者采用彩色多普勒超声检查[89]。一般认为应综合术后6个月以后体格检查和彩色多普勒超声检查结果，当两者都达到临床型精索静脉曲张的诊断标准时[90-91]，考虑存在复发；必要时可采用静脉造影术[92]。复发性精索静脉曲张的治疗必须遵循精索静脉曲张的一般治疗原则，再次手术的指征需要符合手术适应证，根据患者及疾病的具体情况、手术史、医院条件、术者擅长，并在与患者和（或）家属充分沟通后，可以选择传统开放手术、显微手术、腹腔镜手术和精索内静脉造影同时行栓塞治疗等[89-90,93-94]。

6.3.5 预后　对于临床型精索静脉曲张且有明显睾丸疼痛的患者，手术对疼痛的完全缓解率为50%～94%[95-97]。这主要与疼痛性质、持续时间和精索静脉曲张程度有关[96]。但术后有部分患者在未检测到精索静脉曲张复发的情况下仍有疼痛，可能原因为精索静脉曲张不是引起睾丸疼痛的唯一病因；因此术前需要详细的询问病史及检查来排除其他病因，而针对此类睾丸疼痛，首选为保守治疗[97]。

精索静脉曲张手术对精液的改善及自然育率的提高程度文献报道不一，但大部分研究认为手术能显著改善患者精液质量，包括精子浓度、精子总数及活动能力[98-101]，甚至逆转精子DNA损伤[102]。有文献报道精索静脉曲张手术对精液质量的改善率为60%～76%[103]；而较新的荟萃分析表明未手术患者自然受孕率为11.8%～20%，手术后自然生育率能提高至31.8%～36.2%[104-107]。

6.4　随访

针对精索静脉曲张的各种治疗都应进行随访。随访的目的是评估疗效、尽早发现与治疗相关的并发症并提出解决方案。

随访内容：病史询问、体格检查、阴囊内容物 B 超、精液分析、疼痛评分等[69,71,108]。

①未行手术治疗的成年患者，精液质量正常，有生育要求者，至少应每 1~2 年随访 1 次。未行手术治疗的青少年患者，若睾丸大小正常，至少应每年随访 1 次[69,71,88,108]。②接受药物治疗的患者，随访时限为 3~6 个月，第一次随访可在用药后 2~4 周进行，3~6 个月再进行疗效评估，若无确切疗效，精液分析示精液质量仍异常、相关疼痛症状仍较为严重，可推荐手术治疗。③接受手术的患者，第一次随访可在术后 1~2 周进行，主要检查有无手术相关并发症；第二次随访在术后 3 个月进行，此后每 3 个月随访 1 次，至少随访 1 年或至患者配偶成功受孕。④对精索静脉曲张伴有不育患者的治疗和随访过程中，不仅要关注男性患者的情况，同时还要关注女性伴侣的情况，如女方年龄、生育能力状况等因素，并充分考虑夫妇双方在生育方面的需求和意愿[69-71,108-111]。

参考文献

1. Kursh ED. What is the incidence of varicocele in a fertile population? Fertil Steril, 1987, 48 (3)：510-511.

2. Sabanegh E AA. Male infertility. In：Wein AJ KL, Novick AC, editor. 10th ed. Campbell-Walsh urology. Philadelphia：Saunders, 2012. 636-637.

3. World Health Organization. The influence of varicocele on parameters of fertility in a large group of men presenting to infertility clinics. Fertil Steril, 1992, 57 (6)：1289-1293.

4. Gokce A, Davarci M, Yalcinkaya FR, et al. Hereditary behavior of varicocele. J Androl, 2010, 31 (3)：288-290.

5. Zampieri N, Cervellione RM. Varicocele in adolescents：A 6 year longitudinal and follow up observational study. J Urol, 2008, 180 (4 Suppl)：1653-1656.

6. 赵斌，吴荣德，于启海，等. 儿童精索静脉曲张患病情况的调查. 中华小儿外科杂志，2005，26 (3)：132-134.

7. Ahlberg NE, Bartley O, Chidekel N. Right and left gonadal veins. An anatomical and statistical study. Acta Radiol, 1966, 4 (6)：593-601.

8. Pastuszak AW, Wang R. Varicocele and testicular function. Asian J Androl, 2015, 17 (4)：659-667.

9. Signori GB, Martino F, Monticelli L, et al. Secondary varicocele as a clinical manifestation of primitive retroperitoneal tumor. Minerva Urologica Eenefrologica, 1998, 50 (4)：267-269.

10. Agarwal A, Hamada A, Esteves SC. Insight into oxidative stress in varicocela-associated male infertility：Prat 1. Nat Rev Urol, 2012, 9 (12)：678-690.

11. Hamada A, Esteves SC, Agarwal A. Insight into oxidative stress in varicocele-associated male infertility：Prat 2. Nat Rev Urol, 2013, 10 (1)：26-37.

12. Sheehan MM, Ramasamy R, Lamb DJ. Molecular mechanisms involved in varicocele-associated infertility. J Assisted Reprod Genet, 2014, 31 (5)：521-526.

13. Wang H, Sun Y, Wang L, et al. Hypoxia-induced apoptosis in the bilateral testes of rats with left-sided varicocele：A new way to think about the varicocele. J Androl, 2010, 31 (3)：299-305.

14. 赵豫刚，石洪波，张雪军，等. 大鼠精索静脉曲张模型附睾中丙二醛、总抗氧化物及唾液酸含量的改变及意义. 中华男科学杂志，2006，12 (2)：154-155.

15. 赵豫刚，周吉，张雪军，等. 大鼠精索静脉曲张后附睾上皮细胞凋亡及管腔 α-1 4-葡糖苷酶、唾液酸含量观察. 中华男科学杂志，2006，12 (7)：619-621.

16. Vivas-Acevedo G, Lozano-Hernandez R, Camejo MI. Varicocele decreases epididymal neutral alpha-glucosi-

danse and is associated with alteration of nuclear DNA and plasma membrane in spermatozoa. BJU Int, 2014, 113（4）：642-649.

17. Cayan S, Kadioglu A, Orhan I, et al. The effect of microsurgical varicocelectomy on serum follicle stimulating hormone, testosterone and free testosterone levels in infertile men with varicocele. BJU Inter, 1999, 84（9）：1046-1049.

18. Hsiao W, Rosoff JS, Pale JR, et al. Older age is associated with similar improvements in semen parameters and testerone after subinguinal microsurgical varicocelectomy. J Urol, 2011, 185（2）：620-625.

19. Peterson AC, Lance RS, Ruiz HE. Outcomes of varicocele ligation done for pain. J Urol, 1998, 159（5）：1565-1567.

20. Abd Ellatif ME, Asker W, Abbas A, et al. Varicocelectomy to treat pain, and predictors of success：A prospective study. Curr Urol, 2012, 6（1）：33-36.

21. Lv KL, Zhuang JT, Zhao L, et al. Varicocele anatomy during subinguinal microsurgical varicocelectomy in Chinese men. Andrologia, 2015.

22. 涂响安, 赵良运, 赵亮, 等. 精索静脉曲张性慢性睾丸痛的显微外科治疗. 中华显微外科杂志, 2013, 36（4）：409-410.

23. Chen SS, Huang WJ. Differences in biochemical markers and body mass index between patients with and without varicocele. J Chin Med Assoc, 2010, 73（4）：194-198.

24. Al-Ali BM, Marszalek M, Shamloul R, et al. Clinical parameters and semen analysis in 716 Austrian patients with varicocele. Urology, 2010, 75（5）：1069-1073.

25. Tanrikut C, McQuaid JW, Goldstein M. The impact of varicocele and varicocele repair on serum testosterone. Curr Opin Obstet Gynecol, 2011, 23（4）：227-231.

26. Gat Y, Gomish M, Belenky A, et al. Elevation of serum testosterone and free testosterone after embolization of the internal spermatic vein for the treatment of varicocele in infertile men. Hum Reprod, 2004, 19（10）：2303-2306.

27. Tanrikut C, Goldstein M, Rosoff JS, et al. Varicocele as a risk factor for androgen deficiency and effect of repair. BJU Inter, 2011, 108（9）：1480-1484.

28. Rodriguez Pena M, Alescio L, Russell A, et al. Predictors of improved seminal parameters and fertility after varicocele repair in young adults. Andrologia, 2009, 41（5）：277-281.

29. Zheng YQ, Gao X, Li ZJ, et al. Efficacy of bilateral and left varicocelectomy in infertile men with left clinical and right sub clinical varicoceles：A coparative study. Urology, 2009, 73（6）：1236-1240.

30. Cina A, Minnetti M, Pirronti T, et al. Sonographic quantitative evaluation of scrotal veins in healthy subjects：Normative values and implications for the diagnosis of varicocele. Eur Urol, 2006, 50（2）：345-350.

31. 方华, 杜晶 主编. 精索静脉曲张. 上海：复旦大学出版社, 2010. 97-100.

32. Bakirtas H, Cakan M, Tuygun C, et al. Is there any additional benefit of venous diameter and retrograde flow volume as measured by ultrasonography to the diagnosis of suspected lowgrade varicoceles? Urologia Int, 2009, 82（4）：453-458.

33. Tanrikut C, Goldstein M. Varicocele：Size does matter. J Urol, 2006, 176（10）：1912-1913.

34. 初洪钢, 郭瑞强, 孙彬, 等. 高频超声在诊断精索静脉曲张中的应用. 中华超声影像学杂志, 2005, 14（4）：215-217.

35. 吴阶平主编. 吴阶平泌尿外科学. 济南：山东科学技术出版社, 2004. 1952-1953.

36. Atabek ME, Prader orchidometer andultrasound can be used for monitoring testicular growth：Which is a more valid method? Hormone Res Paediatr, 2011, 76（2）：144.

37. Sakamoto H, Saito K, Ogawa Y, et al. Testicular volume measuremets using Prader orchidometer versus ul-

trasonography in patients with infertility. Urology，2007，69（1）：158-162.

38. Diamond DA，Gargollo PC，Caldamone AA. Current management principles for adolescent varicocele. Fertil Steril，2011，96（6）：1294-1298.

39. Sakamoto H，Ogawa Y，Yoshida H. Relationship between testicular volume and testicular function：Comparison of the Prader orchidometric and ultrasonographic measurements in patients with infertility. Asian J Androl，2008，10（2）：319-324.

40. Mishail A，Marshall S，Schulsinger D，et al. Impact of a second semen analysis on a treatment decision making in the infertile man with varicocele. Fertil Steril，2009，91（5）：1809-1811.

41. Adamopoulos D，Lawrence DM，Vassilopoulos P，et al. Hormone levels in the reproductive system of normospermic men and patients with oligospermia and varicocele. J Clin Endocrinol Metab，1984，59（3）：447-452.

42. Goulis DG，Tsametis C，Iliado PK，et al. Serum inhibin B and anti-Mullerian hormone are not superior to follicle-stimulating hormone as predictors of the presence of sperm in testicular fineneedle aspiration in men with azoospermia. Fertil Steril，2009，91（4）：1279-1284.

43. Nowroozi MR，Radkhah K，Ayati M，et al. Serum inhibin B concentration as a prognostic factor for prediction of sperm retrieval in testis hiopsy of patients with azoospermia. Arch Iranian Med，2008，11（1）：54-56.

44. Kaneko T，Sasaki S，Yanai Y，et al. Effect of microsurgical repair of the varicocele on testicular function in adolescence and adulthood. Int J Urol，2007，14（12）：1080-1083.

45. Guarino N，Tadini B，Bianchi M. The adolescent varicocele：The crucial role of hormonal tests in selecting patients with testicular dysfunction. J Pediat Surg，2003，38（11）：120-123.

46. Dadfar M，Ahangarpour A，Habiby A，et al. Pre-operative serum level of inhibin B as a predictor of spermatogenesis improvement after varicocelectomy. Urol J，2010，7（2）：110-114.

47. Zampieri N，Zamboni C，Ottolenghi A，et al. The role of lifestyle changing to improve the semen quality in patients with varicocele. Minerva Urole Nefrol，2008，60（4）：199-204.

48. Collodel G，Capitani S，Iacoponi F，et al. Retrospective assessment of potential negative synergistic effects if varicocele and tobacco use on ultrastructural sperm morphology. Urology，2009，74（4）：794-799.

49. El Mulla KF，Kohn FM，El Beheiry AH，et al. The effect of somking and varicocele on human sperm acrosin activity and acrosome reaction. Hum Reprod，1995，10（12）：3190-3194.

50. Jung A，Eberl M，Schill WB. Improvement of semen quality by nocturnal scrotal cooling and moderate behavioural change to reduce genital heat stress in men with oligoasthenoteratozoospermia. Reproduction，2001，121（4）：595-603.

51. 刘菁芸，陈翠萍，孙征敏."丁"字形阴囊托带的设计与应用. 护理研究，2009，23（27）：2468.

52. Underland V，Saeterdal I，Nilsen ES. Cochrane summary of findings：Horse chestnut seed extract for chronic venous insufficiency. Glob Adv Health Med，2012，1（1）：122-123.

53. Tian RH，Ma M，Zhu Y，et al. Effects of aescin on testicular repairment in rats with experimentally induced varicocele. Andrologia，2014，46（5）：504-512.

54. 刘阳光，龚杰，毕新钢，等. 迈之灵片治疗精索静脉曲张的初步疗效观察. 中华男科学，2003，9（8）：623-625.

55. 杨志尚，邢俊平，陈兴发. 迈之灵治疗精索静脉曲张的临床观察. 现代泌尿外科杂志，2004，9（4），226-227.

56. 李宏军，张志超，高瞻，等. 联合迈之灵治疗慢性前列腺炎伴精索静脉曲张随机平行对照的多中心研究. 中华泌尿外科杂志，2013，34（6）：435-439.

57. Fang Y, Zhao L, Yan F, et al. Escin improves sperm quality in male patients with varicocele-associated infertility. Phytomedicine, 2010, 17 (3-4)：192-196.

58. 李宏军，杨庆，蔡盛，等. 迈之灵片治疗男性不育伴精索静脉曲张的疗效观察. 中华泌尿外科杂志，2008，29 (2)：127-130.

59. 孟庆杰，张炜，尹吉明，等. 迈之灵片治疗轻度精索静脉曲张伴弱精子症效果观察. 中国医药，2014，9 (5)：710-712.

60. Garner RC, Garner JV, Gregory S, et al. Comparison of the absorption of micronized (Daflon 500mg) and nonmicronized 14Cdiosmin tablets after oral administration to healthy volunteers by accelerator mass spectrometry and liquid scintillation counting. J Pharm Sci, 2002, 91 (1)：32-40.

61. Perrin M, Ramelet AA. Pharmacological treatment of primary chronic venous disease：Rationale, results and unanswered questions. Eur J Vascul Endovascul Surg, 2011, 41 (4)：117-125.

62. Nicolaides A, Kakkos S, Eklof B. Management of chronic venous disorders of the lower limbs-guidelines according to scientific evidence. Int Angiol, 2014, 33 (2)：87-208.

63. Soylemez H, Kilic S, Atar M, et al. Effects of micronised purified flavonoid on pain, semen analysis and scrotal color Doppler parameters in patients with painful varicocele, results of a randomized place-controlled study. Int Urol Nephrol, 2012, 44 (2)：401-408.

64. Zampieri N, Pellegrino M, Ottolenghi A, et al. Effects of bioflavonoids in the management of subclinical varicocele. Pediatric Surg Int, 2010, 26 (5)：505-508.

65. Cavallini G, Biagiotti G, Ferraretti AP, et al. Medical therapy of oligoasthenospermia associated with left varicocele. BJU Int, 2003, 91 (6)：513-518.

66. Ribe N, Manasia P, Sarquella J, et al. Clinical follow-up after subinguinal varicocele ligation to treat pain. Arch Ital Urol Androl, 2002, 74 (2)：51-53.

67. Kruse R, Schuppe HC, Malms J, et al. Anti-inflammatory and varicocele treatment in nonobstructive azoospermia. Andrologia, 2003, 35 (4)：217-219.

68. 梅骅，陈凌武，高新主编. 泌尿外科手术学. 第 2 版. 北京：人民卫生出版社，2008.

69. Report on Varicocele and Infertility (2001) (Reviewed and validity confimed 2011). Am Urol Assoc, 2011：2-4.

70. Jungwirth A, Diemer T, Dohle GR, et al. Guidelines on male infertility. Eur Assoc Urol, 2015：18-19.

71. Report on varicocele and infertility：A committee opinion. Fertil Steril, 2014, 102 (6)：1556-1560.

72. Werthman P, Wixon R, Kasperson K, et al. Significant decrease in sperm deoxyribonucleic acid fragmentation after varicocelectomy. Fertil Steril, 2008, 90 (5)：1800-1804.

73. Haydardedeoglu B, Turunc T, Kilicdag EB, et al. The effect of prior varicocelectomy in patients with nonobstructive azoospermia on intracytoplasmic sperm injection outcomes：A retrospective pilot study. Urology, 2010, 75 (1)：83-86.

74. Baker K, McGill J, Sharma R, et al. Pregnancy after varicocelectomy：Impact of postoperative motility and DFI. Urology, 2013, 81 (4)：760-766.

75. Dobanovacki D. Varicocele in adolescents. Med Pregl, 2010, 63 (11-12)：741-746.

76. Altunoluk B, Soylemez H, Efe E, et al. Duration of preoperative scrotal pain may predict the success of microsurgical varicocelectomy. Int Braz J Urol, 2010, 36 (1)：55-59.

77. Yaman O, Ozdiler E, Anafarta K, et al. Effect of microsurgical subinguinal varicocele ligation to treat pain. Urology, 2000, 55 (1)：107-108.

78. Kim HT, Song PH, Moon KH. Microsurgical ligation for painful varicocele：Effectiveness and predictors of pain resolution. Yonsei Med J, 2012, 53 (1)：145-150.

79. Karademir K, Senkul T, Baykal K, et al. Evaluation of the role of varicocelectomy including external sper-matic vein ligation in patients with scrotal pain. Int J Urol, 2005, 12 (5): 484-488.

80. Park HJ, Lee SS, Park NC. Predictors of pain resolution after varicocelectomy for painful varicocele. Asian J Androl, 2011, 135: 745-758.

81. Elbendary MA, Elbadry AM. Right subclinical varicocele: How to manage in infertile patients with clinical left varicocele Fertil Steril, 2009, 92 (6): 2050-2053.

82. Fujisawa M, Ishikawa T, Takenaka A. The efficacy of bilateral varicocelectomy in patients with palpable bi-lateral varicoceles: Comparative study with unilateral varicocele. Urol Res, 2003, 31 (6): 407-409.

83. Bong GW, Koo HP. The adolescent varicocele: To treat or not to treat. Urol Clin North Am, 2004, 31 (3): 509-515, ix.

84. Robinson SP, Hampton LJ, Koo HP. Treatment strategy for the adolescent varicocele. Urol Clin North Am, 2010, 37 (2): 269-278.

85. Shafik A, Moftah A, Olfat S, et al. Testicular veins: Anatomy and role in varicocelogenesis and other path-ologic conditions. Urology, 1990, 35 (2): 175-182.

86. Belman AB. The adolescent varicocele. Pediatrics, 2004, 114: 1669-1670.

87. Fine RG, Poppad DP. Varicocele: Standard and alternative indications for repair. Curr Opin Urol, 2012, 22 (6): 513: 516.

88. Tekgul S, Riedmiller H, Gerharz E, et al. Guidelines on Paediatric Urology. Eur Assoc Urol, 2011: 24.

89. Grober ED, Chan PT, Zini A, et al. Microsurgical treatment of persistent or recurrent varicocele. Fertil Steril, 2004, 82 (3): 718-722.

90. Glassberg KI, Badalato GM, Poon SA, et al. Evaluation and management of the persistent/recurrent varico-cele. Urology, 2011, 77 (5): 1194-1198.

91. Valentino M, Bertolotto M, Derchi L, et al. Children and adults varicocele: Diagnostic issues and therapeu-tical strategies. J Ultrasound, 2014, 17 (3): 185-193.

92. Kim J, Shin JH, Yoon HK, et al. Persistent or recurrent varicocoele after failed varicocoelectomy: Outcome in patients treated Using percutaneous transcatheter embolization. Clin Radiol, 2012, 67 (4): 359-365.

93. Mazzoni G, Minucci S, Gentile V. Recurrent varicocele: Role of antegrade sclerotherapy as first choice treatment. Eur Urol, 2002, 41 (6): 614-618.

94. Chawla A, Kulkarni G, Kamal K, et al. Microsurgical varicocelectomy for recurrent of persistent varicoceles associated with orchalgia. Urology, 2005, 66 (5): 1072-1074.

95. Shridharani A, Lockwood G, Sandlow J. Varicocelectomy in the treatment of testicular pain: A review. Curr Opin Urol, 2012, 22 (6): 499-506.

96. Nehta A, Goldstein M. Microsurgical varicocelectomy: A review. Asian J Androl, 2013, 15 (1): 56-60.

97. Abrol N, Panda A, Kekre NS. Painful varicoceles: Role of varicocelectomy. Indian J Urol, 2014, 30 (4): 369-373.

98. Baazeem A, Belzile E, Ciampi A, et al. Varicocele and male factor infertility treatment: A new meta-analy-sis and review of the role of treatment: A new meta-analysis and review of the role of varicocele repair. Eur Urol, 2011, 60 (4): 796-808.

99. Agarwal A, Deepinder F, Cocuzza M, et al. Efficacy of varicocelectomy in improving semen parameters: New meta-analytical approach. Urology, 2007; 70 (3): 532-538.

100. Schauer I, Madersbacher S, Jost R, et al. The impact of varicocelectomy on sperm parameters: A meta-analysis. J Urol, 2012, 187 (5): 1540-1547.

101. Elzanaty S. Varicocele repair in non-obstructive azoospermicmen: Doagnostic value of testicular biopsya

meta-analysis. Scand J Urol, 2014, 48 (6): 494-498.

102. Zini A, Dohle G. Are varicoceles associated with increased deoxyribonucleic acid fragmentation? Fertil Steril, 2011, 96 (6): 1283-1287.

103. Choi WS, Kim SW. Current issues in varicocele management: A review. World J Mens Health, 2013, 31 (1): 12-20.

104. Marmar JL, Agarwal A, Prabakaran S, et al. Reassessing the value of varicocelectomy as a treatment for male subfertility with a new meta-analysis. Fertil Steril, 2007, 88 (3): 639-648.

105. Ficarra V, Cerruto MA, Liguori G, et al. Treatment of varicocele in subfertile men: The Clchrane Review-a contrary opinion. Eur Urol, 2006, 49 (2): 258-263.

106. Krese AC, de Lange NM, Collins J, et al. Surgery or embolization for varicoceles in subfertile men. Cochrane Database of Syst Rev, 2012, 10: CD000479.

107. Kim KH, Lee JY, Kang DH, et al. Impact of surgical varicocele repair on pregnancy rate in subfertile men with clinical varicocele and impaired semen quality: A meta-analysis of randomized clinical trials. Korean J Urol, 2013, 54 (10): 703-709.

108. Gerrard ER Jr, Sandlow JI, Oster RA, et al. Effect of female partner age on pregnancy rates after vasectomy reversal. Fertil Steril, 2007, 87 (6): 1340-1344.

109. Kolettis PN, Sabanegh ES, Nalesnik JG, et al. Pregnancy outcomes after vasectomy reversal for female partners 35 years old or older. J Urol, 2003, 169 (6): 2250-2252.

110. O Brien JH, Bowles B, Kamal KM, et al. Microsurgical varicocelectomy for infertile couples with advanced female age: Natural history in the era of ART. J Androl, 2004, 25 (6): 939-943.

111. AI Bakri A, Lo K, Grober E, et al. Time for improvement in semen parameters after varicocelectomy. J Urol, 2012, 187 (1): 227-231.

8 非淋菌性尿道炎病原学诊断专家共识

组长 姜 辉 商学军

成员（排名不分先后）

朱积川 姜 辉 邓春华 邢俊平 孙 斐 姜 涛 张欣宗 史轶超

刘贵华 毛加明 杨宇卓

目录

长期以来，传统的培养法以及免疫学方法诊断非淋菌性尿道炎（nongonococcal，NGU）病原体存在一定程度的漏诊或误诊。随着诊断技术的不断发展，分子诊断已普遍应用于临床，包括 DNA 检测和 RNA 检测等技术都为诊断这些病原体提供了更好的方法。为规范此类疾病的诊断程序，提高疾病诊断水平，中华医学会男科学分会组织国内相关专家经过多次讨论，制订了 NGU 病原学诊断专家共识。

1 概述

NGU 是指除淋病奈瑟菌以外的其他病原体感染而引起的尿道炎[1]。NGU 是男性常见的一种泌尿生殖道疾病，其主要症状包括尿道分泌物增多、尿痛及尿道不适，但约有 20%～50%的感染没有明显临床症状[2]。沙眼衣原体（chlamydia trachomatis，CT）是 NGU 最常见的病原体，生殖支原体（mycoplasma，MG）近年来也被证实是仅次于 CT 的 NGU 病原体，此外还有解脲脲原体（ureaplasma urealyticum，UU）、微小脲原体（ureaplasma parvum，UP）、人型支原体（mycoplasma hominis，MH）、腺病毒（adenoviruses）、阴道毛滴虫（trichomonas vaginalis，TV），单纯疱疹病毒（herpes simplex virus，HSV）、副流感嗜血杆菌（haemophilus parainfluenzae）等[1-2]。

2 临床表现与特征

大约 20%~50% 的男性 NGU 患者没有明显临床症状。有症状的感染主要表现为排尿不适，伴尿道分泌物增多，呈浆液性或浆液脓性。女性 NGU 患者的临床表现不如男性典型，无症状感染者要高于男性，大约为 70%。

2.1 潜伏期　患者多有不洁性生活史，潜伏期一般为 1~3 周。

2.2 男性患者的临床表现　尿痛、尿频或尿道刺痒和不适感；尿道分泌物增多，呈浆液性或浆液脓性，较稀薄，量少；少数情况下尿道分泌物可呈脓性，甚或带血性；有时感觉阴茎体局部疼痛[3]。部分患者可伴发附睾炎。也有相当一部分患者无任何症状，仅在较长时间不排尿或清晨首次排尿前，尿道口可出现少量黏液性分泌物，有时仅表现为痂膜封口或裤裆污秽。

2.3 女性患者的临床表现　尿道分泌物增多，呈浆液性或浆液脓性；尿痛、尿频；白带增多、色黄或带血性，或有异味。非月经期或性交后出血。宫颈口可见黏液脓性分泌物，宫颈充血、水肿、脆性增加，触之易出血，有时见较为典型的肥大性滤泡状外观[3]。很多女性患者无任何症状。

3 常见病原体

流行病学研究表明，CT、MG、UU 和 MH 是 NGU 最常见的病原体。其中，CT 感染率为 11%~50%[4-8,10-22]，MG 为 6%~50%[4-15,18,20-24]，UU 为 11%~26%[5,10,12,14,20,22,24-25]，MH 为 1%~4.1%[26-32]。欧美研究发现，在某些男性 NGU 人群中，MG 感染率比 CT 更高[1,4,33]。世界卫生组织（WHO）的报告指出，在有症状 NGU 男性尿道中 MG 感染率为 15%~25%，无症状 NGU 中为 5%~10%[34]。

3.1 CT　CT 是最常见的性传播疾病病原体，根据 WHO 估计，每年约有 9200 万新发病例。CT 可引起沙眼和包括男性尿道炎、附睾炎、直肠炎等多种感染。

3.2 MG　MG 感染导致的临床症状通常较 CT 感染明显[1]。循证医学数据表明，MG 与急性、慢性或复发性 NGU 相关[4-8,10,18,21-23]。男性泌尿生殖道 MG 感染常伴发前列腺炎和附睾炎[7,11,20-24,35]。MG 通过男-男直肠性行为可引发直肠感染，进而导致直肠炎[35-37]。有研究发现，某些 Reiter 综合征患者、类风湿关节炎患者和多发性关节炎患者的关节腔内可检出 MG，提示 MG 对关节有一定致病作用，推测 MG 可能从生殖道向远处播散而致[38-39]。MG 感染可引起女性尿道炎、宫颈炎和盆腔炎，同时与女性细菌性阴道炎有明显相关性[35,37,40-41]。其感染与女性不育、习惯性流产、死胎、低出生体重儿等有关[41-46]。另有研究发现，MG 可黏附在精子的不同部位，影响精子运动轨迹和精子活力[47]，并可通过精子作为载体进入女性生殖道，引起生殖道感染。MG 感染与持续性或复发性 NGU 具有显著相关性。28%男性 MG 感染患者会发生阿奇霉素 1g 单次口服治疗失败的情况，这和单一剂量治疗产生大环内酯类耐药性发生相关[18,20-21]。41%持续性和复发性 NGU 感染男性患者在使用多西环素治疗后仍能检测到 MG[23]，其对喹诺酮类药物也会产生耐药性[48]。

3.3 UU　UU 与男性不育、慢性前列腺炎、宫颈炎、习惯性流产、死胎、新生儿低体重等有关[20-25]。由于 UU 是一种条件致病菌，在人群中有相当数量无症状的 UU 携带者[20]。UU 的降解产物可使阴道的 pH 值增高，有利于其他细菌的繁殖和感染，约有 25%~30%的女性泌尿系统感染与 UU 有关，男性感染率低于女性[22-25]。

3.4 UP　2007 年，国际细菌学分类学会将 UU 中的生物 I 型作为一个新物种，称为UP[53]。由于 UP 和 UU 在生物学特性、系统发生学等存在诸多差异，有必要单独考虑 UP在 NGU 中的作用及相应检测方法[54]。

3.5 MH　MH 是女性泌尿生殖道感染的病原体之一，性成熟女性阴道后穹隆或阴道中常可检出，男性尿道检出率较低[31,32]。由于检出率低，研究数据较少，国外相关指南中暂未把 MH 列为建议检测项目。

3.6 ADV　ADV 是 DNA 双链病毒，可引起人类多种疾病，如呼吸道感染、胃肠炎、角膜结膜炎等。以往认为腺病毒不是生殖道感染的病原体，但在美国、澳大利亚和日本等有报道腺病毒相关的尿道炎[8,55-56]，Bradshaw 等[8]在澳大利亚墨尔本性健康中心进行了病例对照研究，结果显示，在有症状 NGU 患者中，腺病毒的阳性率为 4%，且腺病毒感染有独特的临床特征和行为特征，与口交和男-男性行为（MSM）相关，临床上通常尿道口有炎症和中至重度尿痛[57]。

3.7 TV　尽管人们习惯性认为 TV 是女性阴道炎的常见病因，但越来越多的研究表明TV 也是引起男性尿道炎的重要病因之一，其在男性尿道炎中的感染率为 1%~20%[12,14,58-59]。

3.8 HSV　HSV 通过直接亲密接触或性接触传播，感染后一般潜居于人体，当机体抵抗力下降时发病。HSV 在男性 NGU 患者中的报道较少，感染率约 2%~3%[8,60]。

3.9 Hpi　Hpi 属革兰阴性杆菌，是人类呼吸常见条件致病菌，可引起心内膜炎、肾炎、胆道感染、腹膜炎等。有研究发现在 NGU 患者中检出 HPi，可能是口交等方法将口咽部病原体或口腔共栖菌传播至尿道[61-62]。目前 HPi 在泌尿生殖道感染的相关研究甚少，但这类病原微生物引起的尿道炎可能比以前所知的病原微生物影响更大[60]。

4　实验室诊断方法

4.1 CT 检测

4.1.1 细胞分离培养法　CT 直径介于病毒与立克次体之间，为原核细胞型微生物，能通过滤菌器，有独特生活周期。一直以来，细胞分离培养法被认为是"金标准"方法，其需要用 HeLa 细胞、McCoy 细胞或鸡胚卵黄囊接种、分离培养鉴定 CT。但是由于分离培养操作复杂、技术及设备要求高、所需时间长和敏感性受标本采集等限制，难以作为临床常规检查和流行病学筛查，只能作为其他方法的参考标准应用。

4.1.2 免疫学检测　常用免疫学方法有直接荧光抗体试验（DFA）和酶联免疫法（ELA），这两种方法的特点是：①适用于多种类型的标本；②特异性和敏感性较培养法高，但判定结果带有主观性；③对操作有较高要求，不适用于大量标本的检测。近年来发展的胶体金免疫法较传统的免疫方法应用很广泛，其优点是简易、方便、快速，操作简便，并可就单一标本立即检测，缺点是敏感性仅为细胞培养法的 75%～88%[63-64]。

4.1.3 分子生物学检测　在目前所有检测方法中，分子检测技术灵敏度和特异性最好，是首选的检测方法。分子生物学检测主要有 DNA 和 RNA 检测两大类。DNA 检测技术主要包括了聚合酶链反应（polymerase chain reaction，PCR）和连接酶链反应（link chain reaction，LCR）。PCR 电泳因其检测结果存在假阳性而导致特异性下降；而荧光定量 PCR 杂交法、PCR 微孔板杂交法及套式 PCR 等方法，较好地解决了敏感性和特异性问题。LCR 法可解决 PCR 中存在的假阳性问题，敏感性也有所提高；同时，标本可以用尿液或拭子，减轻了患者的痛苦，易被接受，是一种较好的检测方法[65]。

目前检测 CT 最好的方法是 RNA 检测。RNA 检测主要包括 SAT（simultaneous amplification and testing，SAT）和 TMA（transcription-mediated amplification，TMA）技术，这两种技术的扩增仪原理完全相同。由于 RNA 在非病毒性病原体微生物细胞中存在多拷贝（其 16S rRNA 在每个细胞中多达 10^4 拷贝），与以 DNA 为靶标的 PCR 等技术相比，其灵敏度和准确性更高，并且可以检测包括尿液在内的各种样本，且不同部位的样本结果一致性很好。研究表明，在男性患者中，尿液和尿道拭子 RNA 检测结果的一致性几乎可达 100%[66-67]。另外，由于 RNA 只存在于活的细菌中，所以 RNA 检测结果可以用于疗效判断，符合目前精准医疗的要求，是目前为止最好的检测方法。

4.2 MG 检测

4.2.1 培养法　MG 的传统检测方法是用 SP4 培养基培养 1～5 个月，易污染，且要观察 SP4 培养基颜色的变化来判断，难以客观评价结果，因此难在临床应用[15,18,20-24,34]。Vero 细胞培养法约 3 周左右，仍因其所需时间过长、培养过程中菌株容易死亡等原因，不适用于临床快速检测[68]。

4.2.2 免疫学检测　MG 与某些微生物（如肺炎支原体）有交叉抗原，故免疫学检测方法受到一定限制，免疫法的敏感性和特异性都比较低[15,20-24,34]。Jurstrand 等[69]基于脂结膜蛋白的酶联免疫吸附试验检测法（LAMP-ELISA）虽然具有较高的种属特异性，但其检测结果随时间波动较大，影响因素较多，亦较难应用于临床诊断[68]。

4.2.3 分子检测法　目前用于 MG 检测的主流方法是分子生物检测，DNA 和 RNA 检测都已应用于 MG 的临床检测。RNA 检测 MG 目前仅有 SAT 技术。与 CT 检测类似，RNA 检测具有取样方便、灵敏度高、特异性好且可用于疗效判定等优点，是 MG 检测的首选方法[34]。

4.3 UU 检测

4.3.1 培养法　UU 培养法包括液体培养和固体培养。液体培养的原理是 UU 在生长过程中分解尿素产生 NH_3，由于许多细菌和真菌都能利用尿素而导致假阳性[65]，液体培养阳性率高出固体培养近 9%[8]。

固体培养基的主要成分与液体培养液相同，培养能形成"油煎蛋"样特征性菌落，准确性高，是 UU 的鉴别培养基，也是以往检测 UU 的金标准[70]，但固体培养法阳性率低于液体培养法。固体培养对实验环境和操作人员要求高，而且培养周期长，成本高，且药物敏感试验需要培养后再转种进行，给使用带来极大不便，所以难以在临床常规使用。

4.3.2 分子检测方法 与 CT、MG 类似，目前 UU 检测推荐分子生物学方法，当前 DNA 和 RNA 检测[69]已应用于 UU 的临床检测。

DNA 检测技术，主要为实时荧光 PCR 法，敏感性和特异性都很好，但不能进行药敏试验，无法精确指导临床用药。RNA 检测技术（SAT）检测 UU 16 S rRNA，其灵敏度和特异性都高于 PCR，由于该法只检测病原体的 RNA（完整的 RNA 片段只存在于活的病原体中），能排除患者治疗后病灶已经死亡的病原体残留的 DNA 对检测结果的影响，有利于临床疗效观察及判愈，减少抗生素的使用[71]，是目前的首选方法。

4.4 UP 目前临床上 UP 的检测开展较少，以培养法为主，近年来有研究者在探究核酸检测法来检测 UP[54]，包括了巢式 PCR 技术[54]、PCR 相对定量等方法[72]。

4.5 MH 目前临床检测 MH 常用培养法，国内多使用 MH 和 UU 的液体培养加药敏试验一体法。由于液体培养容易污染，存在假阳性，近年来越来越多的研究使用 PCR、巢式 PCR 或实时荧光 PCR 进行检测[73]。

4.6 ADV 检测一直以培养法和免疫荧光检测法为主，目前有研究开始使用分子生物学方法检测 ADV[74]。这些方法包括普通 PCR、实时荧光定量 PCR 等。初步建立的环介导等温扩增（LAMP）技术也可检测 ADV，比较适用于基层医院实验室和流行区[75]。

4.7 TV 目前湿片直接镜检法和培养法是诊断 TV 的常用方法，前者快速、简便、直观，但受取材的限制而检出率低；后者检出率高于前者，但敏感性仍然较低且费时长。随着核酸检测技术发展，分子诊断方法也已开始应用于 TV 的检测中，其灵敏度和特异性均高于培养法[73]。近年来的研究表明，PCR 检测 TV 的方法准确、特异、敏感，能用于临床批量检测，可作为体外诊断 TV 感染及流行病学调查的候选方法[76-77]。

4.8 HSV 目前 HSV 的实验室检测以培养法和免疫检测法为主。培养法操作复杂，需要进行细胞培养，耗时较长。由于 HSV 普遍存在潜伏感染，免疫检测法无法区分潜伏感染和活动性感染，所以使用受限。近年来，分子生物学方法已开始应用于 HSV 的检测，有条件的实验室建议开展。

4.9 HPi 目前 HPi 检测以培养法为主，多采用血琼脂培养基或 MH 培养基进行培养，均呈卫星现象。目前也有少数研究尝试核酸检测 HPi，但尚无商品化试剂。

5 临床应用

5.1 检测适应证 ①有不洁性接触史。②具有相关临床症状者：主要表现为尿道分泌物增多，呈浆液性或浆液脓性，无论是否伴有尿痛和尿道不适。③接受辅助生殖助孕前，以及不孕不育人群筛查。

5.2 样本采集方法与注意事项

5.2.1 男性受检者检测样本 尿道拭子：男性患者常常因为尿道炎的症状而进行检测。通常可以采用尿道拭子，使用上述培养或核酸检测的方法进行检测。但尿道拭子的采集有一定痛苦，容易造成男性的畏惧而拒绝检查。

前列腺按摩液及精液：怀疑男性生殖道感染的患者有时需要进行前列腺按摩液或精液的检查。

尿液：一般仅适用于 RNA 检测方法，其优点为无创、方便、敏感性和特异性高。采用尿液标本进行检测，解除了男性患者通过尿道拭子采样的痛苦，适合所有疑似患者，无论有无临床症状。研究表明，虽然临床推荐采集清晨第一次尿，或停止排尿后 2h 的首段尿，但实际应用中任何时候采集的尿液对检测结果都没有明显影响。采集尿样时尿道口也无需消毒。注意事项：用于 RNA 方法检测的男女性尿液样本需在 24h 之内按 1∶1 的比例加入尿样保存液，混合后的待测样本在 2~8℃保存不应超过 30d，−20℃保存不超过 3 个月，−70℃可长期保存，应避免反复冻融。另需注意：由于是活菌检测，服用抗生素对结果有影响。

5.2.2 女性受检者检测样本 宫颈拭子与阴道拭子：是女性最常用的检测样本，可进行培养或核酸检测。尿液：一般仅适用于 RNA 检测方法，优点为无创、方便、敏感性和特异性高，适合所有疑似患者，无论有无临床症状。

5.3 结果解读

除 UU 为条件致病菌，需要审慎地评估感染风险，确定是否需要治疗外，CT、NG、MG 都是致病病原体，阳性结果都需要治疗，无论有无临床症状。经抗感染治疗后 2~4 周，建议复查。

男性若确诊为非淋菌性尿道炎，建议同时治疗性伴侣，期间注意避免无保护性交。

男性精液质量异常且有生育需求时，若病原体检测为阳性，建议男女双方同时治疗一疗程后复查。

6 结论

随着分子检测技术的发展，越来越多的病原体检测都可满足高效、灵敏和准确的目标。而分子检测技术，尤其是 RNA 检测技术，因其灵敏、特异和无创的明显优势，为 NGU 的精确诊断提供了有利的工具。我们认为，医疗的起点是诊断，只有精确的诊断才可能谈得上精确治疗。RNA 检测技术的出现，极大地提高了检测的敏感性和特异性，相比其他方法敏感性更高。另外，因 RNA 在死亡的病原体中很快降解，故以 RNA 为靶标可以直观反映病原体的存在状态，辅助进行疗效监测，指导临床精准用药，解决目前国内普遍存在的过度治疗，尤其是抗生素滥用问题，大幅降低整体医疗费用，缩短治疗时间，建议作为非淋菌性尿道炎的首选检测方法。

参 考 文 献

1. Horner P，Blee K，O Mahony C，et al. UK National Guideline on the management of non-gonococcal urethritis. Int J STD AIDS，2016，27（2）：85-96.

2. Alberta Health Public Health Notifiable Disease Management Guidelines Non-Gonococcal Urethritis. Government of Alberta，2013.

3. Ws 238-2003. 非淋菌性尿道炎诊断标准及处理原则.

4. Falk L，Fredlund H，Jensen JS. Symptomatic urethritis is more prevalent in men infected with mycoplasma genitalium than with chlamydia trachomatis. Sex Transm Infect，2004，80（4）：289-293.

5. Wetmore CM, Manhart LE, Lowens MS, et al. Demoraphic, behavioral, and clinical characteristics of men with nongonococcal urethritis differ by etiology: A case-comparison study. Sex Transm Dis, 2011, 38 (3): 180-186.

6. Sena AC, Lensing S, Rompalo A, et al. Chlamydia trachomatis, mycoplasma genitalium, and trichomonas vaginalis infections in men with nongonococcal urethritis: predictors and persistence after therapy. J Infect Dis, 2012 (3): 357-365.

7. Gaydos C, Maldeis NE, Hardick A, et al. Mycoplasma genitalium compared to chlamydia, gonorrhoea and trichomonas as an aetiological agent of urethritis in men attending STD clinics. Sex Transm Infect, 2009, 85 (6): 438-440.

8. Bradshaw CS, Tabrizi SN, Read TRH, et al. Etiologies of nongonococcal urethritis: Bacteria, viruses, and the association with orogenital exposure. J Infect Dis, 2006, 193 (3): 336-345.

9. Geisler WM, Yu S, Hook EW 3rd. Chlamydial and gonococcal infection in men without polymorphonuclear leukocytes on gram stain: Implications for diagnostic approach and management. Sex Transm Dis, 2005, 32 (10): 630-634.

10. Horner P, Thomas B, Gilroy CB, et al. Role of Mycoplasma genitalium and ureaplasma urealyticum in acute and chronic nongonnccocal urethritis. Clin Infect Dis, 2001, 32 (7): 995-1003.

11. Marrazzo JM, Whittington WL, Celum CL, et al. Urinebased screening for chlamydia trachomatis in men attending sexually transmitted disease clinics. Sex Transm Dis, 28 (4): 219-225.

12. Wetmore CM, Manhart LE, Lowens MS, et al. Ureaplasma urealyticum is associated with non-gonococcal urethritis among men with fewer lifetime sexual partners: A case-control study. J Infect Dis, 2011, 204 (8): 1274-1282.

13. Janier M, Lassau F, Casin I, et al. Male urethritis with and without discharge: A clinical and microbiological study. Sex Transm Dis, 1995, 22 (4): 244-252.

14. Manhart LE, Gillespie CW, Lowens MS, et al. Standard treatment regimens for nongonococcal urethritis have similar but declining cure rates: A randomized controlled trial. Clin Infect Dis, 2013, 56 (7): 934-942.

15. Schwebke JR, Rompalo A, Taylor S, et al. Re-evaluationg the treatment of nongonococcal urethritis: Emphasizing emerging pathogens-a randomized clinical trial. Clin Infect Dis, 2011, 52 (2): 163-170.

16. Haddow LJ, Bunn A, Copas AJ, et al. Polymorph cout for predicting non-gonococcal urethral infection: A model using chlamydia trachomatis diagnosed by ligase chain reaction. Sex Transm Infect, 2004, 80 (3): 198-200.

17. Tait IA, Hart CA. Chlamydia trachomatis in non-goncocal urethritis patients and their heterosexual partners: Routine testing by polymerase chain reaction. Sex Transm Infect, 2002, 78 (4): 286-288.

18. Mena L, Wang X, Mroczkowski TF, et al. Mycoplasma genitalium infections in asymptomatic men and men with urethritis attending a sexually transmitted diseases clinic in New Orleans. Clin Infect Dis, 2002, 35 (10): 1167-1173.

19. Wendel KA, Erbelding EJ, Gaydos CA, et al. Use of urine polymerase chain reaction to define the prevalence and clinical presentation of trichomonas vaginalis in men attending an STD clinic. Sex Transm Infect, 2003, 79 (2): 151-153.

20. Manhas A, Sethi S, Sharma M, et al. Association of genital mycoplasmas including mycoplasma genitalum in HIV infected men with nongonococcal urethritis attending STD & HIV clinics. Ind J Med Res. 2009, 129 (3): 305-310.

21. Hilton J, Azariah S, Reid M. A case-control study of men with non-gonococcal urethritis at Auckland Sexual

Health Service：Rates of detection of mycoplasma genitalium. Sex Health，2010，7（1）：77-81.

22. Yu JT. Tang WY，Lau KH，et al. Role of mycoplasma genitalium and ureaplasma urealyticum in nongono-coccal urethritis in Hong Kong. Hong Kong Med J，2008，14（2）：125-129.

23. Taylor-Bobinson D，Horner PJ. The role of mycoplasma genitalium in non-gonococcal urethritis. Sex Transm Infect，2001，11（4）：229-231.

24. Shigehara K，Kawaguchi S，Sasagawa T，et al. Prevalence of genital Mycoplasma，Ureaplasma，Gardnerel-la，and human papillomavirus in Japanese men with urethritis，and risk factors for detection of urethral human papillomavirus infection. J Infect Chemother，2011，17（4）：487-492.

25. Orellana MA，Gomez-Lus ML，Lora D. Sensitivity of Gram stain in the diagnosis of urethritis in men. Sex Transm Infect，2012，88（4）：284-287.

26. 谭开明，王箭 . 3280 例非淋菌性尿道炎中支原体感染的监测 . 中华医院感染学杂志，2006，16（2）：235-237.

27. 陈颖，张璞玉，于秀英，等. 支原体感染与非淋菌性尿道炎. 中华检验医学杂志，2003，26（12）：802.

28. 黄秀琼，吴英. 9139 例非淋菌性尿道炎支原体培养及药敏结果分析. 国际医学卫生导报，2012，18（16）：235-237.

29. 李岳军，曾贱高. 597 例非淋菌性尿道炎患者支原体感染情况与耐药性分析. 中国医药导报，2010，7（30）：121-123.

30. 郭良，陈宏斌. 1633 例非淋菌性尿道炎患者支原体监测及药敏分析. 中华医学会第七次全国中青年检验医学学术会议论文汇编，2012.

31. 张雯雁，叶杨芹，沈李花. 6573 例非淋菌性尿道炎患者支原体感染及药敏情况分析. 国际检验医学杂志，2014，35（8）：949-951.

32. 陈琼，1642 例性病门诊者支原体感染状况及耐药性分析. 检验医学与临床，2010，7（13）：1351-1352.

33. Pond MJ，Nori AV，Witney AA，et al. High prevalence of antibiotic-resistant mycoplasma genitalium in non-gonococcal urethritis：The need for routine testing and the inadequacy of current treatment options. Clin Infect Dis，2014，58（5）：631-637.

34. WHO. Laboratory diagnosis of sexually transmitted infections，including human immunodeficiency virus. 2013.

35. Taylor-Bobinson D，Jensen JS. Mycoplasma genitalium：From Chrysalis to Multicolored Butterfly. Clin MI-crobiol Rev. 2011，24（3）：498-514.

36. Zheng BJ，Yin YP，Han Y，et al. The prevalence of urethral and rectal mycoplasma genitalium among men who have sex with men in China，a cross-sectional study. BMC Public Health，2014，14：195-201.

37. Cazanave C，Manhart LE，Bebear C. Et al. Mycoplasma genitalium，an emerging sexually transmitted patho-gen. Med Mal Infect，2012，42（9）：381-392.

38. Taylor-Bobinson D，Gilroy CB，Horowitz S，et al. Mycoplasma genitalium in the joints of two patients with arthritis. Eur J Clin Microbiol Infect Dis. 1994，13（12）：1066-1069.

39. Tully JG，Rose DL，Baseman JB，et al. Mycoplasma pneumonise and mycoplasma genitalium mixture in syn-ovia fluid isolate. J Clin Microbiol. 1995，33（7）：1851-1855.

40. Gaydos C，Maldeis NE，Hardick A，et al. Mycoplasma genitalium as a contributor to the multiple etiologies of cervicitis in women attending sexually transmitted disease clinics. Sex Transm Dis，2009，36（10）：598-606.

41. McGowin CL，Anderson-Smits C. Mycoplasma genitalium：An emerging cause of Sexually Transmitted Disease in women. PLoSPathog. 2011，7（5）：1-10.

42. Edwards RK, Ferguson RJ, Reyes L, et al. Assessing the relationship between preterm delivery and various microorganisms recovered from the lower genital tract. J Matern Fetal Neonatal Med, 2006, 19（6）: 357-363.

43. 游燕, 王梦花, 戴琼燕. 生殖道支原体及衣原体属感染与不孕的相关性. 中华医院感染学杂志, 2013, 23（22）: 5620-5626.

44. 黄华, 魏振铃, 女性不孕与生殖道衣原体和支原体属感染相关研究分析. 中华医院感染学杂志, 2014, 24（4）: 991-995.

45. Abusarah EA, Awwad ZM, Charvalos E, et al. Molecular detection of patential sexually transmitted pathogens in semen and urine specimens of infertile and fertile males. Diagn Microbiol Infect Dis 2013, 77（4）: 283-286.

46. Sevenstrup HF, Fedder J, Kristoffersen SE, et al. Mycoplasma genitalium, chlamydia trachomatis, and tubal factor infertility-aprospective study. Fertil Steril, 2008, 90（3）: 514-520.

47. Sevenstrup HF, Fedder J, Abraham-Peskir J. Mycoplasma genitalium attaches to human spermatozoa. Hum Reprod, 2003, 18（10）: 2103-2109.

48. 薛文成, 孟冬娅, 万楠 等. 2006年泌尿生殖系统支原体感染状况及耐药性分析. 中国实验诊断学, 2007, 11（3）: 335-337.

49. 郭名和, 郭春晓, 邵永. 解脲支原体感染对精液中精浆生化成分及精子顶体完整性的影响. 检验医学与临床, 2011, 8（13）: 1586-1588.

50. 周曾娣, 王光荣, 葛争鸣, 等. 不育男性生殖道沙眼衣原体、解脲支原体感染与精子凋亡关系. 生殖医学杂志, 2002, 11（4）: 226-229.

51. 向丽, 周铁军, 王光西, 等. 解脲脲原体对人精子形态结构及顶体酶活性的影响. 现代预防医学, 2010, 37（9）: 1735-1737.

52. 徐丽, 周运恒, 李哉, 等. 男性不育患者解脲脲原体感染与精子质量和抗精子抗体的关系. 武警医学, 2013, 24（8）: 686-692.

53. 张楠, 尹美琳, 鲍会静, 等. 解脲脲原体及微小脲原体与男性非淋菌性尿道炎关系的 Meta 分析. 中国皮肤性病学杂志, 2013, 27（4）: 380-382.

54. 王伟平, 闫李侠, 张仙森. 巢式 PCR 技术检测生殖道治病性支原体的临床应用. 检验医学, 2010, 25（11）: 875-878.

55. Tabrizi SN, Ling AE, Bradshaw CS, et al Human adenoviruses types associated with non-gonoeoccal urethritis. Sex Health, 2007, 4（1）: 41-44.

56. Hiroi S, Furubayashi K, Kawahata T, et al. A case of urethritis caused by human adenovirus type 56. Jpn J Infect Dis, 2012, 65（3）: 273-274.

57. 苏晓红. 非衣原体性非淋球菌性尿道炎的病因研究和治疗. 国际皮肤病学杂志, 2014, 40（3）: 141-145.

58. Schwebke JR, Lawing LF. Improved detection by DNA amplification of trichomonas vaginalis in males. J Clin Microbiol, 2002, 40（10）: 3681-3683.

59. Schwebke JR, Hook EW 3 rd. High rates of trichomonas vaginalis among men attending a sexually transmitted diseases clinic: Implications for screening and urethritis management. J Infect Dis, 2003, 188（3）: 465-468.

60. Srugo I, Steinberg J, Madeb R, et al. Agents of nongonococcal urethritis in males attending an Israeli clinic for sexually transmitted diseases. Isr Med Assoc J, 2003, 5（1）: 24-27.

61. Sturm AW. Haemophilus influenzae and Haemophilus parainfluenzae in Nongonococcal Urethritis. J Infect Dis, 1986, 153: 165-167.

62. 李开顺，郑开会，熊方武．引起非淋菌性尿道炎的细菌、病毒以及与性交方式的关系. 第五届中国国际性学学术交流会论文汇编. 2007．65-67.

63. 李影林，苏卓，张颖悟．衣原体及检验方法. 临床微生物学及检验，1997，7（2）：463.

64. 阎铃，周劲松，李旦，等. 沙眼衣原体感染实验室诊断研究. 中国人兽共患病杂志，2001，17（1）：48-49.

65. 黄宇烽. 非淋菌性尿道炎实验诊断研究进展. 中华男科学，2004，10（1）：3-8.

66. 顾伟鸣，杨阳，吴磊，等. 实时荧光核酸恒温扩增技术坚持泌尿生殖道沙眼衣原体感染．临床检验杂志，2010，28（4）：271-272.

67. 陈敏，谭浩，石坚. 实时荧光核酸恒温扩增技术在泌尿生殖道沙眼衣原体感染监测中的应用. 中外健康文摘，2014，10：165.

68. 刘排，蒋娟，孙建方. 生殖支原体检测方法研究进展．中国皮肤病性病学杂志，2013，27（3）：312-314.

69. Jurstrand M，Jensen JS，Magnuson A，et al. A serological study of the role of Myco-plasma genitalium in pelvic inflammatory disease and ectopic pregnancy．Sex Transm Infect．2007，83（4）：319-323.

70. 汪宇婴，陆学东．解脲脲原体的实验室检测方法的研究现状. 热带医学杂志，2008，8（9）：990-992.

71. 高志华，金印，陈峰. 实时荧光核酸恒温扩增技术检测尿液中淋球菌的分析. 国际检验医学杂志，2012，33（4）：463-464.

72. 赵缤，刘璐，赵芳，等. 微小脲原体相对定量方法的建立及临床应用. 检验医学，2015，30（9）：934-938.

73. 姚志远，黄革会. 阴道毛滴虫在男性尿道炎中的致病作用及研究进展. 国外医学皮肤性病学分册．2011，27（4）：213-216.

74. 潘庆军，朱学芝．腺病毒及其检测技术研究进展. 检验医学与临床，2013，10（24）：3362-3364.

75. 赵娜，程欣，刘金霞. 环介导等温扩增技术检测新兵腺病毒感染研究. 中国病原生物学杂志，2016，11（2）：126-129，134.

76. 江海强，魏帅帅，吴腊梅，等．阴道毛滴虫不同引物 PCR 检测结果比较. 现代医药卫生，2015，31（22）：3448-3450.

77. 兰龙，王盼盼，方旦旦，等. 聚合酶链反应检测阴道毛滴虫的研究. 长治医学院学报，2015，29（6）：409-412.

9 中国阴茎背神经选择性切除术专家共识

顾　问　姜　辉　北京大学第三医院
　　　　邓春华　中山大学第一附属医院
组　长　王　忠　上海交通大学附属第九人民医院
副组长　戴玉田　南京大学医学院附属鼓楼医院
　　　　张春影　哈尔滨医科大学第二附属医院
编　委
　　　　毛向明　北京大学深圳医院
　　　　戴继灿　上海交通大学附属仁济医院
　　　　姜　涛　大连大学第一附属医院
　　　　孙祥宙　中山大学第一附属医院
　　　　张　炎　中山大学第三附属医院
　　　　林浩成　北京大学第三医院
　　　　李文吉　上海交通大学附属第九人民医院

目录

阴茎背神经选择性切除术是近年来国内医疗机构普遍开展的治疗早泄的一种方法。鉴于目前我国医疗市场上有关阴茎背神经的手术种类繁多、乱象丛生，各省、市、自治区都发生了较多的、由这类手术导致的医疗纠纷，国家卫生和计划生育委员会委托中华医学会男科学分会组织部分国内男科临床专家共同撰写了"中国阴茎背神经选择性切除术专家共识"，以规范阴茎背神经选择性切除术的手术适应证、手术方法和术后观察、随访等医疗行为，同时对能够开展这一手术技术的医院的技术准入和术者的技术资质要求一并予以规范。现发布如下。

1 原发性早泄的临床特征

1.1 早泄的定义和分类 早泄（premature ejaculation，PE）的定义和分类标准仍在不断完善，目前公认的定义来自美国精神病学协会的《精神障碍诊断和统计手册》（DSM-IV-R，修订第4版，1994；于2013年更新至第五版DSM-5）、世界卫生组织的《WHO国际疾病分类第10版》（ICD-10）、第二届国际性功能障碍专家会议、第二届国际性医学专家委员会（ICSM）定义等四种版本。虽然这四种定义在射精潜伏期的时间长短界定方面存在分歧，但均包含射精潜伏期、射精控制能力及过早射精而引起的负面影响（消极的个人精神心理后果）三个因素。

ISSM于2013年进一步明确了原发性早泄和继发性早泄的定义。早泄（原发性或继发性）是一种男性性功能障碍，表现为：①总是或几乎总是在插入阴道前或插入阴道后1分钟之内射精（原发性早泄）；或临床上令人苦恼的、显著缩短的射精延迟时间，经常约3分钟或更少（继发性早泄）；②总是或几乎总是在插入阴道后无法控制或延迟射精；③由此产生消极的后果，比如苦恼、忧虑、挫折感和（或）逃避性活动等。目前临床上推荐使用该定义。

继1943年由Schapiro首先提出原发性早泄和继发性早泄概念，1989年，Godpodinoff提出应命名为终生性（原发性）和获得性（继发性）早泄，此后又有多种分类方法问世。2006年，Waldinger提出新的早泄分类方法，除包括原发性和继发性早泄两种分类外，新增了自然变异性早泄（natural variable PE）和早泄样射精功能障碍（premature-like ejaculatory dysfunction）。

1.2 原发性早泄的临床特征 虽然原发性早泄和继发性早泄均表现为射精潜伏期短、射精控制能力差及由此产生消极的个人精神心理后果，但两种类型早泄具有不同的临床特征，需加以鉴别。

原发性（原发性）早泄表现为，从第一次性交开始几乎每次性交及几乎与每个性伴侣均发生早泄。在大多数情况下（80%）射精在30~60秒，或者在1~2分钟之间（20%）发生。其病理生理学机制上可能与神经生物学或遗传学变异有关，较少合并器质性疾病。

继发性早泄则表现为，射精过快的发生一般有一个明确的时间点，可能是逐渐出现或者突然出现，而之前性生活时射精潜伏期正常。在大多数情况下射精前潜伏期较原发性早泄长，一般为3分钟以内。继发性早泄患者年龄一般偏大，合并阴茎勃起功能障碍（ED）

的比率较高，国际勃起功能指数（IIEF）较低。相对于原发性早泄患者，继发性早泄患者更多抱怨性生活满意度差、人际交往困难、精神上苦恼而主动寻求治疗。其病理生理学机制上可能与精神心理因素或器质性病变有关。Godpodinoff 发现大约 81% 的继发性早泄患者有明确的器质性疾病，18% 虽然没有明确的器质性病变，但可发现可疑的病因。器质性原因包括身体质量指数（BMI）增高、高血压、糖尿病、ED、泌尿生殖道感染、慢性前列腺炎/慢性盆腔疼痛综合征、甲状腺疾病、心血管疾病风险因素等。

2　选择性阴茎背神经切断术治疗早泄的原理

射精反射的初级感受器或感受区域主要位于阴茎体、阴茎头、尿道及阴茎海绵体，其神经纤维形成阴茎背神经，加入阴部神经，而后经 S2～S4 神经的背根进入脊髓，沿脊髓上传至大脑内侧视前区、下丘脑侧前区和下丘脑室旁核等高级射精中枢，另外，部分来自大脑皮质的冲动也可直接传至射精中枢。当皮质被激活到一定程度后，通过脑干、脊髓前侧柱将冲动传到交感神经链。通过腰交感神经节下传至腹主动脉两侧形成下腹神经丛，然后，其穿过盆腔至节后神经元突触进入下腹下神经丛，末梢终止在附睾、输精管和精囊的平滑肌内 α-肾上腺素能受体，平滑肌收缩将精液排至后尿道，同时膀胱颈关闭。其后，源于 S2～S4 脊髓前角的躯体神经通过阴部神经运动支传至盆底坐骨海绵体肌及球海绵体肌，使这些盆腔底肌肉发生节律性收缩，使后尿道的精液由尿道外口喷出，完成射精。

与阴茎头感觉信息的传递经过两种不同的传入神经通路有关：第一是通过阴茎背神经的感觉神经纤维传递至 S2～S4，然后集合进入脊髓。第二是通过下腹神经丛传递感觉刺激至脊髓旁的交感神经节。自主神经通路与大脑脊髓通路之间可能存在闭合环路。研究表明，毁损猴的阴茎背神经将使射精消失或延迟，早泄患者有阴茎头涂抹利多卡因凝胶，可显著提高阴茎生物感觉阈值，延缓阴茎体感诱发电位（DPSEP）潜伏期，对早泄患者显著延长射精潜伏期临床有效率达 80% 左右，为早泄的局部治疗提供理论依据。

控制射精反射神经系统可分为脊髓上水平、脊髓水平和脊髓下水平对射精的控制。脊髓下水平：阴茎背神经的感觉支是传入的神经纤维，部分切除阴茎背神经可以延长射精潜伏期，提高了性生活的时间。

3　手术适应证

由于手术治疗早泄的原理较明确，因此阴茎背神经选择性切断术的唯一手术适应证为原发性早泄患者。

①患者符合原发性早泄诊断标准；②异性恋，有稳定性伴侣 6 个月以上；③勃起功能正常的男性患者；④非手术治疗疗效不佳，患者手术治疗意愿强烈，并与家属充分沟通，达成共识；⑤阴茎神经电生理检查结果提示阴茎皮肤敏感性升高且阴茎背神经感觉传导速度加快，符合阴茎皮肤感觉神经高兴奋性；⑥使用局部麻醉药物治疗或使用避孕套效果较

好者。

4 手术禁忌证

所有不符合原发性早泄诊断标准的男性患者都不应施行阴茎背神经选择性切断术。部分虽诊断为原发性早泄但伴有以下异常的患者同样禁忌手术治疗：

①伴有其他类型性功能障碍的患者，如勃起功能障碍、性欲异常等；②伴全身或泌尿生殖系统感染者：尿路刺激征、前列腺炎、血精、包皮龟头炎、瘢痕体质；③检查发现全身性疾病的患者，如高血压、糖尿病、冠心病、甲状腺功能亢进、精神疾病等；④检查发现男性生殖器异常的患者，如外生殖器发育异常，双侧睾丸、附睾及精索触诊明显异常等；⑤凝血功能低下的患者；⑥心理素质不佳，不愿手术的患者。

5 术前患者的诊断和评价

术前需对患者进行详细的病史询问及查体，并结合相关量表评分及检查结果明确诊断并排除手术禁忌证。应该与手术适应证、禁忌证呼应。

必需的专项检查：

①测定血糖、血压、甲状腺激素（T3、T4）等；②早泄诊断工具（PEDT）量表或中国早泄评分（CIPE-5）量表；③勃起功能评分（IIEF-5）量表；④夜间阴茎勃起试验（NPT）：RIGISCAN 检查。

可选检查：

①阴茎神经电生理检查：阴茎感觉阈测定、阴茎头及阴茎背神经体感诱发电位（GPSEP、DNSEP）、阴茎皮肤交感反应（PSSR）；②阴茎彩色多普勒检查+注射试验；③测定血清睾酮；④护理相关检查。

6 术前患者沟通要点

临床研究已证实阴茎背神经选择性切除手术简单、安全、疗效稳定，可明显提高性生活质量，无全身不良反应发生，但同时发现术后部分患者症状改善不明显，或出现与手术相关或不相关并发症或精神心理障碍。因此，在此项手术之前需向患者及其家属详细交代术中、术后可能出现的意外及并发症。手术知情同意书可包括以下可能的意外及并发症：

手术知情同意书

1. 麻醉意外；

2. 术中误损伤；

3. 术后出血，必要时再次手术止血；

4. 术后切口局部疼痛；

5. 术后切口感染、切口裂开、包皮坏死；

6. 术后阴茎皮肤或包皮系带水肿致皮肤增厚，切口硬结或瘢痕形成，象皮肿等，外形欠佳；部分患者术后可能性生活时疼痛不适；

7. 手术后瘢痕挛缩，致阴茎回缩、屈曲、偏斜、旋转可能，必要时需手术矫正；

8. 术后阴茎头感觉异常；

9. 术后延迟射精、不射精、性快感降低等；

10. 术后阴茎异常勃起或阴茎勃起功能障碍；

11. 术后出现精神、心理障碍；

12. 术后早泄症状改善不明显或复发，需进一步治疗；

13. 其他术前无法预料到的意外或并发症发生。

7 手术步骤及方法

7.1 麻醉 可采用局部浸润麻醉、腰麻或全身麻醉；

7.2 建议手术者带头式放大镜（2.5~3.5 倍）进行手术。有条件的也可在手术显微镜下手术。

7.3 检查患者阴茎包皮，如包皮过长可先行包皮环切术；如已作过包皮环切术，包皮仍长的可行包皮整形术；

7.4 沿阴茎冠状沟下方 0.8~1.5cm 处环行切开阴茎内板皮肤，逐层切开皮肤、皮下组织，分离阴茎筋膜组织，分离约 3~4 层阴茎筋膜后，在阴茎背深静脉、阴茎背动脉的上面可显露阴茎背神经，阴茎背神经呈微黄色、弹性好、表明富含血管，横径约 0.2~1.5mm。以阴茎背正中 12 点为中心用细尖镊子、显微蚊式分离钳向两侧分离显露阴茎背神经，至阴茎腹侧达尿道海绵体处，用丝线提起分离的阴茎背神经做标记；

7.5 在显露阴茎背神经后，反复检查避免遗漏应该显露的阴茎背神经。然后根据阴茎背神经的分布情况，在考虑神经分布均衡的原则，保留 3-4 支阴茎背神经分支，其余的阴茎背神经分支切除 3~4cm；如果保留的阴茎背神经横径>1.5mm，继续向远端分离直至接近阴茎头处。然后，将切除的神经组织送检病理，处理手术创面及出血点，分两层缝合术区皮肤和皮下组织。手术结束。

8 手术疗效的评价

目前已有的关于阴茎背神经选择性切除术的文献均将患者主观的指标如阴道内射精前潜伏时间（IELT）、中国早泄评估量表（CIPE）和性交满意度作为评价手术疗效的主要指标；也可将阴茎神经电生理检查等作为评估患者病情及手术疗效的手段。

8.1 阴道内潜伏射精时间（IELT） 阴道内射精前潜伏时间（IELT）作为评估性交射精时间的相对客观指标被广泛地应用于早泄患者诊断及病情严重程度评估；同时 IELT 的

改善直接反映了患者病情的治疗情况，因此 IELT 是阴茎背神经选择性切除术后的最主要的疗效评估指标。

张春影等提出将术后 IELT≥2 分钟设定为有效，作为手术后疗效评估标准。

8.2 性生活满意度评分/中国早泄评估量表（CIPE） 性生活满意度评分与 CIPE 都将手术患者实际性生活改善情况作为评估指标。性生活满意度评分包括了患者/配偶性交满意度（百分比）、患者/配偶性交满意度（评分表）和患者/配偶性生活满意度评分。

专家认为患者术后 IELT≥2 分钟，控精能力增强，患者/配偶性交满意度提高这三条是判断手术后早泄治疗疗效的重要指标，满足三条中一条视为手术有效。

9　手术并发症

阴茎背神经选择性切除手术的并发症除了外科手术常见并发症以外，还包括：①阴茎淋巴水肿，系带水肿；②阴茎头麻木；包皮坏死；③手术区硬结或瘢痕形成，有时形成痛性结节；④勃起功能障碍延迟射精、不射精等；⑤其他（如：精神、心理异常）。

手术并发症中，麻醉意外，出血、血肿，感染，手术区硬结或瘢痕形成的防治同其他手术，本手术重点是防治阴茎头麻木、勃起功能障碍以及射精功能障碍的出现。

10　手术治疗在早泄治疗中的地位

早泄的阴茎背神经选择性切除术对非手术治疗无效的原发性早泄患者是一种可选择的治疗方法，它通过部分破坏输入神经或感受器，降低阴茎头的敏感性，提高射精刺激阈值，减少性刺激信号的输入量，降低中枢的兴奋性，延缓射精潜伏期，改善早泄患者的性生活质量。由于阴茎背神经分支分布的个体差异，因此导致术后疗效和并发症发生存在较大个体差异。本手术对手术医生手术技巧的要求较高，因此不推荐作为早泄的一线治疗方法。

11　术后病理检查

原则上，所有阴茎背神经手术后都应将切除的神经末梢送病理检查，病历中应该有病理报告。

12　术后随访

12.1 术后随访时间　分为近期随访和远期随访。由于阴茎背神经选择性切除术术后约一个月左右创面恢复，才允许恢复正常性生活，所以随访时间通常于术后 1 个月，3 个月进行。远期疗效随访为术后 1 年，3 年，5 年。

12.2 随访项目 疗效随访见疗效章节；手术后相关并发症随访见并发症章节。

13　手术安全性的评价和方法

查阅近十年国际上 SCI 收录的论文基本没有关于阴茎背神经选择性切除术的内容。ISSM2014 年早泄诊疗指南不建议手术治疗；EAU2015 早泄诊疗指南里没有手术治疗内容，都是有关药物治疗的论述；AUA 的早泄诊疗指南是 2010 重新修订的指南，都是关于药物治疗的内容，未涉及手术治疗部分。有关阴茎背神经选择性切除术的中文文章不少，基本结论都是手术的安全性非常高，没有严重并发症。

13.1 手术过程的安全性 根据目前发表的文章来看，阴茎背神经选择性切除术的手术过程安全性是非常高的，基本不会出现危及患者生命的情况；本手术只是切除阴茎背神经的分支，不损伤勃起神经，因此，不会导致患者术后出现器质性的勃起功能障碍。

13.2 手术后的安全性 根据目前发表的文章来看，阴茎背神经选择性切除术的手术后安全性同样非常好，术后并发症少。术后偶见伤口感染、血肿、包皮水肿、疼痛、龟头麻木等并发症发生。

14　对开展手术医院的技术准入和手术者的资质技术要求

14.1 对手术者的资质和技术要求 阴茎背神经选择性切除术是一类不可逆转的神经破坏性手术，目前本手术的疗效还缺乏循证医学的依据。由于该手术是一类创新性手术，因此专家组建议国家对其应按Ⅳ级手术管理。建议凡开展阴茎背神经选择性切除术的医师应具有以下资质：

14.1.1 术者应取得《医师资格证书》，执业范围为外科。

14.1.2 从事泌尿外科或男科临床工作 10 年以上，掌握泌尿外科手术基本技术，具备男科手术特别是阴茎手术的技术能力，已能熟练开展常规的阴茎手术，掌握早泄的病理生理机制、诊断及各项治疗方案，掌握阴茎及阴茎背神经的解剖学相关知识。

14.1.3 从未开展过此手术的医院应作为新技术按Ⅳ级手术归类，要求具有正高职称医师才能开展；在已熟练开展此手术的医院，要求至少具有副高职称医师才能实施此项手术。

14.1.4 手术医师需经过国家卫生计生委认定的培训基地的专项技术培训，并取得合格证后才能开展此项手术。

14.2 对开展手术医院的技术准入要求 阴茎背神经选择性切除术目前仍属于新技术，虽然近期疗效可靠，但远期疗效需要进一步观察，建议目前暂时按Ⅳ级手术管理。目前该手术只能在三级以上医院开展，以积累循证医学证据证明该手术的疗效以及安全性！待该手术具备了有力地循证医学依据后再逐步往下级医院推广并经有关部门批准后开展该类手术。

参考文献

1. Young B, Coolen L, McKenna K. J Sex Med, 2009, 6 (Suppl 3)：229-233.

2. Choi HK, Jung GW, Moon KH, et al. Urology 2000；55 (2)：257-261.

3. Choi HK, Xin ZC, Choi YD, et al. Int J Impot Res 1999；11 (5)：261-264.

4. 刘继红，熊承良. 性功能障碍学，中国医药科技出版社，2004：217-220

5. 张春影，张海峰，郭军等. 中华男科学杂志，2005, 11 (10)：789-791.

6. McMahorn CG, Althof SE, Waldinger MD, et al. An evidence-based definition of lifelong premature ejaculation：report of the International Society for Sexual Medicine (ISSM) ad hoc committee for the definition of premature ejaculation. J Sex Med, 2008, 5：1590-606.

7. Serefoglu EC, McMahon CG, Waldinger MD, et al. An evidence-based unified definition of lifelong and acquired premature ejaculation：report of the second international society for sexual medicine ad hoc committee for the definition of premature ejaculation. J Sex Med, 2014, 2：41-59.

8. Waldinger MD. Premature ejaculation：definition and drug treatment. Drugs，2007，67：547-568.

9. K. Hatzimouratidis, I. Eardley, F. Giuliano, et al. Salonia. European Association of Urology Guidelines on Male Sexual Dysfunction：Erectile dysfunction and premature ejaculation：The 2015 edition. 491-508.

10. Yang DY, Ko K, Lee WK, et al. Urologist′s Practice Patterns Including Surgical Treatment in the Management of Premature Ejaculation：A Korean Nationwide Survey. World J Mens Health, 2013, 31：226-231.

11. Klingberg F, Hinz B, White ES. The myofibroblast matrix：implications for tissue repair and fibrosis. J Pathol, 2013, 229：298-309.

12. 罗康平，王国良，唐文豪等. 阴茎背神经切断术治疗早泄 [J]. 中国男科学杂志，2007, 21 (6)：51-53.

13. 张春影，李兴华，袁谭等. 阴茎背神经局部解剖学研究及其临床意义 [J]. 中华男科学杂志，2009, 15 (2)：130-133.

14. 李兴华，郑少斌，张春影等. 改良式阴茎背神经切断术治疗原发性早泄 [J]. 中国男科学杂志，2011, 25 (3)：25-27.

15. 张春影，姚志敏，张海峰等. 阴茎背神经选择性切断术对阴茎敏感度影响的临床研究 [J]. 中国男科学杂志，2009, 23 (4)：46-49.

16. 姚志敏，张春影，张海峰等. 阴茎背神经选择性切断术对阴茎头体感诱发电位的影响 [J]. 中国男科学杂志，2011, 25 (2)：39-41, 51.

17. 李芃，许蓬，孙龙浩等. 联合用药及手术治疗原发性早泄的疗效观察 [J]. 中国医疗前沿，2009, 04 (16)：39-40.

18. 周祥举，张治国，郝林等. 选择性显微阴茎背神经切断术治疗原发性早泄的临床观察 [J]. 中华男科学杂志，2013, 19 (11)：1003-1006.

19. 熊国根，陈胜辉，刘晖等. 阴茎背神经选择性切断联合系带内羊肠线植入术治疗原发性早泄的疗效分析 [J]. 中华男科学杂志，2009, 15 (8)：755-757.

20. 孙中义，李彦锋，周波等. 阴茎背神经选择性切断术提高阴茎感觉阈值的临床分析 [J]. 中国男科学杂志，2010, 24 (10)：46-48.

21. 倪良玉，宁克勤，颜彬等. 阴茎背神经选择性切断术治疗原发性早泄（附15例报告）[J]. 南京医科大学学报，2009, 29 (3)：411-413.

22. 陈涛伟，夏佳东，潘峰，戴玉田等. 阴茎体感诱发电位在阴茎背神经切断术治疗早泄中的应用价值［J］. 中国男科学杂志，2013，（9）：17-20.

23. 张春影，付宜鸣，张海峰等. 阴茎背神经切断术治疗原发性早泄的临床评价［J］. 哈尔滨医科大学学报，2003，37（1）：82-82，90.

10 血精诊断与治疗专家共识

顾　　问　姜　辉　邓春华

组　　长　戴玉田

编写人员（排名不分先后）

　　　　　王增军　姚　兵　周辉良　刘智勇　张贤生　朱伟东

　　　　　武志刚　李彦锋　陈　赟　徐志鹏

秘　　书　周　雪

目录

前言

　　血精是男科临床常见一种临床表现，即精液带血，可为肉眼所见，也可为精液检查时镜下发现。与血精相关的疾病较多，加之既往对血精研究较少，因此其诊断及治疗有较多不确定因素。为规范和指导血精的诊治流程，中华医学会男科学分会组织部分男科专家，根据最新的循证医学资料，以及各自临床经验，共同研究并制定本共识，旨在为医生在临床实践中提供指导和参考。

1 概述

血精是男科临床常见症状之一，表现为精液带血，可伴有射精痛、性功能障碍、生殖器疼痛不适、膀胱刺激征及发热、盗汗等全身症状，可能与精道炎症、结石、囊肿、肿瘤或其他全身疾病等有关。

2 流行病学

青年、中老年男性皆可发生血精，临床上并不少见，但目前尚缺乏其确切的发病率统计资料[1]。

3 病因学

以往将血精归咎于持久禁欲、纵欲过度、剧烈性活动或性交中断等[2]。随着医学影像学和实验室诊断技术的发展，目前超过 85% 的患者已经能够确定其准确病因，绝大部分为良性病变所致，其中感染或炎症最常见[3]。根据血精的不同起源，通常将血精的病因学分为下面几类（表 10-1）：

表 10-1 血精的病因学分类[1]

分类	病因
先天性	前列腺小囊囊肿，苗勒管囊肿，射精管囊肿，精囊囊肿
炎症性	尿道炎，前列腺炎，附睾炎，生殖-泌尿系结核，巨细胞病毒感染，HIV 感染，血吸虫病，棘球蚴病，尿道和尿道口湿疣，泌尿系感染
梗阻性	前列腺、精囊和射精管结石，炎症后射精管、精囊囊肿，精囊憩室，尿道狭窄，前列腺增生
肿瘤性	前列腺*，膀胱*，精囊，尿道，睾丸*，附睾，黑素瘤
血管性	前列腺血管曲张，前列腺毛细血管扩张，后尿道、前列腺、精囊血管瘤，动静脉畸形，性交过度和手淫
创伤/医源性	会阴、睾丸器械置入，前列腺活检、注射，会阴部、生殖器、盆腔创伤，输尿管、前列腺支架；血管栓塞、冷冻、放射治疗
全身性	高血压，血友病，紫癜，维生素 C 缺乏症，出血性障碍，慢性肝病，肾血管性疾病，白血病*，淋巴瘤*，肝硬化，淀粉样变
特发性	原因不明

*血精患者需要鉴别的重要病因

4 临床表现和体格检查

4.1 临床表现

临床表现多以精液带血为主要症状，也可表现为性生活后初始血尿，可伴有射精痛、性功能障碍、局部疼痛不适、下尿路症状及全身症状如发热、盗汗等。随着病因和血精的严重程度不同，血精颜色也会有所不同：因尿道黏膜出血引起的血精呈鲜红色，不与精液混匀，呈乳白色精液中混杂血丝；由各种炎症、梗阻或外伤引起的血精则混合均匀，呈暗红或咖啡色。由于积蓄在精囊腺里的精液不是一次射精就能排空，血精常持续一段时间后才会消失。

4.1.1 射精痛 指射精时发生的性器官疼痛。

4.1.2 性功能障碍 可表现为性欲减退、勃起功能障碍、早泄、不射精、频繁遗精等。

4.1.3 下尿路症状 可表现为尿道灼热、刺痛感、尿频、尿急、终末血尿、排尿困难等。

4.1.4 疼痛 可表现为阴囊、下腹部、会阴部及大腿内侧、腰骶部等区域的隐痛、胀痛或不适。

4.1.5 精神症状 可表现为紧张、焦虑、抑郁等心理障碍。

4.1.6 其他 除上述症状外，有时血精还会伴有全身症状，如发热、盗汗等。

4.2 体格检查

4.2.1 全身检查

血精很少涉及全身病变，但仍需仔细检查以排除局部及全身与血精有关的病变。体检时尤需注意全身皮肤有无出血瘀斑；仔细检查睾丸、附睾、精索等生殖器官。

4.2.2 直肠指诊

直肠指诊是一种重要的检查手段。除常规前列腺检查外，还应注意精囊及其邻近区域的检查。注意局部的质地、有无包块、压痛等改变。但由于精囊位置深在，有时病变不易触及，还应结合其他检查进行判断。

5 实验室检查

血精患者的精液检查是一项重要的检查项目，包括性状、数量、精浆生化等检查。如有生育需求者，建议检查精液常规。如有基础疾病患者建议行血尿常规检查、精液检查，40 岁以上患者建议查血清前列腺特异性抗原（PSA）。

5.1 精液一般检查（推荐）

正常液化精液的标本呈现均质性、灰白色的外观。对于血精患者的精液，根据含血量的多少，表现为肉眼血精、混有血丝，肉眼观察可呈鲜红色、咖啡色或者暗红色，可含凝血块。

5.2 精子质量检查与形态学分析（推荐）

血精常见于精囊炎等生殖系统炎症，可能会影响精子质量，导致精子活力下降，精子形态异常。对于有生育要求的患者，需行精液常规检查，了解精子质量。

5.3 精浆生化检查（可选）

精浆成分主要来源于精囊腺、前列腺及尿道球腺。精囊病变时精浆生化可出现异常。精浆生化分析包括精浆 pH 值、果糖、酸性磷酸酶测定、中性 α 葡萄糖苷酶、枸橼酸测定、弹性蛋白酶及微量元素锌测定等。

5.4 精液中白细胞的评估、病原微生物检查（可选）

精液白细胞检测用于明确是否存在生殖道或副性腺感染。精液中白细胞总数可以反映炎症情况的严重性。WHO 精液检查手册第五版推荐的白细胞浓度的临界值为 $1.0 \times 10^6 / ml$。

男性生殖系统感染有关的病原微生物有细菌、病毒、螺旋体、支原体、衣原体等，一般根据病史及临床表现选择性地检查。

6　影像学检查

6.1 超声检查（推荐）

超声检查（经直肠超声检查），能清晰地显示前列腺、精囊的结构，还可以引导对前列腺、精囊等部位进行穿刺活检和介入性治疗，是血精患者的首选筛查方法。

急性精囊炎时，声像图表现为精囊张力增加，囊壁增厚、毛糙或模糊不清，囊内回声减低，其间有散在的粗大点状回声。慢性精囊炎多为急性迁延而来，精囊增大的程度多较急性为轻，囊内为密集的细小点状回声或紊乱回声。如伴有射精管梗阻，可出现精囊扩张，精囊腺宽度或直径可大于 1.5cm，亦可表现为射精管扩张，直径大于 2.3mm。精道远端区域可出现多种囊肿，形态一般呈圆形或椭圆形，声像图为无回声暗区。

精囊结石见于射精管阻塞、精囊液潴留导致结晶，其附着于脱落的上皮细胞和炎性渗出物上形成结石，声像图表现为精囊后壁的前方可见大小不等的强回声，精囊大小和精囊壁回声可无明显异常。

原发性精囊肿瘤较为罕见，主要为精囊癌。继发性精囊肿瘤大多数是前列腺癌、膀胱癌、直肠癌等直接侵犯精囊所致，声像图表现为精囊形态失常，左右不对称、不规则，体积增大或萎缩，边界模糊不清。

6.2 X 线精囊造影（可选）

输精管精囊造影可清晰显示输精管、精囊、射精管及其病变（如输精管串珠样改变、射精管梗阻及扩张成囊样）。因其为有创性检查，可能造成输精管黏膜撕脱或炎症梗阻，目前已被无创性的经直肠超声和 MRI 所取代。

6.3 MRI 检查（推荐）

MRI 清晰的软组织对比和多平面扫描，可对精囊腺的内部结构做出精细评价，直肠内 MRI 可使分辨率进一步提高。正常精囊腺在 T1 加权相上显示为均匀低至中等信号强度，T2 加权相显示精囊腺内高信号液体和低信号管壁。输精管因管壁较厚，T2 加权相显示为低信号的管状结构[4]。

精囊发育不全应注意与前列腺静脉丛鉴别。

精囊形态和大小可因炎症、梗阻、肿瘤等出现改变，表现为单侧或双侧精囊不同程度增大或囊性扩张，精囊宽度超过 1.7cm，精囊内腺管结构呈囊柱状扩张，管径>5mm，可伴有或不伴其内信号强度的改变。亦可能出现精囊萎缩。

精囊 T1 加权相信号强度增加提示囊内液含蛋白质成分或出血。精囊内血时，T1、T2 加权相均为中高信号的为陈旧出血，新鲜出血者表现为 T1 加权相高信号、T2 加权相低信号（与正常的精囊影像特征正好相反）[5]。

精道远端区域可出现前列腺小囊囊肿，苗勒管囊肿，射精管囊肿和精囊囊肿等多种来源的囊肿。单纯性囊肿在 T1 加权像上表现为边缘光整的类圆形低信号或高信号，在 T2 加权像上为高信号或等低信号，囊肿内部信号均匀[4]。上述各类囊肿的典型特征见鉴别诊断部分。

精囊内界限清楚的肿物多为精囊内良性肿瘤。精囊恶性肿瘤常为前列腺癌侵犯所致，T2 加权相表现为低信号。

6.4 CT 检查（可选）

正常精囊 CT 扫描下表现为对称蝴蝶形的软组织结构，长 3~6cm，位于前列腺上方、膀胱后方，与膀胱间有三角形脂肪垫隔开，形成膀胱-精囊三角。因 CT 检查存在辐射，对精囊腺精细结构的显示也不如 MRI，因而在血精的诊断中已较少应用，但对精道结石的诊断仍有较高价值。

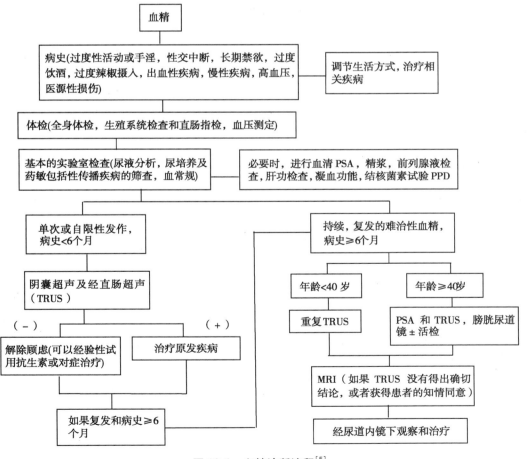

图 10-1 血精诊断流程[5]

7　诊断与鉴别诊断

7.1 前列腺及精囊炎症

由于前列腺和精囊在其解剖和生理功能上的密切联系，临床上精囊炎和前列腺炎常相伴发生，临床表现相似，不易独立区分。但单纯前列腺炎一般不易出现血精，而伴发精囊炎时可出现血精。精囊炎分为急性和慢性两类。急性精囊炎可出现急性前列腺炎的类似表现，如耻骨区及腰骶部疼痛，伴尿频、尿急、尿痛等尿路刺激征，及发热、寒战等；直肠指诊可发现明显精囊肿大，有波动感和压痛。慢性精囊炎患者常有前列腺炎、后尿道炎病史，或急性发作病史。可无明显临床症状，也可有类似慢性前列腺炎表现，可伴射精痛和（或）血精、精液可呈鲜红色，暗红色或咖啡色。肛门指诊前列腺及精囊区可无明显异常发现，也可有轻微压痛。TRUS 检查可见精囊扩大、变形，张力增加，囊壁增厚、毛糙或模糊不清，囊内回声杂乱，不均匀。MRI 常表现为精囊增大，腺管状结构模糊，但伴有出血时可见 T1 加权像上为高信号，而 T2 加权像上可为低信号或高信号，常常表示存在新鲜出血或陈旧出血[6,7]。部分慢性精囊炎可表现为精囊萎缩。前列腺炎或后尿道炎如果导致射精管口狭窄或梗阻，常继发射精管梗阻的临床精液性状改变和相关影像学表现。

7.2 精囊射精管区域囊肿

精囊和射精管区域的囊肿是引起血精的常见病因之一，尤其是在顽固性血精患者中更为多见。该区域的囊肿可以是原发性，也可以继发于射精管梗阻导致近端扩张形成囊肿。射精管梗阻后可使梗阻的近端管道如精囊出现扩张和膨胀，导致黏膜血管破裂、出血。精囊射精管区域囊肿有四类：①前列腺小囊囊肿；②苗勒管囊肿（Mullerian 囊肿）；③射精管囊肿，也称为午非管囊肿（Wolffian 囊肿）；④精囊囊肿。

常见囊肿的鉴别要点如下：

前列腺小囊囊肿：位于前列腺中线区域，多限于前列腺边界之内，为前列腺小囊的病理性增大。临床上，一种常见的病理改变是，前列腺小囊的异常增大可压迫射精管，或射精管远端的炎性梗阻，可导致射精管近端在前列腺小囊的侧后壁 5，7 点区域形成异常开口或通道[7]，该类患者常表现为顽固性血精或慢性血精，并可在前列腺小囊囊肿内发现精子。

苗勒管囊肿：位于中线区域，矢状面影像上可显示呈泪滴状，大的囊肿可超越前列腺的后上方边界[4,8,9]。因为苗勒管囊肿通常不与射精管，尿道或精囊相交通，所以囊肿液中通常无精子或果糖。

射精管囊肿：定位于旁正中线，前列腺内射精管走行区域，与尿道及一侧精囊相交通。常是由于射精管远端的不完全性梗阻所导致。MRI 影像下，射精管囊肿呈圆形或卵圆形，薄壁单腔囊性病变[10,11]。临床上，射精管囊肿较罕见，发病率低于苗勒管囊肿[12]。

精囊囊肿：多为先天性异常，常与多囊肾，同侧肾发育畸形如肾缺如，同侧先天性输精管缺如，输尿管异位开口（开口于中肾管的衍生物如精囊或射精管）相伴发[11,13-15]。有时，精囊囊肿也可以是继发于此前的感染或炎症。MRI 影像下，精囊囊肿呈薄壁的单腔囊性病变，位于膀胱的侧后方精囊所在部位。由于其与精道相交通，因此精囊囊肿内含有果糖和精子[11]。

7.3 前列腺精囊结核

前列腺精囊结核（tuberculosis of the prostate and seminal vesicle）为泌尿系结核或体内其他原发结核病灶的继发病变，属男性生殖系结核。

该类患者常有泌尿系结核或身体其他原发结核病灶的病史和相关临床表现，如顽固性尿路刺激征，或伴会阴部、腰骶部隐痛不适、坠胀感，尿混浊，排尿困难等。常伴精液量减少或血精，严重者可伴有附睾，输精管结核症状。

直肠指诊可显示前列腺、精囊形态不规则，可触及硬结。严重者腺体肿大呈不规则结节状或坚硬肿块。附睾受累时，局部肿大变硬，呈不规则结节状，输精管呈串珠状硬结。

尿液、精液涂片抗酸染色或结核分枝杆菌培养可以发现结核分枝杆菌。X线片检查可见前列腺后尿道区钙化影。尿道造影示前列腺部尿道狭窄、僵直、管壁不规则；TRUS检查可见前列腺及精囊边界回声欠规则，内部回声不均匀，可有边界不整齐的透声区及低回声区，为前列腺脓肿或空洞的佐证。

7.4 前列腺精囊损伤

由于前列腺、精囊解剖位置隐蔽，周围有众多的器官和丰富的结缔组织，因此，临床上单独的前列腺或精囊的损伤极为罕见。通常由会阴或直肠的刺伤、枪弹的穿透伤、工伤或交通事故所致的骨盆损伤的一部分，严重的骨盆骨折造成前列腺撕裂伤且多伴有膀胱、后尿道或直肠的损伤[16]。精囊损伤多在周围的器官诸如膀胱、直肠、尿道的损伤之后发生，故出血较多。近年来，由于大量前列腺疾病的患者采用经尿道前列腺切除或深低温冷冻的治疗方法，常发生损伤前列腺外科包膜甚至精囊的情况。在经尿道作前列腺切除时，如见到有黄色的脂肪颗粒时，说明前列腺外科包膜已经切穿。当切破精囊时，可见乳白色的液体如云雾状从精囊破口中涌出。在常规的膀胱镜、尿道镜检查或插入尿道探杆时，由于操作不当或前列腺的病理改变，亦可导致前列腺的损伤[17,18]。

诊断依据：

1. 病史　有明确的外伤或手术史。前列腺损伤往往伴有邻近器官的损伤，其症状往往间接且复杂。从精囊受伤机制来看，它是一种复合伤，并发多种脏器损伤的表现，很难在术前考虑与诊断，通常是在手术探查中发现。

2. 症状

（1）疼痛　于膀胱出口有局限性的疼痛，表现为耻骨联合部或会阴部的疼痛，通常疼痛十分剧烈，严重时可出现休克。

（2）出血　多为持续性尿道口滴血，与排尿无关或与排尿伴随。穿透伤可在会阴的伤口处持续流血。当前列腺周围的静脉丛被撕裂时，血液可流入膀胱周围间隙而出现血肿。此种大出血如被忽视，常可危及患者生命[19]。

（3）排尿困难　前列腺包绕于后尿道周围，其损伤常伴有后尿道的部分或完全性损伤，局部的血块或组织水肿堵塞后尿道及后尿道断裂可导致排尿障碍和尿潴留。

（4）尿外渗及感染　如前列腺损伤伴有后尿道或膀胱颈损伤时，可有尿液外渗至前列腺与膀胱周围间隙，外渗的尿液可引起局部刺激性疼痛与继发性感染，如脓毒性蜂窝织炎，常继发于尿外渗，可局限在肛门、会阴、坐骨肛门窝等处。

（5）尿瘘　继发于前列腺尿道破裂后，尿外渗未能充分引流发生尿道周围炎或蜂窝织炎进而形成尿瘘。

（6）尿失禁　多为尿道内括约肌或外括约肌损伤所致。

（7）男性不育　因创伤导致的精子成分进入血液循环系统，由于精子属于自身免疫抗原，由此可能导致继发的免疫性不育。前列腺和精囊的外科损伤也可能导致精道不能畅通，需要进一步的外科再通或者穿刺精子进行卵泡浆内单精子注射[20]。

3. 体检　可见尿道外口滴血。局部尿外渗及血肿多出现于阴囊和会阴部，视诊时可发现；直肠指诊时，前列腺有浮动或者碎裂的感觉，前列腺完整外形可以消失。

7.5 精囊肿瘤

精囊肿瘤非常少见，多见于青壮年，可能与性旺盛期有关。

7.5.1 临床表现

（1）尿路梗阻和血精　由于肿瘤生长而压迫膀胱颈部或后尿道，造成排尿异常，血精是因精囊肿瘤出血所致，症状严重而且顽固存在。此外，精囊肿瘤压迫可引起会阴部疼痛、睾丸疼痛、贫血、消瘦等症状，并且也会类似前列腺癌般发生远处转移。通过肛指检查、膀胱镜检查、输精管与精囊造影等方法可做诊断。

（2）排尿困难　是由于肿瘤压迫膀胱颈及后尿道所致，其排尿困难程度与肿瘤大小及位置有关，国内报道精囊肿瘤引起排尿困难占 9.1%，肿瘤体积巨大者除患者有尿频、尿急、排尿费力、尿线细无力等膀胱出口梗阻症状外，严重者会导致尿潴留[21]。

（3）血尿　可为全程血尿，也可为初始或终末血尿，尤以排精后初血尿多见。

（4）血精　精液外观呈粉红色、暗红色或咖啡色，可持续数年，常无射精痛。以 22 ~ 24 岁多见，血精为首发症状而就诊占 40% 左右；肿瘤合并精囊结石者，在排出血性精液时常有小结石排出。

7.5.2 分类

7.5.2.1 精囊良性肿瘤

精囊良性肿瘤报道不多，常见精囊良性肿瘤有乳头状瘤、囊腺瘤、纤维瘤、平滑肌瘤、畸胎瘤等。

乳头状瘤和囊腺瘤起源于胚胎残基，常发生于一侧精囊。临床表现及影像学酷似精囊囊肿。多为中年人发病。

7.5.2.2 精囊恶性肿瘤

精囊恶性肿瘤罕见。由于膀胱原位癌、前列腺癌、直肠癌及淋巴瘤等易浸润精囊，故临床上难以鉴别肿瘤是否原发于精囊。组织学上原发性精囊恶性肿瘤多为腺癌和肉瘤。

早期常无症状，后期可有尿痛、直肠痛、排尿困难、便秘、血精、血尿、尿潴留等。晚期常已有膀胱、前列腺浸润，而直肠指诊时在前列腺顶端可触及不规则肿物，通常无触痛。精囊照影有时可见精囊阻塞、变形或充盈缺损。约 30% 患者静脉尿路造影时表现为输尿管下端受压，膀胱底部不对称隆起。

原发性精囊癌多为腺癌。其特点为：50 岁以上易发病；发现肿瘤时，通常由局部蔓延至前列腺、膀胱；常发生前列腺或输尿管梗阻；盆腔无其他原发肿瘤时，病理所见为细胞内含脂褐质黏液的乳头状或间变瘤；易误诊为前列腺癌，前列腺癌的血清标记物 PSA 和 PAP 正常；血清 CEA 可以升高；腺癌可以起源于苗勒管（Mullerian duet）[22]。

精囊肉瘤报道极少，一般为平滑肌肉瘤。除病理确诊外，无特殊表现，极似腺癌，这些肿瘤病区进展迅速，预后较差。目前尚无统一治疗方案，可行根治性切除或部分切除术，术后辅以放疗，内分泌治疗。预后不良。

另一种混合型的低分化上皮细胞基质肿瘤过去常被误诊为精囊囊腺瘤，近来被 WHO 肿瘤分类委员会认为是两种截然不同的肿瘤，其形态学特征为增生的腺体细胞和轴细胞共存形成变异区域，结构以固体和囊性区域混合组成[23,24]。

精液检查对于诊断精囊病变具有重要的意义。

（1）精液量异常；（2）精液黏稠度增加；（3）精液酸碱度降低；（4）精浆生化检查显示精液内果糖等含量的降低；（5）脱落细胞学检查：精浆有形成分主要包括精子及精道沿途器官的脱落细胞，细胞学检查可以发现癌细胞，是肿瘤诊断和筛查的重要手段。

精囊恶性肿瘤诊断依据[1]：

（1）经会阴穿刺精囊活检可以发现癌细胞。

（2）精囊造影可见精囊轮廓不规则扩张，有破坏征象，与周围组织关系不清楚。

（3）膀胱镜检查 可发现膀胱颈部及底部隆起，严重时可见膀胱壁和输尿管下端有肿瘤浸润。

（4）检查直肠指诊可以触到精囊部不规则的硬结，甚至累及整个精囊。

（5）症状：早期有血精，亦可出现尿频，尿急、血尿、排尿困难及盆腔深部或腹股沟处疼痛、可牵涉睾丸等处。后期有消瘦、乏力，排便困难等症状。

（6）病史：可有邻近部位组织肿瘤或其他原发性肿瘤的病史。

7.6 凝血功能异常

这里涉及的血液系统疾病主要是指与血精相关的血液系统疾病，主要指各种因素导致的具有全身出血倾向的血液系统疾病，即出血性疾病。

根据引起出血的不同机制，出血性疾病可以分为三类：

（1）血管因素异常：包括血管本身异常和血管外因素异常引起出血性疾病。过敏性紫癜、维生素 C 缺乏症、遗传性毛细血管扩张症等即为血管本身异常所致。老年性紫癜、高胱氨酸尿症等即为血管外异常所致。

（2）血小板异常：血小板数量改变和黏附、聚集、释放反应等功能障碍均可引起出血。特发性血小板减少性紫癜、药源性血小板减少症及血小板增多症等，均为血小板数量异常所致的出血性疾病。血小板无力症、巨型血小板病等为血小板功能障碍所致的出血性疾病。

（3）凝血因子异常：包括先天性凝血因子和后天获得性凝血因子异常两方面。如血友病甲（缺少Ⅷ因子）和血友病乙（缺少Ⅸ因子）均为染色体隐性遗传性出血性疾病。维生素 K 缺乏症、肝脏疾病所致的出血大多为获得性凝血因子异常引起的。

以上疾病均可引起男性不同程度血尿、血精[25]。

8 治疗

血精的治疗方法很大程度上取决于血精的病因和病理[1,26]。多数血精患者可找到明确病因，并进行相应治疗，效果良好。对病因不明者，临床上主要依据患者的患病年龄、血精持续的时间及复发情况、伴随的相关症状等三个方面，对患者进行相应的检查和治疗。

8.1 一般治疗

对年龄小于 40 岁、偶发血精、无相关危险因素（如癌症史尤其是睾丸肿瘤、已知的泌尿生殖系畸形、凝血障碍等）或相关症状的年轻血精患者，治疗以消除患者的顾虑为主[27]。如因过度性生活或手淫、性交中断、长期禁欲等不当的性行为导致的血精，临床表现一般较轻，多为自限性，常不需要治疗，可以观察等待，并给予健康教育，指导正确的性生活方式。

因创伤如外伤、医源性损伤而出现血精的患者，亦多为自限性，也可以观察等待。前列腺穿刺活检后出现血精的比例在 9%~84%，虽为自限性、不需要特殊治疗，但血精消失往往在持续约 3.5 周~1 个月或 8~10 次射精后[28]，故应向拟行前列腺穿刺活检的患者说明此并发症，避免患者的顾虑和影响性生活。

因药物如阿司匹林[29]引起的血精，停药后可自行消失。亦有认为，服用小剂量阿司匹林的患者在接受前列腺穿刺活检后，并未增加血精的几率和持续时间。

因凝血障碍、淋巴瘤、淀粉样变、恶性高血压、慢性肝病等导致的血精，应针对原发病给予治疗。此外，动静脉畸形、内瘘等导致的血精，可采用介入栓塞治疗，效果满意。

8.2 药物治疗

8.2.1 抗微生物药物

感染性疾病引起的血精，根据其病原体选用有效的药物，多数能获得较好的疗效[1,26]。

对单纯疱疹病毒、人乳头状病毒、巨细胞病毒、HIV 等病毒感染者，可针对不同病毒给予相应抗病毒治疗。

怀疑性传播性疾病、泌尿生殖系感染等导致血精及下尿路症状者，可行前列腺液或精液致病菌培养和药物敏感试验，给予相应药物治疗，一般要兼顾到肠道菌属（尤其是大肠埃希菌）。年轻患者还有注意沙眼衣原体、解脲支原体、拟杆菌感染，常用的药物有喹诺酮类、磺胺类、大环内酯类、四环素类、抗厌氧菌类等，2 周 1 疗程往往可奏效，个别患者用药时间长达 2 个月左右。如果没有发现致病菌的，可尝试经验性用药 2 周。

泌尿生殖系结核导致的血精，除积极抗结核治疗外，有时还需要手术切除结核病灶。

8.2.2 抗寄生虫药物
极少数患者的血精是由于埃及血吸虫、棘球属等寄生虫[30]感染所致，前者采用吡喹酮治疗，后者可用阿苯达唑治疗，有时还需要手术切除病灶。

8.2.3 抗炎药物
非甾体抗炎药物可减轻局部炎症反应，有助于改善症状。

8.2.4 5-α 还原酶抑制剂
5-α 还原酶抑制剂可以治疗前列腺增生导致的血尿，有报道非那雄胺[31]可作为复发性、难治性血精的治疗用药，疗程一般要 3 个月，但因例数较少，疗效有待进一步观察。

8.2.5 止血药物
出血量大时，可使用止血药物。

8.2.6 中医药治疗
中医认为，血精常见 4 种证型：湿热下注、治以清热化湿、凉血止血为主。阴虚火旺、治以滋阴降火、凉血止血为主，气血两虚、治以补益气血、引血归脾为主。淤血内阻、治以活血化瘀、和血止血为主。针对血精辩证论治疗效较佳，有报道宁泌泰[32]有一定疗效。

8.3 血精的手术治疗

8.3.1 精道内镜检查和治疗

1. 手术适应证：血精症状持续或反复发作超过 6 个月；规范有效的 4 周以上抗生素等相关药物治疗无效。

2. 术前准备：尿常规、血常规、凝血试验和血生化检查、经直肠前列腺、精囊腔内 B 超、盆腔 CT 或 MRI。

3. 操作过程

（1）患者采用全身麻醉或脊椎麻醉，成功后取截石位，采用5F 或 6F 输尿管硬镜，循正常解剖通道逆行进入尿道。

（2）首先检查尿道和膀胱，然后开始精道内镜的正式操作：直视下，在斑马导丝的导引下将输尿管镜经精阜开口置入前列腺小囊中，观察小囊内全貌，生理情况下射精管与前列腺小囊并无交通，常在小囊内侧壁后方 4、8 点部位可发现对称的半透明膜状区，系射精管与前列腺小囊之间最靠近的薄弱区，用斑马导丝或输尿管导管进行试插，当产生突破感时常表明导丝顺利插入精囊，形成射精管短路开口，在导丝的引导下，通过该短路开口进入精囊观察精囊的内部结构。

（3）血精患者的精囊中可以看到较多的凝血块和紫红色的精浆样物质；有些血精患者的前列腺小囊内和精囊内常可看到泥沙样或小块样的结石。

（4）可将血精患者的凝血块或血性精浆样物质冲洗干净，结石多可采用异物钳钳取出，如结石体积过大，可以用钬激光击碎结石冲出，对于所有怀疑恶性的部位均钳取病理活检；如射精管口存在先天性或者后天炎症导致的射精管口狭窄，可用钬激光将射精管劈开扩大，扩大程度应至 F5 或 F6 硬镜通畅经过为宜。术毕可用抗生素溶液（庆大霉素或丁胺卡那霉素溶液即可）低压冲洗双侧精囊腔。

（5）在操作结束之前，可以采用抗生素溶液低压冲洗双侧精囊腔。

（6）术毕，患者视术中具体情况留置尿管 4~24 小时。

4. 操作技巧

如何进镜是精囊镜技术的关键所在。精道内镜的操作并不困难，但是仍有失败可能。成功的关键点在于辨认出精阜开口（前列腺小囊开口）和双侧射精管开口：

首先镜下需结合经直肠精囊按摩识别和辨认前列腺小囊开口和双侧射精管开口。射精管开口通常位于精阜区域，前列腺小囊开口两侧旁约 2mm 处，与其构成三角形关系或呈直线排列[33]。正常情况下，在进行精囊按摩时可清晰显示双侧射精管开口有胶冻样精囊液溢出。但由于射精管自然管径仅能容 F3-4 号输尿管导管通过，且由于其开口角度关系，通常直接通过射精管开口进镜存在较大难度。故精囊镜通常选用小囊内侧后壁 4、8 点部位开窗法进镜。在小囊内存在异位开口时可直接循异位开口进镜，仅有少数情况下可循射精管开口的生理性通道进镜[7]。在一些患者中，侧壁过于增厚而难以辨认，可以使用斑马导丝刺透侧壁，如果存在落空感，往往提示导丝进入射精管及精囊，循导丝即可置镜。

8.3.2 其他手术治疗

1. 精囊炎的手术治疗

（精囊镜检查如前述）若精囊炎由射精管狭窄导致，可经尿道行射精管开口切口，双侧者可经尿道行精阜电切术，同时配合直肠精囊按摩，可见脓性或血性精囊液流出；对精阜息肉并影响同侧射精管口排精者，可行经尿道电切除术。

2. 精囊囊肿的手术治疗

精囊囊肿的手术治疗主要适用于囊肿较大、并发结石、症状明显且难以治愈者。方法有囊肿切除或患侧精囊切除、耻骨上"袋形缝合术"、经尿道囊肿去顶术，亦可行腹腔镜下手术。

腹腔镜下切除精囊囊肿具有出血少、创伤小、暴露好、并发症小、术后恢复快等优点，适用于各种类型的精囊囊肿，尤其对双侧、多发、复发性囊肿具有明显优势。近来有学者报道的经尿道巨大精囊囊肿的去顶状电切加内膜电灼术则更具微创优势[15]。

3. 精囊良性肿瘤的手术治疗

常见的精囊良性肿瘤包括乳头状腺瘤、囊腺瘤、纤维瘤、平滑肌瘤、畸胎瘤等。

精囊良性肿瘤如无明显血精等症状，可密切随访。但如果精囊肿瘤增大明显或引起严重的临床症状如血精、压迫等症状，则可考虑施行肿瘤切除术或单侧精囊切除术，对较小的精囊良性瘤可首选腹腔镜下肿瘤切除术。开放性手术次选之。

4. 精囊恶性肿瘤的手术治疗

精囊腺癌的治疗以手术切除为主要手段，对于肿瘤局限于精囊而无前列腺浸润的可行单纯性精囊切除；对已侵犯前列腺者，可行根治性前列腺、精囊切除术甚至全盆腔切除术；对于精囊肉瘤患者，由于病情进展迅速，预后较差，目前尚无统一治疗方案，一般采用根治性切除术，包括精囊、前列腺、膀胱及盆腔淋巴结切除，或单纯精囊切除术，术后辅以放射治疗和内分泌治疗。患者一般预后较差。

9 患者健康教育

很多血精患者对出现血精症状会感到非常突然、焦虑，特别是中老年患者更担心患上性病或恶性肿瘤而就诊，要做好劝慰、解说以缓解其恐惧心理，部分患者反复发作、久治不愈会导致抑郁焦虑、心理障碍、性功能障碍及其他疾病，严重影响患者的生活质量[34]。

9.1 预防血精的发生

血精涉及的泌尿生殖器官较多，毗邻关系复杂，故治疗需要全面、整体，覆盖可能涉及的器官，以防顾此失彼。因此，血精的预防要从会阴部清洗开始，注意性生活卫生，及早诊治相关泌尿生殖系统疾病，以便清除局部感染源。平时应注意清淡饮食，避免久坐和憋尿，适度规律性生活，均可有效预防血精的发生。

9.2 血精出现时的教育

血精给患者造成的焦虑、性交恐惧等心理负面影响远超过对其机体本身的损害，严重危害患者健康及家庭和谐。应及早诊治并改善个别患者存在的不适等症状，使患者从身心得到放松，便于就医交流。另外需建立相互信赖的医患关系，鼓励他们宣泄内心的郁闷、痛苦和烦恼，取得患者的信任。

1. 在血精发生后，患者应保持平稳、愉快的心情，饮食宜清淡、忌辛辣厚味，烟酒嗜好一定要戒掉。对血精者及其家属进行认知疗法，提高患者对疾病的认知程度。不能因为出现血精而沮丧担忧，缺乏信心；夫妻双方要增加感情交流，帮助患者建立乐观、积极的生活态度。

2. 急性血精出血期间主要还是要禁忌房事，避免出现反复血精，加重患者及其性伴侣的紧张情绪。血精消失后仍应休息 1-2 周，恢复后性交也不宜过频过激烈；禁忌饮酒、抽烟和辛辣刺激性食物，另外通过定期前列腺精囊按摩，可有效排出前列腺液或精液，缓解淤积造成的压力升高所引起的不适症状；改善前列腺精囊血液循环，促进炎症吸收和消退。同时可参加慢跑、散步等适度体育运动。

3. 对患者进行心理疏导，向患者讲解有关血精的知识，减轻患者的心理障碍，有效地医患沟通能让患者获得积极的心理暗示，有助于减轻紧张和恐惧的心理。充分发挥家庭和社会的支持作用，帮助患者稳定情绪，培养其乐观、自信，可有效降低焦虑，使血精患者从身心能够得到关怀，治疗效果就随之可能得到改善。

4. 饮食疗法对于一些轻微或单纯的血精症状，可取得较好的治疗效果。血精患者可食用具有滋阴、清热、利湿及凉血、止血的食物，并可选用中医药膳进行调理。中医认为血精主要为热扰精室、络伤血溢，或脾肾亏虚、气不摄血所致，有报道称血精的食物疗法有一定疗效，但目前无循证医学支持。

9.3 血精患者康复后的注意事项

节制饮食，特别是精囊炎和慢性前列腺炎患者勿过食辛辣、炙烤之品，少食虾、蟹等肥甘厚腻之物；保持良好的生活习惯，忌久坐熬夜、吸烟喝酒，避免长时间憋尿；注意个人卫生，有包皮过长者要保持包皮上翻，经常清洗，包茎要尽早手术切除；规律性生活，避免不洁性接触[35]。

参 考 文 献

1. Kumar, P., S. Kapoor, and V. Nargund. Haematospermia - a systematic review. Ann R Coll Surg Engl, 2006. 88 (4): p. 339-42.

2. Mulhall, J. P. and P. C. Albertsen. Hemospermia: diagnosis and management. Urology, 1995. 46 (4): p. 463-7.

3. Papp, G. K., et al. Aetiology of haemospermia. Andrologia, 2003. 35 (5): p. 317-20.

4. Cho, I. R., et al. Magnetic resonance imaging in hemospermia. J Urol, 1997. 157 (1): p. 258-62.

5. Li, B. J., et al. Clinical analysis of the characterization of magnetic resonance imaging in 102 cases of refractory haematospermia. Andrology, 2013. 1 (6): p. 948-56.

6. Furuya, S., et al. Magnetic resonance imaging is accurate to detect bleeding in the seminal vesicles in patients with hemospermia. Urology, 2008. 72 (4): p. 838-42.

7. Li, Y. F., et al. Imaging diagnosis, transurethral endoscopic observation, and management of 43 cases of persistent and refractory hematospermia. J Androl, 2012. 33 (5): p. 906-16.

8. Furuya, S. and H. Kato. A clinical entity of cystic dilatation of the utricle associated with hemospermia. J Urol, 2005. 174 (3): p. 1039-42.

9. Schwartz, J. M., et al. Computed tomography of midline cysts of the prostate. J Comput Assist Tomogr, 1988. 12 (2): p. 215-8.

10. Robert, Y., et al. MR findings of ejaculatory duct cysts. Acta Radiol, 1994. 35 (5): p. 459-62.

11. Schnall, M. D., et al. The seminal tract in patients with ejaculatory dysfunction: MR imaging with an endorectal surface coil. AJR Am J Roentgenol, 1992. 159 (2): p. 337-41.

12. Ardill, R. H., et al. Epididymitis associated with mullerian duct cyst and calculus: sonographic diagnosis. AJR Am J Roentgenol, 1990. 155（1）: p. 91-2.

13. Belet, U., et al. Prevalence of epididymal, seminal vesicle, prostate, and testicular cysts in autosomal dominant polycystic kidney disease. Urology, 2002. 60（1）: p. 138-41.

14. King, B. F., et al. Congenital cystic disease of the seminal vesicle. Radiology, 1991. 178（1）: p. 207-11.

15. Wang, M. S., et al. Transurethral endoscopic treatment of seminal vesicle cysts（report of seven cases）. Int Urol Nephrol, 2015. 47（5）: p. 717-21.

16. 黎鳌. 现代创伤学. 1996, 北京: 人民卫生出版社.

17. 曾令奇, 甘卫东, 陈金章. 泌尿外科诊疗决策. 2001, 上海: 第二军医大学出版社.

18. 郭应禄, 胡礼泉. 男科学. 2004, 北京: 人民卫生出版社.

19. 王一镗. 急诊外科学. 2000, 北京: 学苑出版社.

20. Esteves, S. C., R. Miyaoka, and A. Agarwal. Surgical treatment of male infertility in the era of intracytoplasmic sperm injection - new insights. Clinics（Sao Paulo）, 2011. 66（8）: p. 1463-78.

21. 林天歆, 等. 原发性精囊恶性肿瘤的诊断及治疗（附 3 例报告）. 现代泌尿外科杂志, 2006. 11（6）: p. 333-5.

22. 黄宇烽, 许瑞吉. 男科诊断学. 1999, 上海: 第二军医大学出版社.

23. Monica, B., et al. Low grade epithelial stromal tumour of the seminal vesicle. World J Surg Oncol, 2008. 6: p. 101.

24. 于满, 等. 原发性附睾肿瘤 15 例报告. 中华泌尿外科杂志, 1998（5）.

25. 陈梓甫. 血精症的病因诊断及治疗. 中华男科学杂志, 2008. 14（10）: p. 867-70.

26. Ahmad I. and N. S. Krishna. Hemospermia. J Urol, 2007. 177（5）: p. 1613-8.

27. Stefanovic K. B., P. C. Gregg, and M. Soung. Evaluation and treatment of hematospermia. Am Fam Physician, 2009. 80（12）: p. 1421-7.

28. Manoharan, M., et al. Hemospermia following transrectal ultrasound-guided prostate biopsy: a prospective study. Prostate Cancer Prostatic Dis, 2007. 10（3）: p. 283-7.

29. Najafi, L. and A. H. Noohi. Recurrent hematospermia due to aspirin. Indian J Med Sci, 2009. 63（6）: p. 259-60.

30. Schwartz, E., et al. Hematospermia due to schistosome infection in travelers: diagnostic and treatment challenges. Clin Infect Dis, 2002. 35（11）: p. 1420-4.

31. A. A. Badawy, A. A. Abdelhafez, and A. M. Abuzeid. Finasteride for treatment of refractory hemospermia: prospective placebo-controlled study. Int Urol Nephrol, 2012. 44（2）: p. 371-5.

32. 蔡健, 陈熙猛, 汪广兵. 宁泌泰胶囊治疗精囊炎所致血精症的疗效观察. 中草药, 2014. 45（23）: p. 3440-42.

33. 靳风烁, 李彦锋. 血精及射精管梗阻的精囊镜诊治技术. 临床泌尿外科杂志, 2015. 30（1）: p. 1-5.

34. 马伟娜, 徐华. 中学生生活事件、自我效能与焦虑抑郁情绪的关系. 中国临床心理学杂志, 2006. 14（3）: p. 303-5.

35. Information from your family doctor. Hematospermia: blood in the semen. Am Fam Physician, 2009. 80（12）: p. 1428.

11 男性迟发性性腺功能减退症（LOH）诊疗专家共识（修订稿）

顾　　问　姜　辉　邓春华

组　　长　谷翊群

副 组 长　邓军洪，周任远

编写秘书　周善杰

编　　者（以姓氏拼音为序）

戴继灿　邓春华　邓军洪　高　勇　谷翊群　黄亮亮　姜　辉

林子斌　刘继红　毛向明　商学军　唐文豪　王子明　熊承良

徐　浩　许　蓬　袁慧星　杨镒魟　章慧平　赵　军　周任远

周善杰

目录

序

男性迟发性性腺功能减退症（Late-onset hypogonadism in males，LOH）是部分中老年男性由于雄激素缺乏所造成的一系列临床综合征。我国是世界上老年人口最多的国家，国内流行病学研究提示 LOH 患病率 10%～20%，因此 LOH 是我们医务工作者经常面临的问题，加强该领域的研究具有重大意义。虽然目前对于临床症状和血清低睾酮水平是 LOH 诊断缺一不可的结论已经达成共识，但关于 LOH 的诊断标准还存在争议，同时关于 LOH 的流行病学、临床症状和实验室指标等方面仍有不少问题尚待不断探索，因此中华医学会男科学分会组织相关领域的专家参考了国外该领域的最新研究指南与诊疗共识编写了这本手册。

该手册有以下特点：权威性、科学性、前沿性和实用性等。本手册是由中华医学会男科学分会组织的，参与的专家长期从事该领域临床和科研工作而且有所成就，同时引用了国内外主流杂志的文献作为基础，具有权威性；由于数据均来自国内外主流杂志的文献，并经专家们多次讨论、修改与完善，保证了本手册的科学性；LOH 研究领域内的最新文献基本都被该手册引用或参考，所以具有前沿性；由于引用了国内 LOH 研究领域的最新研究成果，包括 LOH 评估量表和血清睾酮的切点值等，这些数据是针对国人的，所以实用性更强。

该手册的读者对象主要是泌尿男科医生、内分泌科医生、老年医学医生和全科医生以及涉及本领域内的科研人员和研究生等。

参与本手册编写的专家，以及为本手册提供资料、数据和在本手册编写过程中提供服务的工作人员，都付出了辛苦的劳动，谨在此代表学会向作者和相关人员表示衷心的感谢。

姜 辉

前言

男性性腺（睾丸）分泌的雄激素是体内决定男性特征的最重要物质。雄激素的生理作用广泛，发挥生物活性效应的靶器官众多，诸如生殖、泌尿、皮肤、骨骼、肌肉、造血、心血管及神经系统等均有雄激素受体（androgen receptor，AR）表达。雄激素的生理作用贯穿男性从胚胎发育到衰老的全部生理活动中，因此对男性生活质量有重大影响。

男性性腺功能减退是指在男性一生中的不同时期可能因各种原因导致体内雄激素水平不足而造成其靶器官形态、功能异常，进而引起相应的临床症状，影响其生活质量。比较常见的有男性青春期发育延迟（delayed puberty）、男性迟发性性腺功能减退症（late-onset hypogonadism，LOH）。

LOH 是一种与男性年龄增长相关的临床和生物化学综合征。随着社会老龄化进程，与增龄相关的 LOH 严重影响中老年男性的生活质量，并与代谢性疾病等重大疾病的发生、发展密切相关。准确诊断 LOH 并进行恰当的治疗，掌握雄激素补充治疗的适应证及启动治疗的时机，避免不必要的不良反应，需要对 LOH 相关的发病机制有深入的了解。为此，中华医学会男科学分会组织相关领域的专家，以循证医学资料为依据，参考国内外有关 LOH 的诊疗指南、手册和经典著作，结合国内实际情况，就 LOH 的有关问题进行反复研讨，达成共识，编写与修订了《男性迟发性性腺功能减退症诊疗手册》。手册介绍了 LOH 的病因、发病机制、诊断以及治疗的最新进展，详细介绍了雄激素补充治疗的适应证、禁忌证、益处和风险、疗效评估与监测的方法等；同时，为拓宽视野，对干细胞治疗雄激素低下疾病等研究进展也做了简介；供男科及相关领域的医生在临床工作中参考。

邓春华

第一章　雄激素的生理学

第一节　雄激素的来源、转运和转化、代谢与调控

雄激素是男性体内最为重要的生殖激素，主要来源于睾丸。睾酮（testosterone，T）为类固醇激素，分子量 288Da，是男性体内分泌量最多、生理作用最重要的雄激素，由睾丸间质细胞合成与分泌；体内少部分雄激素来源于肾上腺，为睾酮前体，如：脱氢表雄酮（dehydroepiandrosterone，DHEA）和脱氢表雄酮硫酸盐（dehydroepiandrosterone sulfate，DHEAS）。

T 在人体内以游离睾酮（free testosterone，FT）和结合睾酮两种形式存在，FT 约占总睾酮（total testosterone，TT）的 1%~2%，结合型 T 约占 98%。后者包括大约 1%~2% 与皮质类固醇结合球蛋白（corticosteroid binding globin，CBG）结合型 T，约 43% 与亲和力较弱的白蛋白结合型 T 和约 55% 与特异性高、亲和力强的性激素结合球蛋白（sex hormone binding globin，SHBG）结合型 T。FT 和与白蛋白结合型 T 又称为生物可利用睾酮（bio-available testosterone，Bio-T）。只有 FT 才能发挥生理作用并进行转化与代谢，所以结合型 T 的浓度与比例会影响 FT 浓度与转化和代谢。

T 既可以直接与其受体结合发挥生理作用，也可以在 5α-还原酶的作用下转化为雄激素活性更高的双氢睾酮（dihydrotestosterone，DHT）或经芳香化酶转化为雌二醇（estradiol，E_2）后再发挥其生物效能。因此，在给予男性外源性雄激素补充治疗时要考虑雄激素的转化谱系，从而发挥其全面的生理作用。

大部分 T 经过 5β 途径转化为无生物活性的代谢产物，后经 17-羟氧化变为 17-酮类固醇，其在肝脏中与葡萄糖醛酸结合形成葡萄糖醛酸盐，经肾脏随尿液排出体外。

T 受腺垂体促性腺激素细胞所分泌的黄体生成素（luteinizing hormone，LH）调控，而 LH 的分泌则受下丘脑所分泌的促性腺激素释放激素（gonadotropin releasing hormone，Gn-RH）调控。LH 则主要作用于睾丸间质细胞（Leydig cell），促进其合成和分泌 T。T 既能反馈性地抑制垂体 LH 的分泌（短反馈），还可作用于下丘脑，抑制 GnRH 的分泌（长反馈）。因此，三者在功能上既相互促进又彼此制约，共同构成下丘脑-垂体-睾丸轴系这一内分泌功能完备的有机整体。此外，由垂体产生的卵泡刺激素（follicle-stimulating hormone，FSH）主要作用于睾丸的支持细胞（Sertoli cell），使其分泌雄激素结合蛋白

（androgen binding protein，ABP），ABP 与雄激素尤其是与大量的 T 相结合，使睾丸组织内局部形成高浓度 T （大约是外周血液 T 浓度的 25～100 倍）的微环境，才能够与 FSH 刺激支持细胞产生的细胞因子协同作用，诱发与维持正常的精子发生。当睾丸内 T 浓度出现显著变化时，外周血中 T 浓度并非出现相应的变化；且 T 对于精子发生调节机制可能完全不同于其对周边靶器官的作用方式，这些发现都提示利用外周血清 T 的浓度变化推论睾丸精子发生的质量是缺乏科学依据的。

（谷翊群　毛向明）

第二节　雄激素的生理作用

雄激素的生理作用广泛，发挥生物活性效应的靶器官颇多，诸如阴茎、睾丸、附睾、附属性腺、下丘脑、垂体、视丘、松果体、肌肉、骨骼、肝脏、肾脏以及皮脂腺等组织中均有雄激素受体（androgen receptor，AR）表达。雄激素的生理作用贯穿于男性从胚胎发育到衰老的全部生理活动中。某种程度上可以说，男人是雄激素的"作品"。

在肌肉、骨骼和睾丸等组织器官中，T 直接与 AR 结合而发挥生理作用；在外生殖器、附属性腺（例如：前列腺）和皮肤等器官组织中，T 则需要先转变成 DHT，然后与 AR 结合发挥生理作用。T 和 DHT 虽然与完全相同的 AR 结合，但各自发挥的生理作用却有差异。当 5α-还原酶缺乏时，尽管体内 T 水平正常，由于 DHT 转化不足，男性胎儿出生时仍可表现出性分化障碍，为男性假两性畸形。此外，在脑、睾丸等组织中，T 经过芳香化酶的作用转化为 E_2，再通过雌激素受体发挥其生理作用，维持认知能力、精子发生与骨代谢稳定。

一、对生殖系统的作用

雄激素对胚胎期（第 7～12 周）男性胎儿的性别分化、青春期男性性器官的发育、精子发生与成熟、男性第二性征、性欲与性功能的维持均发挥重要作用。

（一）对胎儿性别分化的作用

在胚胎发育过程中，T 经 5α-还原酶的作用转化为 DHT 对遗传性别为 46，XY 的男性胎儿性别正常分化和阴茎生长具有关键性的作用。T 自身还能促进胚胎 Wolffian 管（中肾管）发育成为附睾、输精管和精囊腺以及促进前列腺、阴茎与阴囊发育。胎儿睾丸分泌的抗苗勒管激素（anti-Müllerian hormone，AMH）和胰岛素样肽-3（insulin-like peptide 3，INSL3）调控睾丸下降至阴囊，而 AMH 还有引发苗勒管退化之功效。缺乏雄激素的作用，胚胎将自发向女性方向分化。如果男性胎儿在性分化时缺乏雄激素、5α-还原酶或 AR 缺陷，则出生时表现为男性假两性畸形或雄激素不敏感综合征（睾丸女性化）。

（二）对青春期男性生殖器官发育的作用

胎儿期雄激素主要受来自胎盘的绒毛膜促性腺激素（human chorionic gonadotropin，hCG）调控，出生后接受垂体 LH 调控。男孩出生后血清 T 浓度可达到接近成年男性水平并维持几个月，称之为微小青春期。此后直到青春期之前，血清 T 一直维持较低的水平。自青春期开始，下丘脑-垂体-睾丸性腺轴启动并合成与分泌大量的雄激素，导致男性性征、精子发生与男性生殖系统发育。男性青春期前如果缺乏雄激素，则产生性幼稚症或呈阉割状态，第二性征亦发育不全。

（三）促进性欲与维持男性第二性征和性功能

男性从青春期开始，在雄激素的作用下出现男性第二性征：骨骼变粗、肌肉发达、皮下脂肪减少；皮肤变厚、皮脂腺增生；喉结增大、声带变厚、声音低沉；腋毛、阴毛出现并呈男性型分布，长出胡须；由于产生大量雄激素并转化为雌激素，可存在一过性乳腺发育；出现症状的大多数人不用干预也能逐渐消退。

雄激素通过中枢神经系统和阴茎海绵体局部的作用调节性欲和勃起功能，对于男性性欲、性功能的产生和维持具有十分重要的生理意义。性欲的产生和阴茎自发勃起，有赖于雄激素的生理作用。睾丸功能低下的男性患者采用雄激素补充治疗，可明显增加其性欲和自发阴茎勃起的频率。有关 T 对睾丸功能正常男性的性行为和性功能影响的研究十分有限。现有的大多数资料结果表明药理剂量的 T 对性冲动和性功能仅产生有限的促进作用。尽管 T 对男性胎儿期、儿童期和青春期阴茎生长发育起到十分重要的促进作用，但它对阴茎勃起的直接即时刺激作用较小。有证据表明，T 通过调节阴茎一氧化氮合酶（NOS）、5 型磷酸二酯酶（PDE5）及 RhoA/Rho 激酶的表达，调控环磷酸鸟苷（cGMP）的产生和降解，对海绵体平滑肌和坐骨海绵体肌及球海绵体肌发挥营养作用，从而影响海绵体平滑肌舒张及静脉闭塞机制；也有文献表明，FT 通过改善血管内皮细胞功能以及具有独立的调节阴茎海绵体平滑肌松弛的作用。雄激素缺乏可引起海绵体平滑肌数量减少、纤维组织增生、脂肪沉积和一氧化氮（NO）的合成减少，这些改变是勃起功能障碍（ED）的重要病理基础。

（四）对精子发生和成熟的作用

促进精子发生是雄激素的主要生理作用之一，精子发生主要受 LH 和 FSH 介导的生精小管中局部高浓度 T 的调控。目前没有直接证据表明精子表面存在 AR，T 主要是通过支持细胞、间质细胞、管周细胞以及血管内皮细胞上的 AR 间接调控精子发生，也有证据表明由支持细胞非受体途径调控特异蛋白质的合成与分泌，从而影响精子发生。此外，T 还参与精子变态过程。T 的转化产物 E_2 还能发挥防止精子凋亡的作用并参与精子顶体形成。如果睾丸内的 T 被剥夺或减少，会出现精子发生停滞与数量丢失。

FSH 参与支持细胞的分化、成熟及分泌功能，还涉及精原细胞的增生、精母细胞的分化、减数分裂过程以及抗精原细胞凋亡作用，与生精小管发育和睾丸体积密切相关。T 与 FSH 协同作用于精子发生，T 更多涉及精子发生始动、生殖细胞分化以及精子变态过程，而 FSH 则与精子发生数量相关联。

由于机体存在下丘脑-垂体-睾丸轴系负反馈调节机制，应用外源性超生理剂量的雄激素制剂或其他制剂（例如：GnRH 拮抗剂）可负反馈抑制或阻断下丘脑与垂体促性腺激素分泌，使睾丸组织局部 T 浓度降低，精子发生停滞，睾丸体积缩小，质地变软。停止外源性雄激素干预后，绝大部分人的精子发生能够自然恢复且精子浓度能够达到基线水平。

附睾是精子成熟的场所，附睾对雄激素的需要阈值比其他器官高。有研究发现：附睾体部的雄激素含量最高，精子经过附睾体部而逐渐成熟，至附睾尾部的精子已是成熟精子；尾部的雄激素含量相对稍低，足以维持精子的基本代谢。由此可见，附睾生理功能的完整性与附睾液中雄激素水平密切相关。

男性生殖器附属腺体也是雄激素的依赖器官。雄激素具有刺激前列腺与精囊分泌蛋白水解酶、纤维蛋白酶、锌、酸性磷酸酶、枸橼酸、溶菌酶、果糖、前列腺素等功能，为精子的活动提供能源和良好环境，与精子的活动和代谢密切相关。例如：分泌精液凝固和液化相关的因子，影响精子活力。

（谷翊群　毛向明）

二、雄激素对非生殖系统的作用

雄激素对非生殖系统具有广泛和重要作用。尽管对其作用机制、补充治疗的量效关系与负面影响等诸多问题认识还存在争论，下文将围绕多系统从已达成的共识方面予以表述。

（一）对中枢神经系统的作用

多个脑区如前脑、后脑、垂体均有 AR 表达，与雄激素结合影响脑功能。雄激素参与胎儿和新生儿神经环路形成。在人衰老过程中，雄激素或其转化产物可影响海马棘突触密度，调控大脑的认知功能。70~80 岁男性 FT 水平越低，处理速度和执行功能得分越低。T 水平与语言记忆和情绪控制能力呈正相关，Bio-T 活性低下者易患抑郁症。T 缺乏可增加阿尔茨海默病的发病率，睾酮补充治疗可改善患者的总体生活质量。雄激素对神经保护作用涉及抗氧化、减少 β -淀粉样蛋白（β -amyloid，Aβ）蓄积、抗神经细胞凋亡、促进 cAMP 反应原件结合蛋白（cAMP-response element binding protein，CREB）磷酸化等多种机制。

（二）对心血管系统的作用

雄激素对心血管系统的作用复杂，人们的认识也在发生变化。大部分心房及心室肌、主动脉及冠状动脉存在 AR，正常生理状况下雄激素可增加心肌功能及促进冠脉扩张。传统的观点认为雄激素促进男性冠心病的发生，近年来许多研究显示血清雄激素水平与动脉粥样硬化及冠心病呈负相关，血清雄激素水平低下是动脉粥样硬化及冠心病的高危因素。性腺功能低下常与代谢综合征相关联，往往伴有血糖、血脂、体质指数、总脂肪比例和空腹胰岛素抵抗指数升高。补充外源性睾酮，可减低身体肥胖状态，减少腹部脂肪，增加胰岛素作用，改善基本的心血管危险参数。TST 影响动脉粥样硬化及冠心病的机制包括：①通过内皮依赖性（直接刺激 NO 释放）和非内皮依赖性（直接作用血管平滑肌细胞钙与钾离子通道）发挥舒张血管的作用；②抗血小板聚集，抗血栓形成，降低血黏度；③被芳香化酶转化成 E_2 引发 HDL-C 升高；④影响血脂代谢，降低总胆固醇和 LDL-C。雄激素作用心血管系统的分子机制和雄激素补充治疗对于心血管疾病的效果还需要更多的研究验证。

（三）对骨骼系统的影响

骨代谢的变化与许多因素有关。雄激素可以促进长骨增长、软骨细胞成熟和骨化、骨膜骨形成、骨钙沉积，在骨骼的生长发育中有重要作用。骨矿物质密度与血清睾酮呈正相关。随着年龄增长，性腺功能低下，发生骨质疏松和骨折的几率增加。在青春期发育阶段补充雄激素，骨皮质和骨小梁的骨密度均增加；青春期发育后补充雄激素，仅有骨皮质的骨密度增加。雄激素通过与 AR 结合，或者转变成雌激素后与雌激素受体结合在骨局部微环境中调节细胞因子介导骨代谢的调控，防止骨钙质流失，维持骨骼自身稳定。

（四）对肌肉容积和力量的影响

T 能够促进人体的正氮平衡，促进和维持男性的肌肉量并控制体内脂肪量，T 水平与肌肉量呈正相关。男性 50 岁之后瘦体量每年减少约 0.4kg，这种与年龄相关的变化男性比女性更加突出。骨骼肌的减少比其他肌肉更明显，四肢远端骨骼肌减少比近端更明显。雄激素主要通过与 AR 相互作用及影响脂质代谢等增加肌肉容量。但雄激素补充是否增加性腺功能正常者的肌肉容量和改善肌肉力量与运动能力，尚未定论。

（五）对血液系统的作用

雄激素可增加红细胞数量、比容及血红蛋白含量。T 的代谢产物 5β-雄烷醇酮可直接刺激骨髓，增加血红蛋白酶的活性；T 也能促进肾脏分泌促红细胞生成素，促使造血干细胞分化为原红细胞，促进红细胞的增殖、成熟和释放，同时调节血红蛋白的合成速率。雄激素补充治疗使血细胞比容增加到真性红细胞增多症的水平，甚至需要立即停止雄激素治疗的情况十分少见，往往仅见于同时伴有重度呼吸道阻塞或睡眠呼吸障碍者。雄激素对血小板具有双重作用，促进与抑制血小板的聚集，与雄激素在血液中的浓度直接相关。性腺发育不全的男性人群血栓堵塞性心肌梗死的发病率较高，雄激素水平低下者发生血栓的危险及导致血管栓塞性疾病的风险均增加。去势者存在高凝状态，有急性血栓形成的倾向，血液凝血活性被激活的同时还存在纤溶活性受抑制。雄激素在血栓形成中的作用与其血液中浓度及补充外源性雄激素的剂量密切相关。

（六）对肝脏的影响

生理情况下，肝脏合成和分泌的多种血清蛋白受雄激素的调控。肝脏是体内重要的代谢器官，雄激素缺乏与多种代谢性疾病的关系越来越受到重视。老年男性血清 T 水平下降，向心性肥胖、血脂异常及 2 型糖尿病发生率显著增加。雄激素水平降低与肝脏脂肪变性的关系尚无明确证据，可能与肝脏内 AR 功能缺陷或失调，脂肪合成增加，胰岛素结合和摄取减少及胰岛素抵抗有关。除 17α-烷基化雄激素外，使用新型睾酮酯类制剂一般不会出现肝脏毒性作用。

（七）对皮肤的影响

雄激素可刺激胡须、腋毛、阴毛的生长，促进皮脂腺的分泌。雄激素对不同部位表皮的作用不同，原因是 AR 分布与亚型含量不同。雄激素直接刺激真皮成纤维细胞和血管内皮细胞增殖，对神经组织也有直接调节作用。雄激素过多可引起油脂分泌增加、痤疮甚至头顶部脱发。雄激素补充治疗剂量应使血清 T 维持在正常生理浓度范围内，可大大减少此类不良反应发生。

（八）对体重的影响

男性血清 TT 和 FT 水平伴随体质指数的升高有下降的趋势。男性肥胖者进行体重干预后，TT 和 FT 会有所提升。血清 T 与肥胖之间存在一定关系。AR 及其介导的靶基因转录在抵抗肥胖、抑制机体产生胰岛素抵抗中发挥着不可忽视的作用。雄激素与 AR 结合可以调控机体代谢，AR 的多个辅助调节因子参与调控 AR 介导的基因转录功能。性腺功能减退者补充雄激素，体内脂肪含量减少，机体瘦体量增加，水、钠潴留，体重可能会有所少量增加。

（九）对青春期线性生长的作用

雄激素能促进青春期身体线性生长。青春期身高突增是因为雄激素除了本身就具有一定的促生长作用之外，更重要的是它还能刺激生长激素（GH）分泌，具有协同和叠加 GH 的促生长效应。雄激素还能直接刺激肝脏或其他组织，在这些组织局部产生较多的胰岛素样生长因子-1（IGF-1）。雄激素刺激成骨细胞和软骨细胞的不断成熟，在促进身体长高的同时，会导致骨骺干骺端闭合。雄激素水平低下的儿童，骨骼矿物质含量较低。

（十）对免疫功能的作用

胸腺是人体重要的免疫器官。与雌激素类似，雄激素通过影响胸腺素的合成来调节免疫功能。生理浓度的雄激素和胸腺激素都可刺激胸腺上皮细胞分泌免疫调节因子，而且这种调节具有剂量依赖性。雄激素在体内或体外都能影响细胞因子如白介素（IL）、肿瘤坏死因子-α（TNF-α）、干扰素-C（IFN-C）等的含量和作用。雄激素还能调节免疫球蛋白的代谢和活性。人体内注入雄激素类制剂后，促进免疫球蛋白的合成，加速机体形成抗体，增加对麻疹病毒、白喉毒素、伤寒沙门菌的免疫力。雄激素还能增强机体对外毒素和内毒素的耐受能力，增强血清的杀菌能力，并有类似糖皮质激素的抗炎作用和抑制成纤维细胞转化为纤维细胞的作用。用雄激素治疗各种类风湿疾病相关的顽固性血小板减少症及免疫性溶血性贫血症有较好的疗效。

雄激素的作用因不同靶组织器官、不同年龄阶段、不同血液及组织浓度水平（包括外源补充）而异，作用机制复杂，认识还很肤浅，加强基础和临床研究至关重要。

（王子明　赵　军）

参考文献

1. Wang C, Nieschlag E, Swerdloff R, et al. European Association of Urology 2009, Guidelines. Investigation, Treatment, and Monitoring of Late-Onset Hypogonadism in Males: ISA, ISSAM, EAU, EAA, and ASA Recommendations. Eur Urol, 2009, 55: 121-130.

2. Jungwirth A, Diemer T, Dohle G. R, et al. European Association of Urology 2015, Guidelines on Male Infertility.

3. Boehm U, Bouloux PM, Dattani MT, et al. European Consensus Statement on congenital hypogonadotropic hypogonadism—pathogenesis, diagnosis and treatment. Nat Rev Endocrinol, 2015, 11: 547-564.

4. Dohle G. R, Arver S, BettocchiC, et al. European Association of Urology 2016 Guidelines on Male Hypogonadism.

5. Pouso P, Quintana L, Bolatto C, et al. Brain androgen receptor expression correlates with seasonal changes in the behavior of a weakly electric fish, Brachyhypopomusgauderio. Horm Behav, 2010, 58: 729-736.

6. Genazzani AR, Pluchino N, Freschi L, et al. Androgens and the brain. Maturitas, 2007, 57: 27-30.

7. Muller M, Aleman A, Grobbee DE, et al. Endogenous sex hormone levels and cognitive function in aging men: is there an optimal level? Neurology, 2005, 64: 866-871.

8. Pike CJ, Nguyen TV, Ramsden M, et al. Androgen cell signaling pathways involved in neuroprotective actions. Horm Behav, 2008, 53: 693-705.

9. Meier C, Nguyen TV, Handelsman DJ, et al. Endogenous sex hormones and incident fracture risk in older men: the Dubbo Osteoporosis Epidemiology Study. Arch Intern Med, 2008, 168 (1): 47-54.

10. Lee SJ, Janssen I, Heymsfield SB, et al. Relation between whole-body and regional measures of human skeletal muscle. Am J Clin Nutr, 2004, 80 (5): 1215-1221.

11. English K. M., Mandour O., Steeds R et al. Men with oronary disease have lower levels of androgens than men with normal coronary angiograms. Eur Heart J, 2000, 21: 890-894.

12. Jeremy BS, Jacob R. Androgen deficiency in aging and metabolically challenged men. Urol Clin N Am, 2012, 39: 63-75.

13. Tremblay MS, CoPeland JL, Helder W. Effect of training status and exercise mode endogenous steroid hor-

mones in men. J Applphysiol, 2004, 96（2）：531-539.

14. Angele MK, Kaoferl MW, Schwacha MG, et al. Sex steroids regulate pro-and ant- inflammatory cytokine release by macrophages after trauma-hemorrhage. Am J Physiol, 1999, 277（Pt 1）：C35-C42.

第二章　迟发性性腺功能减退症

第一节　定义及其演变

迟发性性腺功能减退症（Late-onset Hypogonadism，LOH）是一种由于雄激素缺乏所造成的一系列临床和生物化学综合征。其特征为具有典型的临床症状和体征，同时血清睾酮水平低下，此种状态会影响多种器官与系统的功能和生活质量。LOH 又称为年龄相关性睾酮缺乏综合征（age-associated testosterone deficiency syndrome，TDS）。

雄激素（主要是睾酮）具有促进男性第二性征发育和成熟、维持男性生殖器官功能以及促进精子生成、维持肌肉强度和质量、维持骨矿物质密度和强度等重要作用。1939 年，Werner 等观察发现男性在 50 岁以后出现体能下降、容易疲劳、记忆力减退、注意力不集中、烦躁不安、抑郁、潮热、阵汗和性功能减退等症状，他将此种综合征状称为男性更年期综合征（male climacteric syndrome）。20 世纪 70 年代，认为男性这种随年龄增长血清睾酮下降类似女性绝经（menopause），有人就提议称为绝雄（andropause）。但是，由于女性绝经年龄集中，性激素水平下降明显，与男性雄激素下降有较大差异，所以这个名称被认为是用词不当。到 90 年代，发现男性雄激素的下降幅度远远低于女性绝经性激素下降幅度，欧洲和北美先后提出中老年男性部分雄激素缺乏（partial androgen deficiency in the aging male，PADAM）和中老年男性雄激素缺乏（androgen deficiency in the aging male，ADAM）综合征的命名，直到 2002 年，国际老年男性研究会（ISSAM）专门召开会议，将男性雄激素缺乏综合征重新命名为迟发性性腺功能减退症（late onset hypogonadism in males，LOH）。

（周任远）

参 考 文 献

1. Dohle GR（Chair），Arver S，Bettocchi C. EAU Guidelines on male hypogonadism 2016.

2. Werner AA. The male climacteric. Report of two hundred and seventy-three cases. JAMA, 1939, 112：1441-1443.

3. Mastrogiacomo I, Feghari G, Foresta C, et al. Andropause：incidence and pathogenesis. Arch Androl, 1982, 9：293-296.

4. Featherstone M, Hepworth M. The male menopause：lifestyle and sexuality. Maturitas, 1985, 7：235-246.

5. Vermeulen A. Partial androgen deficiency in ageing male（PADAM）. Int J Impotence Res, 1997, 9（Suppl1）：S24.

6. Morales A, Heaton JPW, Carson CC. Andropause：a misnomer for a true clinical entitiy. J Urol, 2000, 163：705-712.

7. Morales A, Lunenfeld B. Investigation, treatment and monitoring of late-onset hypogonadism in aging males. Aging Male, 2002, 5：74-86.

第二节 流行病学

与女性更年期的排卵停止、血清雌激素水平快速下降以及因此出现一系列明显症状不同，LOH 患者的性激素水平是一个缓慢、持续下降的渐变过程，在男性与年龄相关的性腺功能减退常常只有部分男性出现不同程度的雄激素缺乏症状。LOH 诊断标准常难以统一，研究者按照各自的诊断标准进行 LOH 流行病学调查，导致流行病学调查结果存在明显差异，有报道的患病率范围可自 2.1% 到 40% 不等。

表 11-1　国外 LOH 流行病学调查结果

研究名称	人群	诊断标准	LOH 患病率
欧洲中老年男性研究	3219 名 40~79 岁	至少 3 种性功能症状；TT<320ng/dl 和 FT<64pg/ml（MS 方法）	2.1%
巴尔的摩增龄研究	890 名 40~69 岁	TT<325ng/dl（RIA 方法）	60 岁人群约 20% 70 岁人群约 30%
马萨诸塞州增龄研究	1667 名 40~70 岁	至少 3 种症状或体征和 TT<200ng/dl；或 TT200~400ng/dl FT<89pg/ml（RIA 方法）	6%~12.3%
波士顿地区社区健康调查	1475 名 30~79 岁（平均 37.3 岁）	至少 3 种症状 TT<300ng/dl 和 FT<50pg/ml	5.6% 24%（以 TT<300ng/dl） 11%（以 FT<50pg/ml）
美国男性性腺功能减退研究	2165 名 46~96 岁（平均 60.5 岁）	TT<300ng/dl FT<52pg/ml	38.7%（以 TT<300ng/dl） 40%（以 FT<52pg/ml）

表 11-2　国内 LOH 流行病学调查结果

研究名称	人群	诊断标准	LOH 患病率
中国台湾地区老年男性睾酮缺乏调查	734 名 43~87 岁（平均 57.4 岁）	至少一种症状 和 TT<300ng/dl FT<50pg/ml	12.0%（以症状和 TT<300ng/dl） 24.1%（以 TT<300ng/dl） 16.6%（以 TT<300ng/dl 和 FT<50pg/ml）
上海社区中老年男性 LOH 调查	977 名 40~70 岁	AMS 阳性或 ADAM 阳性 TT<9.1nmol/L	AMS 阳性 59.88%；ADAM 阳性 84.65%；9.1%
河北省阜城县整群抽样调查	1498 名 40~69 岁	AMS 阳性或 ADAM 阳性 TT<9.13nmol/L 或 FT <0.169nmol/L	AMS 阳性 32.34%；ADAM 阳性 80.77%；14.02%
江苏省老年男性健康调查	3551 名 46~69 岁	有至少一种症状或 TT<270ng/dl	9.9%（有性方面症状） 2.3%（以 TT<270ng/dl）

从上述列表可见，我国与西方国家在 LOH 患病率方面存在差异。东方人中 LOH 患病率为 10%～20%，而西方人中 LOH 患病率为 16%～30%。这种差异与种族、饮食和文化存在差异有关。也可能由于应用不同的流行病学调查方法，采用不同切点值以及所选择不同调查人群所造成的不同。所以，文献中报道的 LOH 患病率有较大差异。目前国内外尚缺乏统一的 LOH 诊断与监测标准，尤其是缺乏国人多中心大样本健康人群的流行病学资料。在"十二五"期间，由国家科技部资助的一项 6 个中心、5980 例基于社区中老年男性人群生殖健康与 LOH 患病率的流行病学与临床干预研究已接近完成。尽管 LOH 患病率数据没有披露，但是筛查量表和雄激素低下切点值数据会在后续章节中另有所述。

（周任远）

参 考 文 献

1. Wu FC, Tajar WA, Beynon JM, et al. Identification of late-onset hypogonadism in middle-aged and elderly men. N Engl J Med, 2010, 362: 123-135.

2. Harman SM, Metter EJ, Tobin JD, et al. Longitudinal effects of aging on serum total and free testosterone levels in healthy men Baltimore longitudinal study of aging. J Clin Endocrinol Metab, 2001, 86: 724-731.

3. Araujo AB, Esche GR, Kupelian V, et al. Prevalence of symptomatic androgen deficiency in men. J Clin Endocrinol Metab, 2007, 92: 4241-4247.

4. Mulligan T, Frick MF, Zuraw QC, et al. Prevalence of hypogonadism in males aged at least 45 years: the HIM study. Int J Clin Pract, 2006, 60 (7): 762-769.

5. Miner MM, Seftel AD. Testosterone and ageing: what have we learned since the Institute of Medicine report and what lies ahead? Int J Clin Pract, 2007, 61: 622-632.

6. Liu CC, Wu WJ, Lee YC, et al. The prevalence and risk factors for androgen deficiency in aging Taiwanese men. J Sex Med. 2009, 6 (4): 936-946.

7. Sun K, Liang GQ, Chen XF, et al. Survey for late-onset hypogonadism among old and middle-aged males in Shanghai communities. Asian J Androl, 2012, 14 (2): 338-340.

8. Liu ZY, Zhou RY, Lu X, et al. Identification of late-onset hypogonadism in middle-aged and elderly men from a community of China. Asian J Androl, 2016, 18 (5): 747-753.

9. 周善杰，卢文红，袁冬等. 迟发性性腺功能减退筛查量表的临床验证研究. 中华男科学杂志，2010，6 (2): 106-111.

10. 申素琪，徐晓燕，蔡瑞芬，等. 江苏省 3551 例中老年男性健康调查. 中华男科学杂志，2005，11: 438-441.

第三节　病因和病理生理

一、病因

目前认为，影响 T 正常分泌和生物活性的多种机制可导致 LOH，其是原发性和继发性因素共同作用的结果。血清 T 水平低下和靶组织器官对雄激素的敏感性降低是导致 LOH 的基础因素，其他的许多因素可通过直接或间接作用影响雄激素的作用。随着年龄增长和老龄化，睾丸间质细胞（Leydig cells, LCs）数量减少和分泌功能下降、下丘脑-垂体-睾丸轴多水平的反馈调节功能障碍导致血清 T 水平下降，而血清中的 SHBG 水平上升导致与 SHBG 结合的 T 增加，进一步加速 Bio-T 水平显著下降，进而导致 LOH。增龄是中老年男性出现血清 T

水平降低的主要原因，其他病因和危险因素还包括疾病和药物的影响、过度肥胖、不良生活方式、环境与遗传因素、精神心理因素、社会经济因素和文化教育水平等。

T 的合成与分泌受下丘脑-垂体-睾丸轴的调控，随着增龄和老龄化，下丘脑-垂体-睾丸轴功能出现异常。下丘脑的 GnRH 分泌节律性下降，但是垂体对于 GnRH 刺激的反应保持不变或轻微增加，垂体分泌 LH 的脉冲频率增加但变得不规则而且振幅减小，LH 水平基本正常。LCs 对 LH 刺激的反应降低，分泌 T 的昼夜节律减弱或消失。

一些 LOH 患者的雄激素作用部分缺乏，可能与 AR 水平及敏感性异常有关，衰老过程可造成 AR 水平下调及敏感性降低。AR 对雄激素效应的调节作用使雄激素水平正常的老年男性也可能出现雄激素作用减低的 LOH 症状，而雄激素水平低下的老年男性的 LOH 临床症状更加明显。

T 主要由睾丸 LCs 分泌。随着增龄和老龄化，睾丸 LCs 数量减少和分泌功能下降被认为是 LOH 的核心发病机制。随年龄增长，男性睾丸体积会减小，质地变软，出现睾丸纤维化病变和血液灌注不足，睾丸 LCs 不但数量减少，而且分泌功能下降，细胞内的线粒体和滑面内质网空泡化，对 LH 的反应降低，T 合成相关酶的活性下降，造成睾丸 LCs 合成和分泌 T 的功能下降，导致血清 TT 水平下降。睾丸 LCs 是由睾丸间质干细胞（stem Leydig cells，SLCs）分化而来，由于成熟的 LCs 不能分裂增殖，因此 LCs 数量的维持依赖 SLCs 的增殖和分化。随着增龄和老龄化，SLCs 数量减少和增殖功能减退，可能是 LCs 数量减少的重要原因。随着 SLCs 分离纯化和培养扩增技术的进步，SLCs 移植疗法有希望进入临床应用，为 LOH 的治疗开辟新途径。

二、病理生理

T 对全身各系统都直接或间接发挥着生理作用。T 缺乏将会导致性功能、情绪和认知功能、骨骼、肌肉、脂肪、血液和心血管等器官出现一系列病理生理学改变。

1. 骨骼　骨骼是 T 的靶器官之一，成骨细胞内存在 T 受体，T 具有独立的（非依赖转化为雌激素）的刺激成骨细胞分化和增殖的作用。T 水平降低可能会导致骨质疏松症和骨矿物质密度下降。在骨质疏松引起骨折的患者中，7%～30% 存在 T 缺乏。在一个大规模的流行病学调查中发现，对于患前列腺癌、生存时间大于 5 年者，行去势治疗的患者骨折发生率为 19.4%，而未行去势治疗患者骨折发生率为 12.6%。

2. 肌肉　T 水平降低使得老年男性进行性肌量减少，并因此出现肌力下降、容易疲劳、日常活动的能力下降、容易跌倒和发生跌倒性损伤，患者独立生活能力下降，出现少肌症。

3. 脂肪　T 水平降低会导致脂肪组织尤其是内脏脂肪增加，体重超重，并且可以进一步出现胰岛素和瘦素抵抗。研究表明，体重超重与 T 水平呈现负相关。

4. 情绪与认知　Bio-T 对情绪和认知功能有重要调节作用，这种调节作用主要对分布在中枢神经系统的 T 受体的直接作用和对中枢神经系统的多巴胺和 5-羟色胺信号传递通路的调控发挥作用，以及转化产物 E_2 与雌激素受体（ER）的作用。当 T 水平减低时，男性就会出现焦虑、惊恐不安、失眠、情感淡漠、记忆力减退以及思维反应和智力减退等一系列精神心理性疾病的表现。

5. 性功能　T 在男性的性欲、勃起和射精功能等方面发挥重要作用，T 水平降低可导致性欲低下、ED 和射精功能障碍。T 通过中枢神经系统的作用调节性欲，对男性的性欲起决定性作用。性欲低下的主要机制为 T 缺乏，无法维持中脑边缘、黑质纹状体和下丘脑的多巴胺（DA）受体系统接收刺激信号后分别产生的对刺激的注意、对刺激的反应以及自主传出的信号来控制部分组织交感神经活性，导致脊髓性兴奋中枢和性刺激感受区及传导神经组成的神经系统接受的唤醒性欲的信号减少，同时性腺血流不足，最终导致性欲低下。T 缺乏在一定程度上导致性欲、性唤醒障碍，也影响勃起功能。T 缺乏可通过海绵体平滑肌舒张减弱而收缩增强导致 ED 的发生。T 缺乏还可引起海绵体平滑肌数量减少、纤维组织增生、脂肪沉积和一氧化氮（NO）的合成减少，这些改变是 ED 的重要病理生理基础。

6. 心血管　成年男性血清 T 水平降低与心血管疾病的发病率增加有关。T 主要通过以下机制影响动脉粥样硬化的形成及冠心病的发生：T 通过内皮依赖性（直接刺激 NO 释放）和非内皮依赖性（直接作用于血管平滑肌细胞钙与钾离子通道）机制发挥舒张血管的作用，其中 NO 释放起着决定性作用；影响脂质代谢，升高血浆 HDL-C 水平、降低载脂蛋白（a）及 LDL-C 水平；抑制巨噬细胞在动脉内膜聚集，抑制其摄取胆固醇，减少泡沫细胞形成；阻止巨噬细胞在局部产生氧自由基，防止内皮细胞损伤；抑制血管平滑肌细胞从动脉管壁向内膜迁移；抗血小板聚集、抗血栓形成；还可能与其被芳香酶转化成雌激素有关，雌激素具有保护血管及抗动脉粥样硬化形成的作用。

7. 红细胞　T 直接刺激骨髓干细胞和通过肾脏合成促红细胞生成素使红细胞数量和血红蛋白水平增高，T 缺乏可以导致贫血。

8. 代谢综合征　代谢综合征是以胰岛素抵抗为核心，以腹型肥胖、糖脂代谢异常和高血压为主要表现的一组临床综合征。研究表明，LOH 和代谢综合征有着相似的临床表现和病理生理学特点。男性 T 水平下降，能降低机体对胰岛素敏感性，会促进代谢综合征的发生。

（高　勇　戴继灿）

参考文献

1. Mahmoud A, Comhaire FH. Mechanisms of disease：late-onset hypogonadism. Nat Clin Pract Urol，2006，3（8）：430-438.

2. 李宏军，谷翊群. 男性迟发性性腺功能减退症的发病机制与流行病学. 国际生殖健康/计划生育杂志，2011，30（1）：10-13.

3. 高勇，项鹏，邓春华. 男性迟发性性腺功能减退症的基础研究进展. 国际生殖健康/计划生育杂志，2011，30（1）：34-38.

4. Gooren LJ . Late-onset hypogonadism. Front Horm Res，2009，37：62-73.

5. Jiang MH，Cai B，Tuo Y，et al. Characterization of Nestin-positive stem Leydig cells as a potential source for the treatment of testicular Leydig cell dysfunction. Cell Res，2014，24（12）：1466-1485.

6. 邢俊平，吴齐飞，邱曙东. 雄激素与骨质疏松. 中国男科学杂志，2007，21（8）：64-70.

7. Shahinian VB，Kuo Yf，Freeman Jl，et al. Risk of fracture after androgen deprivation for prostatic cancer. N Engl J Med，2005，352：154-164.

8. Kaufman JM，T'Sjoen G，Vermeulen A. Androgens in male senescence. In：Nieschlag E，Behre HM. Testosteron：Actions，Deficiency，Substitution. Cambridge，UK：Cambridge University Press，2004：497-541.

9. Tan RS，Pu SJ. Impact of obesity on hypogonadism in the andropause. Int J Androl，2002，25（4）：195-201.

10. 李飞，毛向明，冯现刚. 男性迟发性性腺功能减退症与精神心理性疾病. 国际生殖健康/计划生育杂志，2011，30（1）：18-20.

11. 商学军，华雪莲，黄宇烽. 男性迟发性性腺功能减退症与性功能障碍. 国际生殖健康／计划生育杂志，2011，30（1）：14-17.

12. 陈俊，陈方. 雄激素与心血管疾病. 中国男科学杂志，2007，21（9）：70-72.

13. Jones TH. Effects of testosterone on Type 2 diabetes and components of the metabolic syndrome. J Diabetes，2010，2（3）：146-156.

14. Zitzmann M. Testosterone deficiency, insulin resistance and the metabolic syndrome. Nat Rev Endocrinol，2009，5（12）：673-681.

第四节　临床症状与体征

LOH 患者临床症状，不仅有性欲减退、勃起功能障碍等性功能障碍的症状，还有骨质疏松、向心性肥胖和代谢综合征等全身症状，精力下降、记忆力减退、睡眠障碍、抑郁症状等神经系统和精神心理症状。视病情轻重，LOH 患者可以出现不同程度的体征方面变化：身高下降、体重增加、腹围增加、皮下脂肪增多；男性第二性征减弱，并出现毛发减少、睾丸体积变小和质地变软；由于出现代谢综合征，可以有血压升高等方面改变。LOH 患者临床症状具体表现如下。

1. 性功能障碍。性欲减退和性活动减少，被认为是 LOH 最常见的症状；LOH 患者常出现勃起功能障碍，表现为阴茎勃起困难、勃起硬度下降或勃起不持久、夜间勃起次数和勃起硬度下降等。

2. 骨质疏松、肥胖和肌肉量减少。LOH 患者常出现骨量减少和骨质疏松，骨折发生率明显增加；还会出现体内脂肪增加，容易出现向心性肥胖；肌肉量减少，肌肉力量下降，导致自主生活能力下降。

3. 情绪与认知方面症状。LOH 患者容易出现抑郁症状，情绪低落，容易激惹；精力下降，容易疲倦和乏力；智力和空间技巧活动降低；容易失眠，出现睡眠障碍；记忆力减退、注意力不集中。

4. 代谢综合征。LOH 患者往往同时存在代谢综合征的多种临床表现（肥胖、高血压、血脂紊乱、糖代谢异常和胰岛素抵抗）。大量的流行病学研究结果证实，男性肥胖与血清 T 水平降低密切关联，20%~60% 肥胖男性受试者的血清 TT 或 FT 水平降低。代谢综合征和 2 型糖尿病均与血清 T 水平降低有关。

5. 其他症状。有些患者可以出现潮热、阵汗、乳房发育和贫血等。

上面这些症状虽不是 LOH 特有的症状，但会提示有血清雄激素缺乏的可能性。出现一项或同时出现多项上述临床症状时，应联想到有 LOH 的可能（详见筛查量表）。

（高　勇　戴继灿）

参考文献

1. Wang C, Nieschlag E, Swerdloff R, et al. Investigation, treatment, and monitoring of late-onset hypogonadism in males: ISA, ISSAM, EAU, EAA, and ASA recommendations. Eur Urol, 2009, 55（1）：121-130.

2. 李飞，毛向明，冯现刚. 男性迟发性性腺功能减退症与精神心理性疾病. 国际生殖健康/计划生育杂志，2011，30（1）：18-20.

第五节 辅 助 检 查

一、体格检查

1. 身体测量指标：测量身高、体重，计算体质指数（BMI）；测量腹围、臀围，计算腰臀比。向心性肥胖作为男性代谢综合征的关键特征，常与血清 T 缺乏有关；血清 T 缺乏是发生代谢综合征的独立预测因子，反之亦然，代谢综合征也是血清 T 缺乏的危险因子。这种影响不但存在于 BMI 偏高的男性，也存在于 BMI 正常而腹围增加的男性。

2. 测量血压，腹部检查：注意肝脏在肋缘下是否可以触及，肝区有无叩痛。

3. 专科检查：注意阴茎的长度和直径；使用睾丸测量计或者超声测量睾丸体积，记录睾丸质地。记录体毛分布情况、男性体毛有无脱落、有无男性乳房发育等。

二、实验室检测

1. 血生化：肝功能、肾功能、血脂、血糖等。

2. 血液学指标：血红蛋白、红细胞计数、白细胞计数、血小板计数、血细胞比容等。

3. 尿液分析：尿蛋白、尿糖、沉渣镜检等。

三、生殖内分泌激素检测

血液循环中 T 的 98% 是蛋白结合型，其中约 43% 是与亲和力较高的 SHBG 结合，约 55% 是与亲和力较弱的白蛋白结合，其余约 2% 为 FT。后两者为 Bio-T 或非 SHBG 结合型 T。

1. 采血时间　年青男性与老年男性的差异之一为循环 T 昼夜的节律性变化。年青男性存在一个明显的血清 T 昼夜节律性变化，在早晨 6：00~8：00 之间达到峰值，晚 17：00~18：00 之间降到最低点。老年男性的 T 昼夜节律性变化不明显，如果存在，曲线也较为平坦。在上午取血进行 T 测定容易区分年青男性与老年男性的 T 水平差异。因此，对于 LOH 患者的取血时间应定为早晨 7：00~9：00。欧洲泌尿外科学会（EAU）推荐早晨空腹 7：00~11：00 点之间抽血。

目前，尚不清楚老年男性 T 分泌节律改变的临床意义。但是模拟 T 分泌的节律性进行补充治疗将有助于发挥 T 的生物学作用。考虑单剂口服安特而后的达峰时间为 1~8h（峰值通常出现在服药后 4~5h），取血时间应与服药时间及 T 分泌节律一并考虑，不应超过达峰时间而错过峰值。除此之外，血清样本的运送与贮存方式对检测结果也影响较大。对于 LOH 患者，建议评估血 T 峰浓度，更有利于了解睾酮补充治疗（TST）后的 T 水平，也建议化验单上注明服药时间和抽血时间。

2. 检测方法　血清 TT、SHBG、LH 和 FSH 可采用基于免疫学原理的测定方法（例如：放射免疫法、酶联免疫法等）及配套的商品化试剂盒，基本能够满足临床诊断 LOH 的需要。化学发光法及质谱分析法的精确性与准确性更好，有条件的实验室可采用。目前，市场上有很多商品化的血清 TT 及 SHBG 检测试剂盒。但每种检测试剂盒之间的变异非常大，可达 25%~40%。

目前，平衡透析法是测定 FT 的"金标准"，它通过确定非结合型 T 百分率、估计 TT 及计算出 FT。但试剂盒价格较为昂贵、费时，并且缺乏基于人群资料的正常参考值范围。现在最为常用的 FT 测定法是根据已知的 TT、SHBG 和血清白蛋白参考浓度折算出血清计算的游离睾酮（cFT），计算公式可从互联网中获得（网址：http://www.issam.ch/

freetestos. htm）。经过临床验证，EAU 指南也认为该方法与平衡透析法测定 FT 的相关性最好。目前对于 T 与 SHBG 和白蛋白结合常数的确认尚有争议，达成共识将有助于改善 FT 的计算。目前市场上也有非透析的基于类似物竞争性置换放射免疫法直接测定 FT 的商品化试剂盒。这种测定方法不精确、特别是当 T 水平较低和 SHBG 水平较高时，结果非常不可靠。

Bio-T 是测定非 SHBG 结合型 T，包括 FT 与白蛋白结合型 T，是能进入组织或靶器官发挥作用的 T。通常采用 50% 硫酸铵沉淀 SHBG 结合型 T，然后测定上清液中的非 SHBG 结合型 T 或 Bio-T。也可根据已知的 TT、SHBG 和白蛋白参考浓度计算出血清 Bio-T，公式同样可从上述网站获得。Bio-T 的正常参考值范围取决于所使用的测定方法，并且临床上通常很少使用。

3. 检测结果的判断及 T 低下的切点值　至少需要 2 次在早晨 7：00~9：00 之间抽取患者血样本进行血清 T 水平测定，根据血清 T 低下的切点值作出判断。目前国内外尚无统一的切点值，一般以 20~39 岁年龄组 95% 可信限的下限值或以百分位数的 10% 位数值作为切点值。

国内学者依据最新多中心、大样本临床研究计算出的切点值为：TT < 8.89nmol/L，cFT < 210pmol/L，建议作为中国人群 T 缺乏的实验室诊断切点值。详见第六节。

2009 年 ISA、ISSAM、EAU、EAA 和 ASA 联合发布 LOH 指南，推荐血清 T 缺乏的切点值为：TT ≤ 12nmol/L，FT ≤ 225pmol/L。2016 年 EAU 发布性腺功能减退症诊疗指南，推荐血清 T 缺乏的切点值为：TT ≤ 12.1nmol/L，FT ≤ 243pmol/L；并对 40~79 岁男性 TT 与雄激素缺乏症状的关联性做出表述：当血清 TT 低于 13nmol/L 存在活力减弱，当血清 TT 低于 11nmol/L 可有晨勃频率减少，当血清 TT 低于 8.5nmol/L 可出现勃起功能障碍（ED）症状，当血清 TT 低于 8nmol/L 有性幻想频率减少。这个年龄段的男性，LOH 最强的预测指标是 3 个性功能症状（性幻想减少、晨勃减弱、勃起功能障碍）并有 TT 水平 < 8nmol/L 或者 TT 在 8~11nmol/L 之间同时 FT < 225pmol/L。

为了加强实验室评估的准确性，TT 水平接近正常值下限者（12nmol/L），可疑或者已知 SHBG 水平异常者，需要检测 FT。

由于目前尚无统一的检测方法与标准，每个实验室应建立自己的实验方法并经过临床验证。此外，也应建立本实验室不同年龄段正常人群各项激素参数的实验室测定参考值范围及质量控制体系。

4. 影响因素　临床上通常只检测 TT 与垂体激素水平，不检测 SHBG 浓度。由于 SHBG 的浓度可影响 TT 水平，例如当患有 2 型糖尿病时，由于胰岛素分泌增加或类胰岛素样因子-I（IGF-I）水平增高，可引起血清 SHBG 浓度下降。所以有条件的实验室，对于 TT 低于同年龄组正常参考值下限的患者应检测 SHBG 水平，以除外由于 SHBG 浓度下降造成的 TT 水平下降。例如：患者患有一些慢性疾病（高血压病、心脏病），血清 TT 水平会低于同年龄组对照值的 10%~15%。此外，一些慢性疾病、肥胖及代谢综合征等也可引发老年性腺功能低下，应进行原发病的治疗。

中老年男性随着增龄出现血清 TT 下降、血清 SHBG 浓度升高，最终导致血清 FT 下降，其下降幅度要超过血清 TT。一些患者，例如 ED 患者可能会有血清 TT 或 FT 的低下及雄激素缺乏的症状。由于 ED 的病因可能为多因素，因此他们可能对单纯雄激素的补充治疗效果反应不一。

使用单一酶免法测定血清 FT 比平衡透析法或 TT 与 SHBG 结合计算法，能够低估血清 FT 浓度，并且高估雄激素缺乏程度或人群患病率。这一点应引起注意。

5. 其他激素的检测　如果患者血清 TT 水平介于正常参考值的下限与当前确定的判断性腺功能绝对低下的切点值之间，例如：介于 8～12nmol/L，需要进一步检测 FT 或 Bio-T。如果 TT 低于 5.2nmol/L 或怀疑继发性性腺功能低下，应检测 LH 并计算 TSI 和检测泌乳素（PRL），对垂体-性腺轴功能做出综合判断；当基于临床症状怀疑存在其他内分泌紊乱时，应检测 E_2、甲状腺激素、皮质醇、生长激素等。此外，对于个体患者还要考虑 AR 的活性、芳香化酶活性、5α-还原酶活性以及机体对于治疗后的反应。

总之，必须针对患者存在性腺功能低下的临床症状测定雄激素水平，其测定方法应选用目前大家公认的方法进行血清 TT 与 LH 测定，并计算出 TSI。有检测条件的实验室，对于 TT 低于同年龄组正常参考值下限的患者应检测 SHBG 水平并计算出 FT。实验室应建立雄激素测定方法、质控体系及男性各年龄段雄激素水平正常参考值范围。对检测结果要结合临床症状进行解释，除考虑下丘脑-垂体-睾丸轴系的调节之外，还要综合考虑雄激素的转化代谢物以及机体对治疗的反应。

四、前列腺评估

1. 国际前列腺症状评分（IPSS）和生活质量评估（QOL）　IPSS 和 QOL 问卷表是对前列腺症状发生频率和对目前症状的耐受程度的定量评分系统，可以作为比较前列腺症状进展情况和治疗前后疗效对比的量化评价方法。

2. 直肠指诊（DRE）　直肠指诊作为前列腺的基本检查方法，检查内容包括前列腺大小、硬度、有无结节、表面是否光滑、有无触痛、双侧叶是否对称、中央沟是否存在等。前列腺增生时，前列腺膨隆增大，中央沟变浅或消失。如前列腺质地较硬并触及结节时，应结合其他检查排除前列腺癌。

3. 前列腺特异性抗原（PSA）　正常情况下，PSA 主要分泌到前列腺液或精液中。正常男性血液中存在微量 PSA，正常参考值范围为 0～4ng/ml。PSA 为前列腺特异性，而非前列腺癌特异性，但前列腺癌患者 PSA 常显著升高，因此 PSA 被广泛用作前列腺癌的早期诊断、肿瘤分期及疗效评估。

4. 超声检查　前列腺超声检查常采用腹部超声或经直肠超声检查。经直肠超声检查前列腺较腹部超声检查更为精确。前列腺癌声像图回声特征与肿瘤大小、级别和分期有关，多表现为外周带低回声团块。

中老年男性在开始雄激素补充治疗前及治疗过程中应评估前列腺。如怀疑前列腺癌（如直肠指诊异常、PSA 显著升高）时，应考虑行经直肠超声检查及前列腺穿刺活检明确诊断。

五、抑郁评分

抑郁评分与雄激素水平存在部分负相关。LOH 男性的抑郁评分显著增高；与性腺功能正常男性相比，他们的忧虑程度无显著差异，但是在"躯体征状"上的得分更高。针对 LOH 伴抑郁的男性给予 T 制剂或安慰剂治疗，同时维持他们试验前所接受的抗抑郁治疗；使用 Hamilton 抑郁评分量表评估显示，接受 T 制剂的男性比接受安慰剂的男性更显著地改善了抑郁症状。

六、骨密度检测

LOH 是骨质疏松的危险因素，对此类患者常采用雄激素补充治疗作为预防骨质疏松、增加骨量的手段。根据观察，男性出现骨质疏松平均比女性晚 10 年。考虑到男性 LOH 的较高患病率，以及骨质疏松和雄激素缺乏的密切关系，对于每位男性骨质疏松患者均应该检查是否存在血清 T 缺乏，并及时采取雄激素补充治疗措施。LOH 雄激素治疗后随访监测的项目和时间详见第七节治疗与疗效评估。

（周善杰　唐文豪）

参考文献

1. 李宏军，李汉忠主译. 男科学（男性生殖健康与功能障碍）. 第 3 版. 北京：北京大学医学出版社，2013：220-222.

2. Pardridge WM. Selective delivery of sex steroid hormones to tissues by albumin and by sex hormone-binding globulin. Oxf Rev Reprod Biol, 1988, 10：237-292.

3. Plymate SR, Tenover JS, Bremner WJ. Circadian variation in testosterone, sex hormone-binding globulin, and calculated non-sex hormone-binding globulin bound testosterone in healthy young and elderly men. J Androl, 1989, 10：366-371.

4. Bremner WJ, Vitiello MV, Prinz PN. Loss of circadian rhythmicity in blood testosterone levels with aging in normal men. J Clin Endocrinol Metab, 1983, 56（6）：1278-1281.

5. Dohle GR（Chair）, Arver S, Bettocchi C, et al. EAU Guidelines on Male Hypogonadism. MALE HYPOGONADISM - TEXT UPDATE MARCH 2015. http：//www. uroweb. org.

6. 李江源. 中国中老年男子部分性雄激素缺乏综合征诊断、治疗和监测的基本原则. 中国男科学杂志，2002, 17：66-68.

7. Sikaris K, Mclachlan RI, Kazlauskas R, et al. Reproductive hormone reference intervals for healthy fertile young men：evaluation of automated platform assays. J Clin Endocrinol Metab, 2005, 90：5928-5936.

8. Taieb J, Mathian B, Millot F, et al. Testosterone measured by 10 immunoassays and by isotope-dilution das chromatography-mass spectrometry in sera from 116 men, women, and children. Clin Chem, 2003, 49：1381-1395.

9. Wang C, Catlin DH, Demers LM, et al. Measurement of total serum testosterone in adult men：comparison of current laboratory methods versus liquid chromatography-tandem mass spectrometry. J Clin Endocrinol Metab, 2004, 89：534-543.

10. Boots LR, Potter S, Potter HD. Measurement of total serum testosterone levels using commercially available kits：high degree of between-kit variability. Fertil Steril, 1998, 69：286-292.

11. Wang C, Nieschlag E, Swerdloff RS, et al. Investigation, treatment, and monitoring of late-onset hypogonadism in males：ISA, ISSAM, EAU, EAA, and ASA recommendations. Eur Urol, 2009, 55：121-130.

12. Vermeulen A, Verdonck L, Kaufman JM. A critical evaluation of simple methods for the estimation of free testosterone in serum. J Clin Endocrinol Metab, 1999, 84：3666-3672.

13. Rosner W, Auchus RJ, Azziz R, et al. Utility, limitations, and pitfall in measuring testosterone：an Endocrine Society position statement. J Clin Endocrinol Metab, 2007, 92：405-413.

14. 郑小春，陈淑英，郑松柏等. 中老年男性血清游离睾酮浓度的测定——比较 T、SHBG 结合计算法和单一酶免法结果. 中国男科学杂志，2002, 16：254-255.

15. Swerdloff RS, Wang C. Free testosterone measurement by the analog displacement direct assay：old concerns and new evidence. Clin Chem, 2008, 54：458-460.

16. Rosner W. Errors in the measurement of plasma free testosterone. J Clin Endocrinol Metab, 1997, 82：2014-2015.

17. Peiris A, Stagner J, Plymate S. Sex hormone binding globulin levels in normal men：role of pulsatile insulin secretion. J Clin Endocrinol Metab, 1993, 76：279-282.

18. Rao AR, Motiwala HG, Karim OM. The discovery of prostate-specific antigen. BJU Int, 2008, 101：5-10.

19. Stamey TA, Yang N, Hay AR, et al. Prostate-specific antigen as a serum marker for adenocarcinoma of the prostate. N Engl J Med, 1987, 317：909-916.

20. 李宏军，黄宇烽主编. 实用男科学. 第2版. 北京：科学出版社，2015：742-744.

第六节　诊断和鉴别诊断

一、症状和体格检查

1. 性功能减退症状　表现出性欲低下、勃起不坚、晨间勃起减少或消失，性活动频率日趋减少。

2. 自主神经功能紊乱症状　情绪不稳、烦躁易怒、睡眠差、失眠多梦；记忆力减退、注意力不集中、反应迟钝；头晕、头痛；阵发性心动过速或过缓、憋气、胸闷、潮热出汗、轻重不等的盗汗、面色潮红，亦可出现胃肠功能紊乱症状。

3. 心理与躯体征状　自卑、自责、孤独、抑郁；感觉异常、皮肤有蚁走感、肢体麻木、肌肉骨关节痛、疲倦乏力；肌肉萎缩、软弱无力；头发稀疏或生长缓慢；泌尿系症状。

4. 体格检查　血压偏高，BMI>30，身高略下降、体重增加、胸围和腹围增加、毛发稀少。

二、诊断

1. 症状包括如下3类

（1）性功能减退症状；

（2）自主神经功能紊乱症状；

（3）心理和躯体症状。

2. 筛查量表用于临床筛查　目前使用以自我报告为基础的症状量表，对可疑的患者进行筛查，应用较多的症状量表有1999年德国Heinemann等制订的老年男子症状量表（aging male symptoms' scale，AMS）和2000年由美国Morley教授制定的ADAM问卷（Androgen Deficiency in the Aging Males Questionnaire，ADAM）。日本学者Kobayashi K等对AMS和ADAM两个量表进行了比较，认为AMS筛选效果优于ADAM，建议临床使用AMS量表进行筛选评价。该量表的敏感性和特异性均超过70%，其应用广泛，权威性高，国际上普遍接受。周善杰等对1498例中老年健康男性填写ADAM和AMS，其中434例进行了生殖激素测定，研究结果表明对于我国人群两个筛查量表具有较好的适用性，ADAM敏感性高，省时、易操作，可作为筛查量表使用，而AMS可作为疗效监测量表使用。孔祥斌等研究了AMS老年男性症状量表并对其信度、效度及实际使用效果进行了研究。研究结果表明AMS的敏感性度为81%，特异性为44%，证明AMS在中国中老年男性LOH筛查中具有良好的适用性，但其特异性并不高，不适合单独用于LOH的诊断。

李红刚，等通过6个中心共计5980例40岁及以上社区人群的深入研究，提出了更符合中国人群LOH筛查的精简版AMS量表（The concise scale of AMS，cAMS），详见（本节后）表 11-3。在使用精简版 AMS 量表进行 LOH 筛查时，若各种症状总分累计≥17 分，即可判断为筛查阳性并建议进行血清生殖内分泌激素或其他血清学指标测定。

3. 生殖内分泌激素及血清学指标 由于年龄相关的血清 T 水平下降是一个缓慢而逐渐变化的过程，因此确定任何切点值（cut-off point）都有很大难度。但切点值又是临床诊断的重要指标之一。2009 年 EAU 发布的联合指南认为，当血清 TT 超过 12nmol/L（350ng/dl）或 FT 超过 225pmol/L（65pg/ml）时，不需要进行 TST；如果患者有雄激素缺乏的症状而血清 TT 水平介于 8nmol/L 和 12nmol/L 之间，或 FT 水平低于 225pmol/L 在排除其他致病因素并在完全知情同意的情况下可以尝试进行 TST。熊承良等依据中国人群最新实施的多中心社区人群、大样本临床研究计算出的雄激素低下实验室诊断切点值为：TT <8.89nmol/L、cFT<210pmol/L，两者同时低于切点值或 cFT 单项<180pmol/L 时，建议进行 TST 试验性治疗。

4. 其他敏感及特异性因子 Ivell 等研究表明，睾丸间质细胞可以特异性地分泌胰岛素样因子 3（INSL3），而血清中的 INSL3 几乎全部来自睾丸间质细胞。因此血清 INSL3 水平可以直接反映出睾丸间质细胞的数量和功能状态，孔祥斌等对 INSL3 应用于 LOH 诊断进行了初步研究，提示血清 INSL3 与男性睾丸功能状态紧密相关且表达稳定，有望用于 LOH 诊断并可成为一种新诊断指标。

5. 睾酮补充诊断性治疗试验 患者出现症状并伴有血清 T 降低，在排除其他疾病或药物影响后，提示症状可能与血清 T 降低有关，3~6 个月试验性 TST 可以进一步确定症状与睾酮水平的关系。只有证明试验性 T 治疗有效时，才能最后确立 LOH 的诊断。

三、鉴别诊断

LOH 应与以下疾病进行鉴别诊断：

1. 原发性或继发性性腺功能减退症 原发性性腺功能减退症主要病变在睾丸，睾丸和阴茎较小，第二性征不明显，血清 LH 和 FSH 增高，TT 和 FT 低下。继发性性腺功能减退症主要病变在垂体-下丘脑，血清 LH 和 FSH 水平一般偏低，血清 TT 和 FT 低下；临床上常见的疾病，例如：垂体性侏儒症、垂体肿瘤、肢端肥大症、库欣综合征等。

2. 心理精神科疾病 患有心理精神疾病的中老年男性往往会出现与 LOH 类似的症状。通过症状筛查评价、血清 T 检测，必要时给予 TST 试验性诊断治疗，不难作出鉴别诊断。

3. 原发性勃起功能障碍 可通过询问病史、IIEF-5 评分及症状筛选量表评价、血清生殖内分泌激素检测及试验性 TST 的反应进行鉴别诊断。

4. 慢性内科疾病 如糖尿病、肝肾功能损伤、恶性肿瘤晚期及甲状腺疾病等发展到一定阶段时，往往会出现一些与 LOH 类似的症状，慢性内科疾病患者往往有原发疾病史，可结合临床表现、实验室检查和影像学检查进行鉴别诊断。

（熊承良）

表 11-3　精简版 AMS（cAMS）筛查量表

下列哪些症状已经发生在您的身上？请将您的答案标示在相应栏位中。如果您并没有下列所描述的症状，请将答案标示在"无症状"的栏位中。

症状	无症状	轻微	中度	严重	非常严重
	1	2	3	4	5
1. 嗜睡，常常感觉疲乏无力	☐	☐	☐	☐	☐
2. 烦躁易怒	☐	☐	☐	☐	☐
3. 神经质	☐	☐	☐	☐	☐
4. 体力衰退/缺乏活力	☐	☐	☐	☐	☐
5. 肌肉力量下降	☐	☐	☐	☐	☐
6. 感觉精疲力竭	☐	☐	☐	☐	☐
7. 胡须生长变慢或减少	☐	☐	☐	☐	☐
8. 性能力下降或性活动频率降低	☐	☐	☐	☐	☐
9. 晨间勃起次数减少	☐	☐	☐	☐	☐
10. 性欲减退	☐	☐	☐	☐	☐

cAMS 分类评分如下：

序号	分值	性功能分量表	自主神经紊乱症状分量表	心理和躯体症状分量表
1			√	
2				√
3				√
4			√	
5			√	
6				√
7		√		
8		√		
9		√		
10		√		

　　以上每项症状的评分：无症状 = 1 分，轻微 = 2 分，中度 = 3 分，严重 = 4 分，非常严重 = 5 分；所有症状评分累加为总分。

总分评价如下：

总分	10~16 分	17~26 分	27~39 分	≥40 分
症状严重程度	无	轻度	中度	重度

第七节 治疗与疗效评估

一、治疗

1. 一般治疗　研究表明，LOH 的发病除了与年龄的增长有密切关系外，还与肥胖、代谢综合征及其他系统性疾病、药物及生活习惯相关。一旦确立 LOH 的诊断，应注意评估患者是否有相关共患疾病的存在，针对这些状况进行适当的处理后，一些病例的血清 T 水平可恢复。目前认为肥胖与 LOH 的发生互为因果关系，对于肥胖或超重的 LOH 患者，尽管 TST 可少量减少身体脂肪，但通过对生活习惯的指导以达到稳定的减肥效果仍然是治疗的核心内容。2016 年发表的一项包含欧洲 8 个国家的 3200 名男性的欧洲男性老龄化研究（European Male Aging Study，EMAS）的数据表明，体重变化与血清 T 水平成反比。而且有研究表明，对于同时患有肥胖症的 LOH 患者，采用 TST 后心血管方面的不良反应发生率高于一般患者。

2. 睾酮补充治疗（TST）　TST 是治疗典型男性性腺功能减退症的有效方法。相比其他类型的性腺功能减退，TST 对于 LOH 存在诸多争议。LOH 患者的血清 T 缺乏比较轻微，且无特异性症状，临床上血清 T 水平降低程度与症状评分的严重程度并不十分吻合，对于血清 T 低于何切点值时应该进行 T 补充，目前仍未达成共识。既往由于缺乏大样本的中国人群中的研究数据，关于 TST 的切点值多参考国外指南。2009 年，ISA、ISSAM、EAU、EAA 和 ASA 联合制定的 LOH 治疗指南认为，血清 TT 水平若低于 8nmol/L（230ng/dl），TST 往往能够使患者获益？若血清 TT 水平处于 8~12nmol/L 之间，需重复测定血清 TT 及 SHBG 水平，并计算 FT 水平以帮助判断，并在排除其他致病因素与完全知情同意的情况下可以尝试进行 TST。目前血清 FT 水平尚无统一的正常下限值，但一般认为血清 FT 在 225pmol/L（65pg/ml）以下时，是 TST 的指征。也有共识认为 FT 低于 180pmol/L（52pg/ml）时需要使用 TST。2016 年来自 EMAS 的研究数据认为，对于 50 岁以上的男性，如果同时具备以下 3 种情况，应该采用 TST：①有血清 T 缺乏的临床表现；②Bio-T 或 FT 水平低下；③不存在 TST 禁忌证。该研究将 LOH 的血清 T 水平定义为 TT 在 11nmol/L（3.2ng/ml）以下并 FT 在 220pmol/L（64pg/ml）以下，这个切点值与 2009 年多个学会发布的指南存在轻微差异。最近，国内最新一项尚未发表的多中心、大样本临床研究得出的诊断 T 缺乏的切点值为：TT<8.89nmol/L，cFT<210pmol/L，建议作为中国人群雄激素缺乏的实验室诊断切点值。这一切点值的得出，有望为中国人群 TST 提供重要的参考依据。

值得注意的是，到目前为止还缺乏关于在大样本的 60 岁以上的 LOH 人群中进行 TST 的疗效及风险的随机、安慰剂对照试验；目前的研究存在样本量少、观察时间过短等问题。因此，临床医生必须在充分了解 TST 的优点和缺点的基础上做出良好的临床判断，同时必须和患者清楚地讨论 TST 的风险和收益，并使其充分理解与知情同意后，方可开始TST。治疗开始后，需对患者进行密切随访。

3. TST 的禁忌证　2010 年，美国内分泌学会制订的血清 T 缺乏综合征治疗指南中指出，前列腺癌及乳腺癌是 TST 的禁忌证，且通常被认为是绝对禁忌证。在使用治疗前应该评估患者的前列腺癌风险，在前列腺有结节或硬结，或血清 PSA 水平大于>4ng/ml，或在前列腺癌高风险的人群如非洲人或一级亲属有前列腺癌病史者 PSA 大于 3ng/ml 的男性中，未经泌尿外科进一步评估排除前列腺癌之前，禁用 TST。其他禁忌证还包括：血细胞比容大于 50%；良性前列腺增生引起严重的下尿路症状（IPSS>19 分）；未经治疗或控制不佳的充血性心力衰竭及未经治疗的重度睡眠呼吸暂停综合征；有生育需求者。而 2015 年欧洲泌尿外科学会（European Association of Urology，EAU）制定的男性性腺功能减退症指南中所列出的睾酮治疗的禁忌证则包括：前列腺癌；PSA>4ng/ml；男性乳腺癌；重度睡眠呼吸暂停综合征；男性不育且积极渴望拥有孩子；血细胞比容>0.54；由于前列腺增生引起的严重下尿路症状；严重慢性心力衰竭/纽约心脏协会分级 Ⅳ 级。

关于 TST 与前列腺癌的关系，早在 2009 年 ISA、ISSAM、EAU、EAA 和 ASA 联合制定的 LOH 指南中就指出，目前尚无结论性的证据表明 TST 增加前列腺癌及良性前列腺增生的风险，也无证据证明 TST 能促使亚临床型前列腺癌转换为临床可测性前列腺癌。然而，有明确的证据表明 T 能刺激局部进展性和转移性前列腺癌的生长。因此 45 岁以上罹患性腺功能减退症的男性在接受 TST 前应该咨询 TST 的潜在风险并严密监测前列腺健康状况以确保安全。对于经过成功治疗的前列腺癌合并性腺功能减退症患者，在无临床及生化复发时，是 TST 的潜在指征。截至目前，这种观点仍未改变。

4. 其他治疗 17α-烷基雄激素制剂如甲基睾酮因其肝毒性是已经临床废弃的治疗方法；目前尚无 DHT 在老年男性中应用的证据；其他非睾酮的雄激素前体制剂 DHEA、DHEA-S、雄烯二醇或雄烯二酮不推荐应用。人绒毛膜促性腺激素（human chorionic gonadotropin，hCG）可以刺激 Leydig 细胞产生 T。最近有小样本的为期 6 个月的临床研究表明，相对于 T 治疗组，hCG 治疗组的 LOH 患者的血清 25-羟维生素 D 浓度明显升高，血清中的雌激素水平明显降低。此外，hCG 治疗组的血细胞比容平均值、PSA、前列腺体积较 TST 组明显降低。TST 后患者的精子浓度显著降低，而 hCG 治疗组则无明显下降。目前关于 hCG 在老年男性中应用的疗效及不良反应的数据尚显不足，且 hCG 费用较高，因此仅推荐在有生育需求的 LOH 患者中使用 hCG 治疗。抗雌激素制剂及芳香化酶抑制剂可以增加内源性 T 水平，但目前尚无证据推荐在 LOH 患者中应用此项疗法。选择性雄激素受体调节剂尚处于开发中，还未进入临床应用。

二、疗效评估

在 TST 过程中，控制血清 T 水平的初始目标应该是正常年青男性参考值的中间水平。疗效评估包括 T 缺乏相关症状和体征，如：性欲、性功能、肌肉功能、身体脂肪及骨密度改善情况的评估。如果患者在一个合理的（一般为 3-6 个月）时间内（性欲、性功能、肌肉功能及身体脂肪在 3 到 6 个月内可改善；骨密度的改善则需要 2 年左右）无明显获益，则应该终止治疗，并再次评估有无其他导致 T 缺乏症的病因。如果治疗有效，患者应在第 3、6、12 个月时定期监测血细胞比容、血红蛋白及 PSA 水平，并做直肠指诊，以后转为每 6~12 个月监测 1 次。同时，患者应在第 6、12 个月时分别监测骨密度，之后第 2 年时监测一次（随访监测时间详见表 11-4）。在治疗与监测过程中，需要考虑到患者可能的自发缓解情况，应当停药适当的时间后检测患者的症状、血清 T 水平，以判断患者是否自发缓解。

表 11-4　LOH 雄激素治疗后的随访监测

随访项目	第 1 年随访间隔	第 1 年后随访间隔	危险结果
PSA/DRE	3、6、12 个月	6~12 个月随访 1 次	PSA>4ng/ml，或 2 年间增加 1.0ng/ml，或 1 年增加 20%，或 DRE（+）
血细胞比容	3、6、12 个月	6~12 个月随访 1 次	>54%
骨密度	6、12 个月	2 年检测 BMD1 次	

（刘继红　徐　浩）

参考文献

1. Dimopoulou C，Ceausu I，Depypere H，et al. EMAS position statement：Testosterone replacement therapy in the aging male. Maturitas，2016，84：94-99.

2. Bhasin S，Cunningham GR，Hayes FJ，et al. Testosterone therapy in men with androgen deficiency syndromes：an Endocrine Society clinical practice guideline. J Clin Endocrinol Metab，2010，95（6）：2536-2559.

3. Wang C，Nieschlag E，Swerdloff R，et al. Investigation，treatment and monitoring of late-onset hypogonadism in males：ISA，ISSAM，EAU，EAA and ASA recommendations. Eur J Endocrinol，2008，159（5）：507-514.

4. Lee DM，Pye SR，Tajar A，et al. Cohort profile：the European Male Ageing Study. Int J Epidemiol，2013，42（2）：391-401.

5. Huhtaniemi I. Late-onset hypogonadism：current concepts and controversies of pathogenesis，diagnosis and treatment. Asian J Androl，2014，16（2）：192-202.

6. La Vignera S，Condorelli RA，Cimino L，et al. Late-onset hypogonadism：the advantages of treatment with human chorionic gonadotropin rather than testosterone. Aging Male，2016，19（1）：34-39.

7. Seftel AD，Kathrins M，Niederberger C. Critical Update of the 2010 Endocrine Society Clinical Practice Guidelines for Male Hypogonadism：A Systematic Analysis. Mayo Clin Proc，2015，90（8）：1104-1115.

8. Dohle GR（Chair），Arver S，Bettocchi C，et al. Guidelines on Male Hypogonadism. European Association of Urology，2015.

第八节　不良反应监测

由于睾酮补充治疗期间可能出现各种不良反应（尤其是血细胞比容升高、前列腺癌风险），对 LOH 患者进行 TST 时，更倾向于选择短效 T 制剂。一旦发生不良反应，可及时终止治疗。

1. 前列腺癌及乳腺癌　前列腺癌和乳腺癌是 TST 的绝对禁忌证。前列腺癌高风险的男性是 TST 的相对禁忌证。45 岁以上 LOH 患者行 TST 前，至少需行直肠指诊及 PSA 测定评估前列腺健康状况，治疗过程中需密切监测前列腺安全性。开始治疗后第 1 年 PSA/DRE、血细胞比容随访隔为 3、6、12 个月，骨密度随访间隔为 6、12 个月；第 1 年后 PSA/DRE、血细胞比容随访间隔为 6~12 个月，2 年检测 1 次 BMD；如发现 PSA>4ng/ml，或 2 年间增加 1.0ng/ml，或 1 年增加 20%，或 DRE（+），血细胞比容>54%，应立即停用雄激素药物，建议进行前列腺穿刺活检，排除前列腺癌（可以参考第七节附表 11-4）。有确切证据表明 TST 能促进局部进展的前列腺癌和转移性前列腺癌进一步发展、加重病情，对已手术治疗局部前列腺癌，且目前无活动性病变证据（即可检测 PSA，直肠指诊异常，骨/内脏转移的证据）的性腺功能减退症男性患者，应谨慎采取 TST，治疗应仅限于前列腺癌复发风险低的患者（即 Gleason 评分<8；病理分期 pT1~2；手术前 PSA<10ng/ml），并且应在随访 1 年之后开始治疗。

对于良性前列腺增生（BPH）患者，虽然目前并没有证据表明 TST 会加重 BPH 下尿路梗阻症状，但 2009 联合指南中仍将症状较为严重的 BPH 列为 TST 的相对禁忌证。治疗期间若出现明显排尿梗阻或出现尿潴留时，建议终止 TST，按照 BPH 诊疗指南进行处理。

2. 红细胞增多症　明显的红细胞增多症（血细胞比容>54%）、重度阻塞性睡眠呼吸障碍和充血性心力衰竭患者（心功能Ⅳ级），在没有得到切实有效处理之前不得使用 TST。在 TST 治疗过程中，尤其是老年男性用 T 注射制剂进行 TST 时，特别是使用超生理剂量 T 时，可导致红细胞和血红蛋白明显增高，进而使血液黏稠度增加。因此长期使用 TST 时需对血液与造血系统作定期随访观察。尚不明确是否存在一个关键的阈值，可以不断调节 T 剂量以保证使血细胞比容低于 54% 十分必要。如果血细胞比容持续升高，则停用 TST，当血细胞比容恢复正常后重新以较低剂量开始治疗。

3. 心脑血管系统　TST 在增加患者红细胞水平、改善贫血的同时，可能增加血液黏稠度，长期超生理剂量 TST 引起的肌肉增加和体液潴留，可能对心血管系统造成不良影响，严重时出现高血压、全身水肿和充血性心力衰竭。对已存在心血管疾病、静脉血栓栓塞或慢性心力衰竭的男性性腺功能减退患者，需要谨慎给予 TST 治疗，上述疾病在 TST 开始前需要得到有效治疗，并在治疗期间仔细监测与临床评估血细胞比容（不超过 54%），尽可能维持血清 T 水平在相应年龄正常健康范围的中间水平。

4. 睡眠呼吸暂停综合征　TST 后血清 T 增加，会对呼吸中枢呼气与吸气的转换发生抑制。性腺功能减退症男性患者，TST 可出现睡眠呼吸障碍，并使患者对低氧血症和（或）高碳酸血症刺激所致的通气反应受损。在一项安慰剂对照的 T 凝胶制剂补充治疗临床试验中发现，对于相对健康的性腺功能减退症病人群，TST 不引发或加重睡眠呼吸暂停与低氧血症。对于本身易于产生睡眠呼吸暂停疾病的患者，例如：肥胖男性、老年男性、有慢性气道阻塞性疾病的患者，使用 TST 尤其要警惕睡眠呼吸暂停的发生。对已患有严重睡眠呼吸暂停综合征的患者，应禁用或慎用 TST 以防止发生严重呼吸障碍。

5. LOH 其他治疗方案的不良反应　①促性腺激素及其类似物与传统 TST 相比，因 T 过量所致的不良反应大为减少。其短期应用会出现轻微的不良反应，如睡眠障碍、乳头触痛及排尿症状（尿频、夜尿增多）等。②脱氢表雄酮（DHEA）治疗虽能一定程度上提高 LOH 患者血清 T 浓度，但对 T 缺乏相关症状的改善相当有限，且短期应用可导致心悸、胸痛、PSA 升高等不良反应。③雌激素拮抗剂补充治疗可以提高血清 T 浓度，改善 LOH 部分症状，但雌激素过少可能导致骨密度下降，甚至骨质疏松的发生。④选择性雄激素受体调节剂（SARMs）补充治疗可改善 LOH 患者性功能障碍及不良情绪，并可提高其肌肉量及骨密度，但其可增加潜在的心血管事件风险，并可能导致血细胞比容升高、水钠潴留和一定的肝毒性。

（许　蓬）

参考文献

1. 李宏军，李汉忠主译. 男科学-男性生殖健康与功能障碍. 北京：北京大学医学出版社，2013，376-384.

2. Wang C，NieschlageE，Swerdloff R，et al. 男性迟发性性腺功能减退症的检查、治疗和监测：国际男科学会（ISA）、国际老年男性研究会（ISSAM）、欧洲泌尿外科学会（EAU）、欧洲泌尿外科学院（EAA）和美国男科学会（ASA）联合推荐. 国际生殖健康/计划生育杂志，2011，30：29-32.

3. Dohle GR，Arver S，Bettocchi C，et al. Guidelines on Male Hypogonadism. European Association of Urology，2015.

4. Allen D. Seftel，Martin Kathrins，Craig Niederberger. Critical Update of the 2010 Endocrine Society Clinical Practice Guidelines for Male Hypogonadism：A Systematic Analysis. Mayo ClinProc，2015，90（8）：1104-1115.

5. Wang C，Nieschlag E，Swerdloff R，et al. Investigation，Treatment，and Monitoring of Late-Onset Hypogonadism in Males：ISA，ISSAM，EAU，EAA，and ASA Recommendations. Eur Urol，2009，55（1）：121-130.

6. Bhasin S，Cunningham GR，Hayes FJ，et al. Testosterone therapy in men with androgen deficiency syndromes：an Endocrine Society clinical practice guideline. J Clin Endocrinol Metab，2010，95（6）：2536-2559.

7. 王曦，伍学焱. 男性迟发性性腺功能减退症的检查、治疗和监测-从指南到实践. 临床内科杂志，2014，6：375-378.

8. Boehm U，Bouloux PM，Dattani MT，et al. European Consensus Statement on congenital hypogonadotropic hypogonadism—pathogenesis，diagnosis and treatment. Endocrinol，2015，11：547-564.

第九节　睾酮补充的益处与风险

一、睾酮补充的益处

1. 骨骼　老年男性雄激素水平降低是其骨质疏松发生的主要原因之一。研究认为对于不同年龄的性腺功能减退症患者，TST 均能使其骨密度增加。目前大部分研究都支持 TST 后骨密度有所改善的结论，该作用主要集中在腰椎和股骨颈，骨密度分别增加 3% 和 2%；治疗后骨密度的增加与治疗前血清 T 水平呈负相关：治疗前血清 T 水平低于 10.5nmol/L，治疗后骨密度增加 $3.4\% \pm 1.2\%$；如果治疗前小于 7nmol/L，治疗后可以增加 $5.9\% \pm 2.2\%$。

TST 增加骨密度的机制是源于 T 本身，还是通过转化为 E_2 发挥作用目前尚不十分明确。外源性 T 可能主要通过减少骨重吸收的方式对老年男性起作用，也不排除通过影响成骨过程发挥作用的可能性。也有报道认为雌激素能够减少骨量流失。

2. 肌肉　男性在 50 岁之前，肌肉量比较稳定，而在 50 岁之后，瘦体量（lean body mass，LBM 或非脂肪成分，free-fat mass，FFM）每年大约减少 0.4kg。这种与年龄相关的变化在男性比女性更加突出。骨骼肌的减少比其他肌肉更明显，四肢远端的骨骼肌比近端减少更明显。

一般认为，TST 可以增加 LBM，改善肌肉力量。研究发现：TST 后 FFM 较安慰剂和对照组增加，主要集中在四肢，表现为骨骼肌量增加；荟萃分析发现 TST 治疗后 LBM 平均增加 1.6kg，比基线值增加 2.7%。

对于治疗后肌容量增加能否改善肌肉力量和运动能力，目前意见尚不统一，可能与判断标准、检测手段不同等有关。比较一致的观点是，TST 后的患者多数主观认为运动功能得到改善，并且与治疗前的血清 T 基线水平成反比。

3. 脂肪　目前比较一致的观点是，TST 后内脏脂肪将减少。有文献报道，内脏脂肪增加与血清 TT 水平降低相关；较低的血清 T 水平可以预测男性发生中心性肥胖。有研究发现 TST 后 3 个月，体重和脂肪的体积明显下降，尤其是躯干和腹部的脂肪，其中一个重要的指标就是腹围缩小。

荟萃分析结果认为，TST 可以轻度降低总胆固醇，对 LDL-C 没有明显影响，对 HDL-C 和甘油三酯也影响不大，但在血清 T 基线水平偏高的患者 HDL-C 会有轻度减低。

4. 性功能　T 在男性性欲、勃起和射精功能等方面发挥重要作用。T 缺乏男性常出现性欲低下、勃起和射精功能障碍，采用 TST 将有助于改善这些症状。其中，T 改善性欲低下的作用强于对 ED 的作用。TST 后 6 周能显著提高 IIEF 的评分，至少 3 个月的 TST 将显著改善患有 ED 的性腺功能减退症患者的性交满意度。

T 通过中枢神经系统的作用调节性欲，对男性的性欲起决定性作用。性腺功能减退症的青年男性使用 TST 能增加性欲和性生活频率，对性欲低下的老年男性研究也能提高性欲。目前认为 T 主要是通过影响海绵体平滑肌舒张和改善静脉闭塞发挥调节勃起功能的作用。

TST 改善性功能障碍的程度主要取决于性功能障碍的病因。对罹患性腺功能减退症合并 ED 且对 PDE5 抑制剂治疗无效的患者，TST 能显著改善患者对 PDE5 抑制剂的敏感性，但对具有正常血清 T 水平合并 ED 患者作用不明显。

5. T 与代谢综合征　代谢综合征（Metabolic syndrome，MS）是以胰岛素抵抗为核心，以腹型肥胖、糖脂代谢异常和高血压为主要表现的一组临床综合征。越来越多的证据显示：男性 T 水平下降能导致机体对胰岛素敏感性的降低，发生 MS 的风险增加。

研究发现，20% ~ 64% 的肥胖男性血清 TT 或 FT 水平降低。MS 和 2 型糖尿病（Diabetes mellitus，DM）与血清低 T 关系密切，故 2 型 DM 患者合并性腺功能减低症推荐检测血清 T 水平。美国内分泌协会推荐 2 型 DM 患者常规检测血清 T 水平。LOH 患者合并 MS 和（或）DM，TST 不仅可以增加对胰岛素的敏感性，改善性腺功能减退的临床症状，还可能改善代谢状态。TST 有助于调控血糖和血脂，显著降低糖耐量异常的 LOH 患者的死亡率。

T 对心血管的影响非常复杂。目前认为，T 对心血管系统产生有益或中性的保护作用。血清低 T 水平可以增加心血管事件，而血清正常的 TT 水平和 FT 水平能显著降低心血管疾病患者的死亡率。

6. 精神心理　性激素的受体主要分布在下丘脑和边缘系统，睾酮以游离的形式穿过血-脑屏障，可能通过直接作用于中枢神经系统或者通过调节中枢神经系统的多巴胺通路以及 5-羟色胺通路发挥作用。研究认为 TST 影响男性的精神心理变化。一项随机对照试验发现 TST 能明显改善男性抑郁症患者的抑郁症状，同时对于认知水平和情绪的改善也有明显的积极作用。但 TST 影响精神心理的具体机制仍不明确。LOH 对老年男性的精神心理影响往往被老年衰老过程以及伴随其他疾病所掩盖或模糊，因此值得重视。

二、睾酮补充治疗的风险

1. 前列腺

（1）T 与良性前列腺增生（BPH）：目前尚无确切证据表明 TST 增加发生 BPH 的风险。有文献报道，TST 可显著增加性腺功能减退症患者超声检测的前列腺体积，多数在 6 个月内达到正常人前列腺大小。但在这些研究中，尿流率、残余尿及排尿症状未发生显著变化。

尽管尚无有力证据提示 TST 会加剧下尿路症状或促使急性尿潴留发生，但个别性腺功能减退症患者进行 TST 时会加剧排尿症状。2009 年多个学会发布的联合指南指出，BPH 伴有重度下尿路症状（IPSS 评分超过 21 分）仍是 TST 的相对禁忌证，下尿路梗阻成功治疗后不再受此限制。

（2）T 与前列腺癌：有证据表明，T 能促进局部进展及转移前列腺癌肿瘤的生长并加剧病情。散在的病例报告提示 TST 可使隐性前列腺癌转化为临床前列腺癌。

目前尚缺乏有力的证据证明 TST 会导致前列腺癌，与之相反，越来越多的研究证明低睾酮和前列腺癌相关。45 岁以上 LOH 患者行 TST 前必须综合分析治疗的益处及风险，治疗过程中需密切监测前列腺安全性。治疗前，至少需行直肠指诊及血清 PSA 测定评估前列腺癌的风险。此外，还可以结合年龄、家族史及种族等因素。如患者及医生觉得风险很高，则有必要进行进一步检查。但是，没有必要在治疗前常规行前列腺超声或前列腺活检。开始治疗后 3~6 个月及 12 个月时应评估前列腺状况，此后每年至少评估 1 次。如高度怀疑前列腺癌（直肠指诊异常、PSA 升高或结合其他因素提示前列腺癌）应考虑行前列腺穿刺活检。一项最新的回归性研究发现，既往患有前列腺癌的 LOH 患者经过 TST 后，并未发现总死亡率和肿瘤特异性死亡率的增加，但 TST 更倾向适用于那些高分化前列腺癌并经过前列腺癌根治术后的患者。

前列腺癌患者有效治疗后诊断为 LOH，谨慎观察一段时间后，如临床及实验室检查无肿瘤残留证据，可考虑 TST。此时需详细向患者讲解 TST 的益处和风险并获得患者知情同意，治疗期间需密切随访。

2. 肝损害　曾报道烷基化睾酮（如甲基睾酮）有明显肝毒性。该类药物经血液吸收到达肝脏，由于肝脏首关效应，药物在肝脏代谢，导致肝细胞损害，表现为肝功能异常、胆汁淤积甚至肝脏肿瘤，该类 T 制剂已经在临床上被废弃使用。而现在临床上使用的睾酮酯，无论是口服还是注射剂均无明显的肝毒性。十一酸睾酮胶丸为睾酮衍生物，其溶入植物油中，含有脂肪酸侧链，口服后经淋巴管道吸收，经胸导管进入血液循环，避免了肝脏首关效应与肝毒性。口服十一酸睾酮长达十年的临床安全性评估报道，33 例 LOH 患者均无肝功能异常。

3. 红细胞增多症　骨髓造血系统，亦为 T 靶器官。当给予睾酮治疗时，有轻度贫血的老年男性，TST 有利于纠正贫血。而没有贫血的患者，红细胞和血红蛋白会增高，特别是使用超生理剂量 TST 时，可导致红细胞和血红蛋白明显增高，进而致血液黏稠度增加。有报道 T 注射导致红细胞增多症的发生率高达 44%，透皮吸收剂的发生率约为 3%~15%，口服十一酸睾酮的发生率较低，约为 3%~5%。因此，长期使用 TST 治疗时需对血液与造血系统作随访观察，尤其是定期血液黏稠度的检测。

4. 睡眠呼吸暂停综合征　TST 后血清 T 增加，会对呼吸中枢呼气与换气转换发生抑制。性腺功能减退症男性患者，用 TST 时可出现睡眠呼吸障碍，并且使患者对低氧血症和（或）高碳酸血症刺激所致的通气反应受损。在一项安慰剂对照的 T 凝胶制剂补充治疗临床试验中发现，对于相对健康的性腺功能减退症患者群，TST 不引发或加重睡眠呼吸暂停与低氧血症。对于本身易于产生睡眠呼吸暂停疾病的患者，例如：肥胖男性、老年男性、有慢性气道阻塞性疾患的患者，TST 时尤其要警惕睡眠呼吸暂停的发生。对已患有严重睡眠呼吸暂停综合征患者，应禁用或慎用 TST 以防止发生严重呼吸障碍。

5. 肿瘤　采用 TST 时应对肿瘤发生高度关注，尤其关注前列腺癌与乳腺癌等，TST 可引起已有乳腺癌病情加重。早年曾有大剂量口服烷基化睾酮致肝细胞癌报道，近年因为烷基化睾酮临床上已不再使用，未再检索到引起肝脏肿瘤报道。

6. 精子发生　过度使用 TST，会引起下丘脑-垂体-睾丸轴的负反馈抑制，导致精子发生障碍。但临床按规范补充一般不会导致精子发生异常，因推荐使用剂量为生理补充剂量，不会导致性腺轴负反馈抑制作用。对性腺功能低下患者，有报道 TST 可增加精子浓度与活力。

7. 脂代谢　睾酮对脂代谢的影响较为复杂，因剂型、剂量和患者体质不同而异。TST 可以降低甘油三酯、LDL-C，也有降低或升高 HDL-C 水平的报告。因此，长期 TST 时仍需注意患者血脂变化，及时调整用药。

8. 心脑血管系统　长期 TST 需注意观察其对患者心脑血管的影响。近年来许多研究发现，雄激素有抗动脉粥样硬化（AS）的作用，雄激素水平与男性冠心病的发生率呈负相关。随机双盲安慰剂对照研究表明，TST 可以显著改善慢性稳定型心绞痛男性患者的心绞痛发作。近年来的资料提示，TST 对心血管系统是有益的，但要注意超过生理剂量时所带来的心血管危险。有报道超过生理剂量的 TST 用于年青男性可发生心肌缺血和脑卒中。由于肌肉增加和体液潴留，体重可能少量增加；严重时发生高血压、周围水肿和充血性心力衰竭。在人类心肌细胞存在 AR，超剂量的雄激素可以直接引起心肌细胞的肥大。

9. 男性乳房发育：在 TST 过程中有可能出现男性乳房发育，一般不需干预治疗。

（邓军洪　黄亮亮　林子斌）

参 考 文 献

1. Amory JK, Watts NB, Easley KA, et al. Exogenous testosterone or testosterone with finasteride increases bone mineral density in older men with low serum testosterone. J Clin Endocrinol Metab, 2004, 89 (2)：503-510.

2. Snyder PJ, Peachey H, Hannoush P, et al. Effect of testosterone treatment on bone mineral density in men over 65 years of age. J Clin Endocrinol Metab, 1999, 84 (6)：1966-1972.

3. Isidori AM, Giannetta E, Greco EA, et al. Effects of testosterone on body composition, bone metabolismand serum lipid profile in middle-aged men: a meta-analysis. Clin Endocrinol (Oxf), 2005, 63 (3)：280-293.

4. Katznelson L, Finkelstein JS, Schoenfeld DA, et al. Increase in bone density and lean body mass during testosterone administration in men with acquired hypogonadism. J Clin Endocrinol Metab, 1996, 81 (12)：4358-4365.

5. Janssen I, Heymsfield SB, Wang ZM, et al. Skeletal muscle mass and distribution in 468 men and women aged 18-88 yr. J Appl Physiol, 2000, 89 (1)：81-88.

6. Kyle UG, Genton L, Hans D, et al. Age-related differences in fat-free mass, skeletal muscle, body cell mass and fat mass between 18 and 94 years. Eur J Clin Nutr, 55 (8)：663-672.

7. Lee SJ，Janssen I，Heymsfield SB，et al. Relation between whole-body and regional measures of human skeletal muscle. Am J Clin Nutr，2001，80（5）：1215-1221.

8. Rodrigues A，Muller DC，Metter EJ，et al. Aging，Androgens，and the Metabolic Syndrome in a longitudinal Study of Aging. J Clin Endocrinol Metab，2007，92（9）：3568-3572.

9. Saad，F，Haider A，Doros G，et al. Long-term treatment of hypogonadal men with testosterone produces substantial and sustained weight loss. Obesity（Silver Spring），2013，21：1975-1981.

10. Traish，A. M，Haider A，Doros G，et al. Long-term testosterone therapy in hypogonadal men ameliorates elements of the metabolic syndrome：an observational，long-term registry study. Int J Clin Pract，2014，68（3）：314-329.

11. Travison TG，Morley JE，Araujo AB，et al. The Relationship between Libido and Testosterone Levels in Aging Men. J Clin Endocrinol Metab，2006，91（7）：2509-2513.

12. Aversa A，Isidori AM，De Martino MU，et al. Androgens and penile erection：evidence for a direct relationship between free testosterone and cavernous vasodilation in men with erectile dysfunction. Clin Endocrinol（Oxf），2000，53（4）：517-522.

13. Aversa A，Isidori AM，Spera G，et al. Androgens improve cavernous vasodilation and response to sildenafil in patients with erectile dysfunction. Clin Endocrinol（Oxf），2003，58（5）：632-638.

14. 潘连军，夏欣一，黄宇烽. 雄激素缺乏与勃起功能障碍. 中华男科学杂志，2006，12（11）：1030-1034.

15. Corona G，Jannini EA，Mannucci E，et al. Different testosterone levels are associated with ejaculatory dysfunction. J Sex Med，2008，5（8）：1991-1998.

16. Seftel AD，Mack RJ，Secrest AR，et al. Restorative Increases in Serum Testosterone Levels Are Significantly Correlated to Improvements in Sexual Functioning. J Androl，2004，25（6）：963-972.

17. Bolona，E. R.，Uraga MV，Haddad RM，et al. Testosterone use in men with sexual dysfunction：a systematic review and metaanalysis of randomized placebo-controlled trials. Mayo Clin Proc，2007，82（1）：20-28.

18. Moon du G，Park MG，Lee SW，et al. The efficacy and safety of testosterone undecanoate（Nebido（®））in testosterone deficiency syndrome in Korean：a multicenter prospective study. J Sex Med，2010，7（6）：2253-2260.

19. Yassin AA，Saad F，Traish A. Testosterone undecanoate restores erectile function in a subset of patients with venous leakage：a series of case reports. J Sex Med，2006，3（4）：727-735.

20. Werner AA. The male climacteric：Report of two hundred and seventy-three cases. JAMA，1946，132（4）：188-194.

21. Tenover JL. 老年男性的睾酮替代疗法. 中华男科学，2001，7（3）：141-146.

22. Shabsigh R，Kaufman JM，Steidle C，et al. Randomized study of testosterone gel as adjunctive therapy to sildenafil in hypogonadal men with erectile dysfunction who do not respond to sildenafil alone. J Urol，2004，172（2）：658-663.

23. Shamloul R，Ghanem H，Fahmy I，et al. Testosterone therapy can enhance erectile function response to sildenafil in patients with PADAM：a pilot study. J Sex Med，2005，2（4）：559-564.

24. Kalinchenko SY，Kozlov GI，Gontcharov NP，et al. Oral testosterone undecanoate reverses erectile dysfunction associated with diabetes mellitus in patients failing on sildenafil citrate therapy alone. Aging Male，2003，6（2）：94-99.

25. Corona，G，Isidori AM，Buvat J，et al. Testosterone supplementation and sexual function：a meta-analysis study. J Sex Med，2014，11（6）：1577-1592.

26. Mayes J, Watson G. Direct effects of sex steroid hormones on adipose tissues and obesity. Obes Rev, 2004, 5 (4): 197-216.

27. Kapoor D, Malkin CJ, Channer KS, et al. Androgens, insulin resistance and vascular disease in men. Clin Endocrinol (Oxf), 2005, 63 (3): 239-250.

28. Kupelian V, Page ST, Araujo AB, et al. Low sex hormone-binding globulin, total testosterone, and symptomatic androgen deficiency are associated with development of the metabolic syndrome in nonobese men. J Clin Endocrinol Metab, 2006, 91 (3): 843-850.

29. Nieschlag E, Swerdloff R, Behre HM, et al. Investigation, treatment and monitoring of late-onset hypogonadism in males: ISA, ISSAM, and EAU recommendations. Int J Androl, 2005, 28 (3): 125-127.

30. Dandona P, Dhindsa S. Update: Hypogonadotropichypogonadism in type 2 diabetes and obesity. J Clin Endocrinol Metab, 2011, 96 (9): 2643-2651.

31. Corona G, Rastrelli G, Vignozzi L, et al. Testosterone, cardiovascular disease and the metabolic syndrome. Best Pract Res Clin Endocrinol Metab, 2011, 25 (2): 337-353.

32. Basaria S, Coviello AD, Travison TG, et al. Adverse Events Associated with Testosterone Administration. N Engl J Med, 2010, 363 (2): 109-122.

33. Kapoor, D, Goodwin E, Channer KS, et al. Testosterone replacement therapy improves insulin resistance, glycaemic control, visceral adiposity and hypercholesterolaemia in hypogonadal men with type 2 diabetes. Eur J Endocrinol, 2006, 154 (6): 899-906.

34. Muraleedharan V, Marsh H, Kapoor D, et al. Testosterone deficiency is associated with increased risk of mortality and testosterone replacement improves survival in men with type 2 diabetes. Eur J Endocrinol, 2013, 169 (6): 725-733.

35. Liu PY, Death AK, Handelsman DJ. Androgens and cardiovascular disease. Endocr Rev, 2003, 24 (3): 313-340.

36. Traish AM, Saad F, Feeley RJ, et al. The dark side of testosterone deficiency: III. Cardiovascular disease. J Androl, 2009, 30 (5): 477-494.

37. Araujo AB, Dixon JM, Suarez EA, et al. Clinical review: Endogenous testosterone and mortality in men: a systematic review and meta-analysis. J Clin Endocrinol Metab, 2011, 96 (10): 3007-3019.

38. Corona G, Maseroli E, Rastrelli G, et al. Cardiovascular risk associated with testosterone-boosting medications: a systematic review and meta-analysis. Expert Opin Drug Saf, 2014, 13 (10): 1327-1351.

39. Haring R, Völzke H, Steveling A, et al. Low serum testosterone levels are associated with increased risk of mortality in a population-based cohort of men aged 20-79. Eur Heart J, 2010, 31 (12): 1494-1501.

40. Morgentaler A. Testosterone, cardiovascular risk, and hormonophobia. J Sex Med, 2014, 11 (6): 1362-1366.

41. Yeap BB, Alfonso H, Chubb SA, et al. In older men an optimal plasma testosterone is associated with reduced all-cause mortality and higher dihydrotestosterone with reduced ischemic heart disease mortality, while estradiol levels do not predict mortality. J Clin Endocrinol Metab, 2014, 99 (1): E9-18.

42. Seidman SN. Testosterone deficiency and mood in aging men: pathogenic and therapeutic interactions. World J Biol Psychiatry, 2003, 4 (1): 14-20.

43. Giltay, EJ, Tishova YA, Mskhalaya GJ, et al. Effects of testosterone supplementation on depressive symptoms and sexual dysfunction in hypogonadal men with the metabolic syndrome. J Sex Med, 2010, 7 (7): 2572-2582.

44. Zitzmann, M, Weckesser M, Schober O, et al. Changes in cerebral glucose metabolism and visuospatial capability in hypogonadal males under testosterone substitution therapy. Exp Clin Endocrinol Diabetes, 2001,

109（5）：302-304.

45. Amanatkar, HR, Chibnall JT, Seo BW, et al. Impact of exogenous testosterone on mood：a systematic review and metaanalysis of randomized placebo-controlled trials. Ann Clin Psychiatry, 2014, 26（1）：19-32.

46. Wang C, Nieschlag E, Swerdloff R, et al. ISA, ISSAM, EAU, EAA and ASA recommendations：investigation, treatment and monitoring of late-onset hypogonadism in males. Int J Impot Res, 2009, 21（1）：1-8.

47. Huggins C, Hodges CV. Studies on prostatic cancer. I. The effect of castration, of estrogen and of androgen injection on serum phosphatases in metastatic carcinoma of the prostate. J Urol, 2002, 168（1）：9-12.

48. Prout GR Jr, Brewer WR. Response of men with advanced prostatic carcinoma to exogenous administration of testosterone. Cancer, 1967, 20（11）：1871-1878.

49. Fowler JE Jr, Whitmore WF Jr. The response of metastatic adenocarcinoma of the prostate to exogenous testosterone. J Urol, 1981, 126（3）：372-375.

50. Curran MJ, Bihrle W 3rd. Dramatic rise in prostate-specific antigen after androgen replacement in a hypogonadal man with occult adenocarcinoma of the prostate. Urology, 1999, 53（2）：423-424.

51. Kaplan, A. L, Trinh QD, Sun M, et al. Testosterone replacement therapy following the diagnosis of prostate cancer：outcomes and utilization trends. J Sex Med, 2014, 11（4）：1063-1070.

52. Westaby D, Ogle SJ, Paradinas FJ, et al. Liver damage from long-term methyltestosterone. Lancet, 1977, 6：262-263.

53. Nagasue N, Ogawa Y, Yukaya H, et al. Serum levels of estrogens and testosterone in cirrhotic men with and without hepatocellular carcinoma. Gastroenterology, 1985, 88（3）：768-772.

54. Nagasue N, Yukaya H, Chang Y, et al. Active uptake of testosterone by androgen receptors of hepatocellular carcinoma in humans. Cancer, 1986, 57（11）：2162-2167.

55. Gooren LG. A ten-year safety of the oral androgen testosterone undecanoate. J Androl, 1994, 15（3）：212-215.

56. Rhoden EL, Morgentaler A. Risks of testosterone-replacement therapy and recommendations for monitoring. N Engl J Med, 2004, 350（5）：482-492.

57. Jockenhovel F, Vogel E, Reinhardt W, et al. Effects of various modes of androgen substitution therapy on erythropoiesis. Eur J Med Res, 1997, 2（7）：293-298.

58. Matsumoto AM, Sandblom RE, Schoene RB, et al. Testosterone replacement in hypogonadal men：effects on obstructive sleep apnoea, respiratory drives, and sleep. Clin Endocrinol（Oxf）, 1985, 22（6）：713-721.

59. Schneider BK, Pickett CK, Zwillich CW, et al. Influence of testosterone on breathing during sleep. J Appl Physiol, 1986, 61（2）：618-623.

60. Santamaria JD, Prior JC, Fleetham JA. Reversible reproductive dysfunction in men with obstructive sleep apnoea. Clin, Endocrinol（Oxford）, 1988, 28（5）：461-470.

61. Gooren LJG. Gynecomastia. In：J. A. H. Wass, Shalet S. M.（Eds.）. Oxford Textbook of Endocrinology and Diabetes. UK, Oxford：Oxford University press, 2002.

62. 谷翊群. 雄激素制剂在男科中的应用. 中国男科学杂志, 2006, 20（5）：1-3.

63. Pusch HH. Oral treatment of oligozoospermia with testosterone-undecanoate：results of a double-blind-plcebo-controlled trial. Andrologia, 1989, 21（1）：76-82.

64. Eckardstein AV. Androgens, cardiovascular risk factors. In：Nieschlag E, Behre HM, eds. Testosterone. 2nd ed. Berlin：Springer, 1998. 229-258.

65. Dickerman RD, McConathy WJ, Zavhariah NY. Testosterone, sex hormone-binding globulin, lipoproteins

and vascular disease risk. J Cardiovasc Risk, 1997, 4（5-6）: 363-366.

66. Hislop MS, St Clair Gibson A, Lambert MI, et al. Effects of androgen manipulation on postprandial triglyceridaemia, low-density lipoprotein particle size and lipoprotein（a）in men. Atherosclerosis 2001, 159（2）: 425-432.

67. English KM, Steedds RP, Jones TH, et al. Low-dose transdermal testosterone therapy improves angina threshold in men with chronic stable angina. A randomized, double-blind, placebo-controlled study. Circulation, 2000, 102（16）: 1906-1911.

68. Marsh JD, Lehmann MH, Ritchie RH, et al. Androgen receptors mediate hypertrophy in cardiac myocytes. Circulation, 1998, 98（3）: 256-261.

69. Behre HM, Bohmeyer J, Nieschlag E. Prostate volume in testosterone-treated and untreated hypogonadal men in comparison to age-matched normal controls. Clin Endocrinol（Oxf）, 1994, 40（3）: 341-349.

第十节　性腺功能低下的共患疾病

　　LOH 是严重影响中老年男性健康和生活质量的重要疾病之一，其往往同时存在多种临床表现，并给多器官、系统的功能带来不良影响。因此，与性腺功能低下相关的共患疾病风险迫切需要得到人们的关注。LOH 的主要发病机制是随着年龄增加导致的雄激素水平低下。一项在欧盟 8 个国家基于社区人群的 3200 例中老年（40～79 岁）男性横断面研究结果表明，与增龄相关的 FT 每年下降约 3.12pmol/L。然而，我国社区人群对 LOH 及其相关问题的知晓率和认知水平还比较低，积极正确认识性腺功能低下相关的共患疾病风险对于提高中老年男性生殖健康有着极其重要意义。

　　一、LOH 与性功能障碍

　　雄激素在维持男性正常性欲、阴茎勃起功能和射精功能等方面具有重要作用。雄激素可以通过中枢神经系统的作用调节性欲，在一定范围内，血清 T 浓度越高，产生性欲的驱动力越强。雄激素可以通过调节 AR，影响阴茎勃起的相关酶类，例如：NOS、PDE5 及 RhoA/Rho 激酶等的表达以及对海绵体自身结构的影响，参与调控阴茎勃起。欧洲多中心年龄分层随机抽样调查研究结果显示，晨勃次数减少，性欲低下，勃起功能障碍与雄激素水平下降密切相关，血清雄激素水平低下男性性幻想减少的可能性大幅增加。临床研究显示 LOH 导致的 ED 以夜间勃起障碍多见。最近有学者认为 ED 可以作为判断 LOH 的预后指标之一。对雄激素缺乏男性采用 TST 能有效改善性欲低下、勃起和射精功能障碍。回顾性分析研究显示 TST 能提高性腺功能低下男性的性欲，改善睡眠相关的阴茎勃起功能。有文献指出在 LOH 男性中使用 TST 能显著改善阴茎勃起功能，并认为是一项安全可靠的治疗策略。

　　二、LOH 与认知功能障碍

　　LOH 患者大多伴随记忆、认知功能的减退，老年性痴呆尤其是阿尔茨海默病在 LOH 患者中的发病率明显升高。T 对认知功能的影响具有选择性和特异性，在一定范围内血清 TT 水平与认知功能呈正相关性。在阿尔茨海默病患者的研究中发现 TT 水平随着病情的加重而进行性下降，重度阿尔茨海默病患者血清 TT 水平明显低下。进一步研究发现 Bio-T 水平与词语记忆、视觉记忆有密切关系，尤其是与视觉空间功能呈正相关性。对阿尔茨海默病中诊断为 LOH 患者给予 TST，可明显改善其认知和视觉空间功能。一项平均随访年限达 19 年的前瞻性纵向研究显示，在调整年龄、BMI、DM 等影响因素后，阿尔茨海默病的患病率与 FTI 呈负相关，其每增加 10nmol/nmol，阿尔茨海默病患病风险下降 26%。T 改善老年男性阿尔茨海默病和认知功能的机制可能与其抑制 β-淀粉样蛋白的沉淀，加速 β-淀粉样蛋白的降解并拮抗其毒性作用，防止 tau 蛋白的磷酸化，增加神经生长因子的表达，调节载脂蛋白 E 等途径发挥作用。但是，值得注意的是，T 只有在一个最佳的范围内对记忆功能的改善较好，过高或者过低都不能具有改善作用。LOH 与抑郁症也有密切联系。美国人口登记机构的一项健康问卷调查显示，性腺功能减退症的中年男性更容易出现抑郁症状。另外一项对超过 50 岁的老年男性研究表明，调整年龄和伴随疾病因素影响后，血清低 T 水平的中老年男性其抑郁症状发生的比例显著高于血清 T 水平正常的男性，其原因可能是由于 AR 基因多态性决定的。而 TST 则有利于抑郁症状的改善，提高患者生活质量。

三、LOH 与骨折

LOH 患者容易出现肌力下降，其骨质疏松和骨折发生率明显增加。国外一项对 216 名 50 岁以上男性运用筛查问卷评估骨质疏松与性腺功能减退风险的研究显示，在 110 名骨质疏松患者中 LOH 患病率为 25%，而在 106 名正常骨密度男性对照组中患病率仅为 12.2%，骨质疏松患者发生 LOH 的风险是正常人群的 2.08 倍。另外一项对 609 例 60 岁以上老年男性长达 13 年的观察性临床研究表明，血清低 T 水平显著增加骨折的风险（HR：1.33；95% CI：1.09~1.62）。在调整年龄、体重、骨密度、骨折史、吸烟状况、钙的摄入和 SHBG 等影响因素后，血清低水平 T 依然与骨折风险增加相关，特别是髋关节（HR：1.88；95% CI：1.24~2.82）和非脊椎骨骨折（HR：1.32；95% CI：1.03~1.68）。一项纵向观察随访 4 年纳入 2587 例 65 岁以上老年社区人群的临床研究表明，老年男性随着血清 T 水平的降低，跌倒风险呈进行性增加趋势，可能是由于随着血清 T 水平降低，老年男性进行性肌容量减少，因此减少了肌肉对骨骼的保护作用而增加骨折的风险。有荟萃分析表明前列腺癌患者接受雄激素去势治疗后骨质疏松和骨折的发生率明显增加，而当中老年男性接受 TST 后其骨密度则明显增加。国外一个大规模的流行病学调查中发现，对于患前列腺癌、生存时间大于 5 年者，行去势治疗的患者骨折发生率为 19.4%，而未行去势治疗患者骨折发生率为 12.6%。但是，国内近期一项对 17359 名前列腺癌患者进行回顾性分析发现，雄激素剥夺疗法或睾丸切除术增加骨质疏松和骨折风险，但增加的幅度似乎并没有像西方人群报道的那样大。有研究显示在 LOH 患者中使用十一酸睾酮补充治疗能有效改善肌肉和关节疼痛，从而提高 LOH 患者的生活质量。

四、LOH 与肥胖

LOH 患者往往同时存在肥胖、糖代谢异常、胰岛素抵抗、血脂紊乱和高血压等多种临床表现，目前广泛认为血清低 T 水平是其共同的病理生理基础。一方面 LOH 增加了腹型肥胖的风险，血清低水平 T 可下调腹内脂肪 β-肾上腺素能受体数目，使腹内脂肪分解减少，脂蛋白酯酶活性增加，脂肪释放的甘油三酯（TG）增多，腹内脂肪聚集，从而导致腹型肥胖。另一方面肥胖加速诱导了 LOH 的发生，肥胖时机体内血清瘦素水平会逐渐增加，进而影响下丘脑-垂体-睾丸轴的正常功能，抑制 T 的生成。在因肥胖寻求治疗的患者中发现 LOH 的患病率较高，在调整年龄、高血压、糖尿病等影响因素后高内脏脂肪指数（Visceral adiposity index，VAI）男性人群中发生性腺功能减退症的风险是低内脏脂肪指数人群的 5.88 倍，而长期 TST 则能有效的降低 BMI、体重及腹围等肥胖的指标。性腺功能减退症患者中反映体内脂肪组织含量的瘦素水平也较高，而 TST 后瘦素水平可下降到正常水平。

五、LOH 与糖尿病

大量流行病学调查已经表明中老年男性随着年龄增长，血清 T 水平降低，空腹血糖水平、胰岛素抵抗逐渐升高；血清 T 水平与 2 型 DM 之间存在负相关，有报道在 2 型 DM 患者中 LOH 患病率高达 33%。国外学者曾经随机调查 2865 例 40~70 岁男性血清低 T 水平与 2 型 DM 之间的关系，发现血清低 T 水平是胰岛素抵抗和 2 型 DM 的独立危险因素，FT 水平每下降 4ng/dl，未来发生 DM 风险增加 1.58 倍。近来的荟萃分析也表明，调整年龄和 BMI 等影响因素后，血清低 T 水平仍然是胰岛素抵抗和 2 型 DM 的独立危险因素，一方面血清 T 缺乏可以引起纤溶酶原激活抑制物-1（PAI-1）活性增强引起胰岛素抵抗，另一方面血清 T 水平降低使肌肉组织的过氧化物酶增殖物激活受体-α（PPAR-α）和脂肪细胞过氧化物酶增殖物激活受体-γ（PPAR-γ）的表达下调，使胰岛素敏感性降低。在比较前列腺癌患者雄激素剥夺治疗和非雄激素剥夺治疗的研究中发现，雄激素剥夺治疗患者更容易产生胰岛素抵抗并明显增加高血糖的风险，两者间具有直接相关性。TST 可明显改善 2 型 DM 伴 LOH 患者的胰岛素抵抗，从而控制血糖和血脂水平，使患者腹部脂肪减少，血糖控制能力明显改善，心血管疾病的危险性降低，其降低血糖及糖化血红蛋白水平的疗效明显优于饮食和运动。睾酮可以降低白介素-6（IL-6）和肿瘤坏死因子（TNF-α）等炎性因子，减少游离脂肪酸释放改善胰岛素的敏感性。国外一项长达 11 年的随访研究，观察不同血清 T 水平的中老年男性 DM 的发病率，认为血清低 T 水平可以独立地预示 DM 和 MS 发生。

六、LOH 与血脂异常及代谢综合征

血脂异常及代谢综合征是 LOH 患者常常并发的临床症状。国内有流行病学研究表明血清中 T 水平和 TC 和 TG 水平之间存在负相关，与 HDL-C 水平呈正相关。研究发现当前列腺癌患者接受去势治疗后，血清中 T 水平出现急剧而严重的下降，血清中的 TC、LDL-C 和 TG 升高，HDL-C 下降，这些变化可能是由于血清 T 水平下降降低了脂代谢的关键酶（脂蛋白酯酶和肝脂肪酶）的活性，使乳糜微粒和 VLDL-C 水解减少，脂肪酸释放减少；同时减少肝细胞对脂质的摄取，从而增加了 TC，降低了 HDL-C。一项长达 5 年的对 261 例 LOH 患者使用十一酸睾酮 TST 的纵向研究发现，TST 后 BMI、腹围和体重等肥胖参数下降，TG、TC、LDL-C、血糖以及血压水平降低，HDL-C 水平升高。这可能是由于 T 刺激增加 β 肾上腺素能受体数量，促进脂肪分解代谢，通过增加脂蛋白脂肪酶和肝脂肪酶活性，降低脂肪合成，使甘油三酯水平降低，HDL-C 水平升高。血清 T 水平降低明显增加男性发生 MS 的危险，MS 患者发生 LOH 的比例远高于同年龄组的非 MS 患者。近期流行病学调查表明，血清 TT 水平与收缩压和舒张压呈负相关，在调整年龄、吸烟、饮酒及 BMI 的因素影响后，血清 TT 水平仍然是 MS 的主要危险因素。一项对照研究发现 TST 可以明显改善 MS 的各项参数，腹围减少 11cm，糖化血红蛋白下降 1.9%，收缩压下降 23mmHg。

七、LOH 与心血管疾病

目前，国内外绝大多数的研究证明男性患者心血管疾病发病与低水平的内源性 T 有关，尤其是与 Bio-T 浓度相关。正常的雄激素水平对于动脉硬化的发生具有保护作用，而血清低水平 T 与动脉粥样硬化、心律失常、血栓形成、血管内皮功能障碍、左心室功能受损有关。越来越多的证据表明老年男性的血清低 T 水平是继年龄、肥胖、脂代谢紊乱、胰岛素抵抗等因素之外又一项动脉粥样硬化的独立危险因素，而动脉粥样硬化是大多数类型

的心血管疾病的主要病理生理学基础。血清低水平 T 可能是预测心血管疾病死亡率的指标之一。一项欧洲前瞻性巢式病例对照研究，自 1993 年至 1997 年共随机纳入 11606 例 40 ~ 79 岁男性志愿者，随访至 2003 年。研究发现，中老年男性研究对象血清 T 每升高 6nmol/L，心血管死亡风险下降 19%，血清低 T 水平可能是心血管疾病的预测指标之一。有研究发现，在亚洲人群中内源性血清低 T 水平（≤14.2nmol/L）的中年男性发生心血管不良事件风险是正常对照组的 4.6 倍（HR：4.61；95%CI：1.02 ~ 21.4），并认为血清低水平 T 是冠心病的独立危险因素。越来越多的研究表明低 T 水平的男性更易患冠心病，其内源性 T 越低，冠心病严重程度越重。最近一项对 395 例 45 ~ 74 岁 LOH 患者人群研究发现，性腺功能减退症患者 ED 严重程度与心血管疾病风险呈正相关。目前 TST 能否减少性腺功能减退症男性患者发生心血管事件的风险目前还存在争论，但是没有足够的研究证据显示 TST 和不良心血管事件之间有明显关联。现有的大多数研究认为 T 对心血管系统产生有益或中性的保护作用。动物实验和临床研究也已经证实在冠状动脉内注射 T 制剂后能使冠状动脉管径和血流速度明显增加。T 具有直接扩张冠状动脉作用，其机制可能是 T 通过对细胞膜上的钾离子通道和钙离子通道的调节使血管扩张，另一方面与 AR 结合促进血管内皮细胞 NO 释放，扩张冠状动脉血管，改善血流。目前大多数学者认为 TST 在男性并发心血管疾病的危险因素的 LOH 患者中使用是安全有效的，TST 可增加老年男性的血管内皮功能，舒张冠状动脉，缓解老年男性心绞痛症状，改善心肌缺血，改善心衰患者的心脏射血功能和相应的临床症状。但是也有个别报道得出不同结果，一项对 209 例 65 岁以上合并高血压、糖尿病、高血脂、肥胖等疾病伴有低 TT 水平（3.5 ~ 12.1nmol/L）的老年男性（平均年龄 74 岁）接受较大剂量的 T 凝胶进行 TST，研究因治疗组的心血管事件发生率较安慰剂组明显增高，临床试验被提前终止。值得指出的是，该项研究样本量小和纳入人群的独特性妨碍了本研究的外延性与参考价值。因此，需要更加大量的、前瞻性、随机对照研究来评估 TST 和心血管疾病风险的安全性，更加谨慎对 TST 进行综合评价，包括对剂量与剂量的评价，尤其是对 TST 应用超过生理剂量时所带来的心血管危险应予以注意。

八、LOH 与贫血

雄激素能直接刺激骨髓干细胞和通过肾脏合成促红细胞生成素使红细胞数量和血红蛋白水平增高，血清 T 缺乏可以导致贫血。国外一项对 239 例慢性肾脏病患者（46 ~ 63 岁）的临床研究中发现血清 T 缺乏患者（TT<10nmol/L）的贫血（Hb<13.0g/dl）风险比血清 T 未缺乏患者（TT>10nmol/L）高 5.3 倍。

九、LOH 与 LUTS

LOH 患者也是下尿路症状（lower urinary tract symptoms，LUTS）高发人群。国外一项超过 500 例 LOH 患者的研究表明，轻度 LUTS 发病率为 25%，中度为 53.3%，重度为 22.8%，并且 ED 程度和 LUTS 的严重程度呈正相关，LUTS 的严重程度是一个独立于年龄之外的 LOH 危险因素。国内一项研究发现，对 LOH 患者口服十一酸睾酮 12 周后，IPSS 评分及最大尿流率均明显得到改善。这可能是由于外源性 T 通过调节尿道上皮和膀胱上皮中广泛存在 AR，从而调节逼尿肌兴奋性，降低逼尿肌压力，改善最大尿流率、排尿量以及膀胱顺应性，提高膀胱容量，同时 NO 也参与尿道和膀胱颈的扩张，松弛泌尿生殖器官平滑肌。一项对 261 例平均年龄 58 岁的 LOH 患者进行长达 5 年 TST 的研究显示，前 3 个月 IPSS 评分显著下降并在随后 5 年的治疗过程中持续改善。有文献报道，TST 增加了

LOH 患者超声检测的前列腺体积，但是目前没有充足的证据表明 TST 加剧下尿路症状或促使急性尿潴留发生。

十、LOH 与死亡风险增加

关于 LOH 是否增加死亡风险，目前研究不多。在欧盟 8 个国家实施分层抽样获取 2599 例，年龄为 40~79 岁一般人群的研究结果表明，在中位数为 4.3 年的随访期中共有 147 例男子死亡，55 例（2.1%）被确定为 LOH（中度 31 例，重度 24 例）。在调整了年龄、各研究中心、BMI、吸烟，和较差健康状况后，重度 LOH 男性死亡率是正常男性的 5.5 倍（HR：5.5；95%CI：2.7~11.4）。多变量调整后，血清 TT 低于 8nmol/L 男性与正常人相比死亡风险高 2 倍（HR：2.3；95% CI：1.2~4.2），而合并性功能障碍的男性与正常人相比死亡风险高 3 倍（HR：3.2；95% CI：1.8~5.8）。最近的一项血清 T 水平与死亡率的关系的荟萃分析，包括 12 项研究和超过 16000 名男性研究对象的结果证实，血清低 T 水平的男性死亡率是正常血清 T 水平男性的 1.35 倍（HR：1.35；95% CI：1.13~1.62）。与正常血清水平的男性相比，轻度和重度血清 T 水平低下男性有着较高的死亡率和较少的生存时间。国外有研究发现 TT 水平每下降 2.1 个标准差时，其心血管病死亡率风险增加了约 25%。在国外另外一项观察性研究中，研究对象为 1031 名年龄 40 岁以上男性退伍军人，对其中低血清 T（<8.7nmol/L）和无前列腺癌史的 398 名男性采用 TST，发现在调整年龄、体重指数、血清 T 水平、医疗并发症、DM、冠心病等多变量因素后，TST 与降低死亡风险明显相关（HR：0.61；95%CI：0.42~0.88）。

随着老龄化社会的到来，正确认识和重视 LOH 共患疾病风险，做到早期预防，早期治疗，将有利于这一系列慢性病、老年病得到及早防治，将大大提高人们群众的生活质量。

（杨镒虹　商学军）

参 考 文 献

1. Wu FC, Tajar A, Beynon JM, et al. Identification of late-onset hypogonadism in middle-aged and elderly men. N Engl J Med, 2010, 363（2）：123-135.

2. Almehmadi Y, Yassin DJ, Yassin AA. Erectile dysfunction is a prognostic indicator of comorbidities in men with late onset hypogonadism. Aging Male, 2015, 18（3）：186-194.

3. Khera M. Male hormones and men's quality of life. Curr Opin Urol, 2016, 26（2）：152-157.

4. Tan RS, Pu SJ. A pilot study on the effects of testosterone in hypogonadal aging male patients with Alzheimer's disease. Aging Male, 2003, 6（1）：13-17.

5. Moffat SD, Zonderman AB, Metter EJ, et al. Free testosterone and risk for Alzheimer disease in older men. Neurology, 2004, 62（2）：188-193.

6. Clapauch R, Braga DJ, Marinheiro LP, et al. Risk of late-onset hypogonadism（andropause）in Brazilian men over 50 years of age with osteoporosis：usefulness of screening questionnaires. Arq Bras Endocrinol Metabol, 2008, 52（9）：1439-1447.

7. Meier C, Nguyen TV, Handelsman DJ, et al. Endogenous sex hormones and incident fracture risk in older men：the Dubbo Osteoporosis Epidemiology Study. Arch Intern Med, 2008, 168（1）：47-54.

8. Lassemillante AC, Doi SA, Hooper JD, et al. Prevalence of osteoporosis in prostate cancer survivors：a meta-analysis. Endocrine, 2014, 45（3）：370-381.

9. Shahinian VB, Kuo YF, Freeman JL, et al. Risk of fracture after androgen deprivation for prostate cancer. N Engl J Med, 2005, 352（2）: 154-164.

10. Wu CT, Yang YH, Chen PC, et al. Androgen deprivation increases the risk of fracture in prostate cancer patients: a population-based study in Chinese patients. Osteoporos Int, 2015, 26（9）: 2281-2290.

11. Yassin DJ, Doros G, Hammerer PG, et al. Long-term testosterone treatment in elderly men with hypogonadism and erectile dysfunction reduces obesity parameters and improves metabolic syndrome and health-related quality of life. J Sex Med, 2014, 11（6）: 1567-1576.

12. Corona G, Vignozzi L, Sforza A, et al. Obesity and late-onset hypogonadism. Mol Cell Endocrinol, 2015, 418 Pt 2: 120-133.

13. Wang N, Zhai H, Han B, et al. Visceral fat dysfunction is positively associated with hypogonadism in Chinese men. Sci Rep, 2016, 6: 19844.

14. Gibb FW, Strachan MW. Androgen deficiency and type 2 diabetes mellitus. Clin Biochem, 2014, 47（10-11）: 940-949.

15. Stellato RK, Feldman HA, Hamdy O, et al. Testosterone, sex hormone-binding globulin, and the development of type 2 diabetes in middle-aged men: prospective results from the Massachusetts male aging study. Diabetes Care, 2000, 23（4）: 490-494.

16. Corona G, Monami M, Rastrelli G, et al. Type 2 diabetes mellitus and testosterone: a meta-analysis study. Int J Androl, 2011, 34（6 Pt 1）: 528-540.

17. Basaria S, Muller DC, Carducci MA, et al. Hyperglycemia and insulin resistance in men with prostate carcinoma who receive androgen-deprivation therapy. Cancer, 2006, 106（3）: 581-588.

18. Yang YH, Zhao MJ, Zhou SJ, et al. Is serum sex hormone-binding globulin a dominant risk factor for metabolic syndrome. Asian J Androl, 2015, 17（6）: 991-995.

19. Taylor SR, Meadowcraft LM, Williamson B. Prevalence, Pathophysiology, and Management of Androgen Deficiency in Men with Metabolic Syndrome, Type 2 Diabetes Mellitus, or Both. Pharmacotherapy, 2015, 35（8）: 780-792.

20. Hyde Z, Norman PE, Flicker L, et al. Low free testosterone predicts mortality from cardiovascular disease but not other causes: the Health in Men Study. J Clin Endocrinol Metab, 2012, 97（1）: 179-189.

21. Khaw KT, Dowsett M, Folkerd E, et al. Endogenous testosterone and mortality due to all causes, cardiovascular disease, and cancer in men: European prospective investigation into cancer in Norfolk（EPIC-Norfolk）Prospective Population Study. Circulation, 2007, 116（23）: 2694-2701.

22. Akishita M, Hashimoto M, Ohike Y, et al. Low testosterone level as a predictor of cardiovascular events in Japanese men with coronary risk factors. Atherosclerosis, 2010, 210（1）: 232-236.

23. Ho CH, Wu CC, Chen KC, et al. Erectile dysfunction, loss of libido and low sexual frequency increase the risk of cardiovascular disease in men with low testosterone. Aging Male, 2016, 19（2）: 96-101.

24. Tambo A, Roshan MH, Pace NP. Testosterone and Cardiovascular Disease. Open Cardiovasc Med J, 2016, 10: 1-10.

25. Tanna MS, Schwartzbard A, Berger JS, Underberg J, Gianos E, Weintraub HS. Management of Hypogonadism in Cardiovascular Patients: What Are the Implications of Testosterone Therapy on Cardiovascular Morbidity. Urol Clin North Am, 2016, 43（2）: 247-260.

26. Basaria S, Coviello AD, Travison TG, et al. Adverse events associated with testosterone administration. N Engl J Med, 2010, 363（2）: 109-122.

27. Carrero JJ, Barany P, Yilmaz MI, et al. Testosterone deficiency is a cause of anaemia and reduced responsiveness to erythropoiesis-stimulating agents in men with chronic kidney disease. Nephrol Dial Transplant,

2012，27（2）：709-715.

28. Bozkurt O，Bolat D，Demir O，et al. Erectile function and late-onset hypogonadism symptoms related to lower urinary tract symptom severity in elderly men. Asian J Androl，2013，15（6）：785-789.

29. Almehmadi Y，Yassin AA，Nettleship JE，et al. Testosterone replacement therapy improves the health-related quality of life of men diagnosed with late-onset hypogonadism. Arab J Urol，2016，14（1）：31-36.

30. 宫大鑫，刘贤奎，孔垂泽. 迟发性性腺功能减退症合并下尿路症状患者的睾酮补充治疗. 中华男科学杂志，2014，（06）：569-571.

31. Pye SR，Huhtaniemi IT，Finn JD，et al. Late-onset hypogonadism and mortality in aging men. J Clin Endocrinol Metab，2014，99（4）：1357-1366.

32. Araujo AB，Dixon JM，Suarez EA，et al. Clinical review：Endogenous testosterone and mortality in men：a systematic review and meta-analysis. J Clin Endocrinol Metab，2011，96（10）：3007-3019.

33. Shores MM，Matsumoto AM，Sloan KL，et al. Low serum testosterone and mortality in male veterans. Arch Intern Med，2006，166（15）：1660-1665.

34. Shores MM，Smith NL，Forsberg CW，et al. Testosterone treatment and mortality in men with low testosterone levels. J Clin Endocrinol Metab，2012，97（6）：2050-2058.

第十一节　中老年生殖健康与保健

WHO 将生殖健康定义为："在生命的所有阶段，生殖系统及其功能和过程所涉及的一切事宜，包括身体、精神和社会适应性等方面的完好状态，而不仅仅指没有疾病或虚弱"。在开罗召开的联合国国际人口与发展大会（ICPD）提出了与生殖健康相应的生殖保健的定义："通过预防和解决生殖健康问题，综合各种方法、技术和服务，促进生殖健康和幸福"。在以往的工作和研究中，对女性的生殖健康和生殖保健服务需求和利用的关注较多，各国都设有各种各样私立或公立的妇女和儿童保健中心，但很少有以男性为服务对象的相应机构。关注男性生殖健康，开展男性生殖保健服务，将成为生殖保健领域一项新的重要任务和工作重点。

我国是人口大国，也是世界上老年人口最多的国家。随着物质生活水平大大提高，中老年人提高生活质量的要求越来越强烈，如何提高中老年人的身体健康水平，改善生殖健康状况，提高生命质量、生活质量是生殖健康医务工作者责无旁贷的任务。更年期是人类从中年进入到老年的过渡期。对男性更年期，医学界争论了多年，目前意见已趋于一致，认为男性亦存在更年期。如同女性，此时期的男性同样会出现许多心理上和机体上的功能紊乱。但与女性更年期雌激素骤降不同，中老年男性更年期时，其雄激素水平会出现增龄性缓慢下降，且只有部分雄激素缺乏的中老年男性会出现相应的临床症状，即男性迟发性性腺功能减退症（LOH）。

一、饮食、运动与 LOH

ARMAMENTO-VILLAREAL 等观察生活方式对体弱、肥胖、老年男性（≥65 岁）性激素的影响。结果显示，在体弱、肥胖、老年男性，通过生活方式的干预减轻体重，能特异性减少血清总雌二醇（total estradiol）、游离雌二醇（free estradiol）水平。但是，血清 TT 水平没有临床意义地增加，FT 水平也没有特异性增加。因此，ARMAMENTO-VILLAREAL 等认为，除了生活方式的干预，为了改善这些患者的激素情况，其他的治疗也是需要的。147 例 44 岁以上的男性参加了 Cardarelli 等的横断面研究，结果显示：参与者平均 FT 的水平 3.1ng/ml（SD=1.5），平均年龄为 56.8 岁（SD=7.9），多元回归分析提示 FT 值与年龄和饮食显著相关。很多研究成果都表明，运动能够增加人体骨量和改善其性激素水平。为了评估长期太极拳练习对体成分及性激素和骨矿物质密度的影响，李天乐等对 50 名男性中老年太极拳练习者和 50 名不经常参加运动的对照组人员进行了体成分与骨矿物质密度测试，并且抽样选取了部分人员进行血清 T 的测试。结果表明，太极拳组和对照组的血清 T 值分别为 5.43μg/L 和 4.53μg/L，差异具有显著性（P<0.05），说明太极拳锻炼可以延缓雄激素的衰减。

二、中医药与 LOH

中医文献中虽然没有明确提出 LOH 这一病名，但从它的症状表现上来看，属于"不寐"、"郁证"、"阳痿"、"心悸"、"虚劳"、"眩晕"等范畴。《素问·上古天真论》："丈夫八岁，肾气实，发长齿更，二八，肾气盛，天癸至，精气溢泻，阴阳和，故能有子，三八，肾气平均，筋骨劲强，故真牙生而长极，四八，筋骨隆盛，肌肉满壮，五八，肾气衰，发堕齿槁，六八，阳气衰竭于上，面焦，发鬓颁白，七八，肝气衰，筋不能动，八八，天癸竭，精少，肾脏衰，形体皆极，则齿发去。"指出了天癸在男性生长发育中所起的重要作用。LOH 病因病机复杂、证型繁多。熊勇平认为本病有肾阴亏虚型、肝肾阴虚型等 10 种证型。贾金铭认为本病可分为阴虚内热型（以血管运动症状为主）、肾阳亏虚型（以生理体能症状为主）等 8 种证型。

将 LOH 主要综合征分别与四大脏腑对应起来，有利于非中医专业背景医师更好的理解本病的中医诊治规律。如对于阴虚内热证（以性功能障碍症状和血管舒缩症状为主要表现）的患者，因性功能障碍综合征从"肾"论治，血管舒缩综合征提示机体"阴虚"状态，故治疗上应以滋肾阴降虚火为主，可选用知柏地黄汤加减。对于脾肾阳虚证（以性功能障碍症状和生理体能症状为主要表现）的患者，因性功能障碍综合征从"肾"论治，生理体能综合征从"脾"论治，故应补益脾肾，可选用还少丹加减。对于肝郁肾虚证（以性功能障碍症状+情志精神症状为主要表现）的患者，因性功能障碍综合征从"肾"论治，情志精神综合征从"肝"论治，故应从补肾与疏肝解郁同时着手。偏阴虚火旺时可选用六味地黄丸合丹栀逍遥丸；偏阳虚时选用金匮肾气丸合逍遥丸。

有学者观察麒麟丸联合十一酸睾酮胶丸治疗 LOH 患者的临床疗效。将符合纳入标准的 63 例 LOH 患者随机分为对照组（十一酸睾酮胶丸）、联合组（十一酸睾酮胶丸+麒麟丸），分别比较组内和组间治疗前后的 IIEF-5 评分、AMS 评分及血清 TT。结果显示，联合组治疗后 IIEF-5 评分、AMS 评分及 TT 值分别为（21.7±5.8）分、（20.7±5.7）分和（16.7±2.2）nmol/L，均显著高于治疗前（10.6±3.4）分、（40.5±8.3）分和（9.1±1.7）nmol/L，（P<0.05）；且明显优于对照组治疗后的（15.9±4.7）分、（31.3±6.5）分和（13.1±2.8）nmol/L，（P<0.05）。因此认为，麒麟丸联合十一酸睾酮胶丸治疗 LOH 的疗效比单用十一酸睾酮胶丸治疗效果更显著，且不增加不良反应发生率。在国家"十二五"科技支撑计划课题"更年期生殖健康现状评估及健康指导"的研究方案中，已将接受干预治疗的 LOH 患者分为十一酸睾酮软胶囊治疗组，十一酸睾酮软胶囊加麒麟丸治疗组。两组疗程均为 6 个月，观察协同作用，该干预研究正在进行中。

许亮等探讨复方玄驹胶囊联合十一酸睾酮胶丸治疗 LOH 疗效及安全性，结果显示：短期内单用十一酸睾酮胶丸治疗或加用复方玄驹胶囊也能明显提高患者血清 T 水平，改善患者的临床症状；联合组的疗效更显著，不增加不良反应发生率；且能减少十一酸睾酮胶丸的用量和时间，并降低 TST 的风险。

郑学峰观察针刺结合小剂量的补肾胶囊治疗中老年男性雄激素缺乏患者的临床疗效，结果表明治疗前患者血清 T 水平明显低于正常男性，治疗后 3 组患者血清 T 含量较前有显著性提高。

（章慧平）

参考文献

1. United Nations. Progamme of action of the united nations international conference on population and development. New York：United Nations，1994，49-61.

2. 赵亚玲，陈新，李竹. 关注男性生殖健康，发展生殖保健服务. 中国计划生育学杂志，2005，（10）：595-598

3. Ndong I，Becker RM，Haws JM，et al. Men's reproductive health：defining，designing and delivering services. Interbational Family Perspectives，1999，25（Suppl）：53-55.

4. 周善杰. 我国中老年男性生殖健康评估体系的建立与现状研究. 中国协和医科大学硕士学位论文，2009.

5. 卿兴荣. 江苏省中老年男性生殖健康现状评估及健康指导. 南方医科大学硕士学位论文，2014.

6. Armamento-Villareal R，Aguirre LE，Qualls C，Villareal DT. Effect of Lifestyle Intervention on the Hormonal Profile of Frail，Obese Older Men. J Nutr Health Aging，2016，20（3）：334-340.

7. Cardarelli R，Singh M，Meyer J，et al. Author information. The Association of Free Testosterone Levels in Men and Lifestyle Factors and Chronic Disease Status：A North Texas Healthy Heart Study. J Prim Care Community Health，2014，26，5（3）：173-179.

8. 李天乐. 太极拳练习对男性中老年体成分和睾酮及骨密度影响的研究. 宁波大学硕士学位论文，2015.

9. 邓冬梅，庄天衢，杨光照，等. 迟发性睾丸功能减退中西医病因研究进展. 辽宁中医药大学学报，2011（3）：195-197.

10. 熊勇平，黄凌. 辨证论治男性更年期综合征. 湖北中医学院学报，2000，2（3）：40.

11. 贾金铭. 中国中西医结合男科学. 北京：中国医药科技出版社，2005，3：514-522.

12. 闵潇，焦拥政. 迟发性性腺功能减退症中医诊治规律探析. 环球中医药，2016（4）：432-434.

13. 许亮. 复方玄驹胶囊联合安特尔治疗男性迟发性性腺功能减退的疗效及安全性研究. 中南大学硕士学位论文，2013.

14. 郑雪峰. 针药结合对中老年男性部分雄激素缺乏患者生殖内分泌影响的临床研究. 福建中医学院硕士学位论文，2006.

第三章 雄激素制剂的分类及特点

历史上，T 最早于 1935 年被人工合成，随后不久便被用于临床，是临床上使用最早的激素之一；20 世纪 50 年代，T 埋植剂、庚酸睾酮和环丙酸睾酮等肌注制剂也相继问世。到 20 世纪 70 年代，口服有效的十一酸睾酮开始应用于临床；90 年代，长效的十一酸睾酮酯注射液（茶籽油溶剂）、阴囊皮肤 T 贴剂、非阴囊部位的 T 贴剂及 T 凝胶等透皮吸收制剂相继应用于临床；随后，经颊黏膜吸收的 T 片剂及更长效十一酸睾酮酯注射液（蓖麻油溶剂）也应用于临床。

雄激素制剂是治疗雄激素缺乏症的重要药物，种类较多，各种类型有不同的特点，适合的人群各有侧重。目前观点认为，临床上应尽可能使用天然 T 制剂来进行 TST，而不是使用人工合成雄激素制剂。这是由于人体内仅特定器官能够直接利用 T，而其他一些器官则需要将 T 转化为 5α-DHT 或 E_2 等活性形式从而加以利用。天然 T 可以使 T 和其活性代谢产物之间达到生理平衡，使机体最大限度从 TST 中受益，同时最大限度减少不良反应。

一、按化学结构分类

T 和其他所有雄激素类药物一样，均由基本结构雄甾烷演变而来。T 的生物学活性是由雄甾烷决定的，包括 3 号位上的酮基、4 号位上的双键和 17 号位上的羟基。睾酮制剂根据化学结构的差异，主要分以下三类。

（一）第一类

睾酮第 17β-位羟基上的氢原子被 1 个长链脂肪酸基团所酯化。用长链脂肪酸对 T 酯化后，随碳链的增长，分子的极性变小，就越易溶于油剂；这样，溶于油剂的 T 衍生物可在进入人体后缓慢地释放到血液循环中。一旦被吸收，侧链被酯酶水解，释放出具有 T 和生物活性的 FT，通过与内源性 T 一样的途径被代谢。酯化的碳链越长，作用越持久。庚酸睾酮和丙酸睾酮曾经是应用最广泛的 17β-位羟睾酮酯的雄激素注射液。丙酸睾酮每周需要注射 2~3 次；庚酸睾酮（Testosterone enanthate，TE）则可间隔 2~3 周肌注 1 次。目前常用的十一酸睾酮（Testosterone undecanoate，TU）可延长到 4 周肌注 1 次。TU 还可以口服，其胶囊制剂随高脂食物一起口服后，大约 10% 的药量能与乳糜微粒一同通过小肠淋巴管吸收，随后直接进入体循环，绕过了肝脏的"首关效应"，在体内 T 可达到生理浓度并减少对肝脏的毒副作用。

（二）第二类

睾酮第 17α-位被甲基化。17α-位甲基化形成的 T 衍生物，代表药物为甲睾酮（Methyltestosterone）和氟羟甲睾酮。1935 年合成 T 不久后便合成了 17α-甲基睾酮。口服后自门静脉入肝，由于 17α-位的甲基化改变，导致肝脏对其分解减少，故服用后可达到一定的血药浓度。长期使用导致肝药酶增高、胆汁淤积和紫癜。氟羟甲睾酮除了含有氟原子和羟基外，同样包含 17α-位甲基。该化学修饰使得氟羟甲睾酮成为一种非常有效的口服雄激素药物，但 17α-位甲基化同样带来了肝脏毒性。事实上，所有 17α-位甲基化的雄激素制剂均可能导致肝毒性，已逐渐被临床弃用（尽管最新中华人民共和国药典还有收录）。

（三）第三类

对睾酮的 A、B、C 环进行修饰，修改甾体的环结构，如美睾酮（Mesterolone）。美睾酮来源于 T 的 5α-还原产物 5α-DHT，从结构来讲单纯地修饰了环结构。美睾酮作为 5α-DHT 的衍生物，口服吸收后同样不被肝脏代谢，而且从药理学上它只能补偿 5α-DHT 缺乏相关机体功能，但是不能补偿 T 的即刻效应，也不能通过芳香化作用转化为雌激素。因此，美睾酮并不具有 TST 的所有生理作用，不推荐作为 TST 药物。

二、按给药方式分类

2015 年 EAU 男性性腺功能减退症指南推荐的雄激素制剂，按给药途径不同可分为：口服 T、肌内注射 T、T 凝胶或经皮给药 T、舌下用 T、口腔用 T 和皮下埋植 T 等制剂，它们都有各自的特点和适应证。

1. 口服睾酮

（1）十一酸睾酮胶丸（TU capsules）：国内现有默沙东公司生产的十一酸睾酮胶丸（商品名安特尔）及由浙江医药股份有限公司新昌制药厂生产的十一酸睾酮软胶囊（商品名诺仕），化学名为 17β-羟基雄甾-4-烯-3-酮十一烷酸酯。此药物为 T 的十一酸酯，是 T 的衍生物。溶于油剂后装入软胶丸，每粒重 40mg，其中 T 占 63%，故每一粒胶囊含 T 为 25mg。储存方便，在 30℃以下避光保存于铝箔板包装中即可，不需要冷藏，有效保质期达 36 个月。因其含有脂肪链，故可通过淋巴液的脂类输送，经胸导管最后到达体循环，避免了经肝脏的首关代谢和肝毒性。口服胶丸携带方便，剂量可随时调整，停药后作用迅速消失，不存在长期不良反应。口服 TU 胶囊最适合于自身尚能部分合成与释放 T 的患者；另外，对于存在凝血功能障碍不能进行肌内注射或因故不能到医院接受注射治疗的患者也是其适应证。口服 TU 胶囊的缺点是食物中无脂肪时吸收较差，需与含高脂肪的食物一起进食，食物中含有 19g 脂肪可保证 T 充分吸收。单剂口服后 2~6 小时血浆 T 达到峰值，可在较高水平维持至少 8h，10h 后降低到服药前水平，因此该制剂每天需要多次给药，2015 年 EAU 制定的男性性腺功能减退症指南推荐每 6 小时用药一次。一般认为，目前 TU 胶丸可作为 LOH 患者 TST 的首选药物。

【用法和用量】一般情况下，剂量应根据每个患者对药物治疗反应情况进行适当调整或遵医嘱。通常起始剂量每天 120~160mg（如安特尔，3~4 粒）连续服用 2~3 周，然后服用维持剂量，每天 40~120mg（如安特尔，1~3 粒）。本品应在用餐时服用，如有需要可用少量水吞服，必须将整个胶丸吞服，不可咀嚼。可将每天的剂量分成两等份，早晨服一份，晚间服一份。如果胶丸个数不能均分为两等份，则早晨服用胶丸个数较多的一份。

【不良反应】①良性肿瘤、恶性肿瘤和非定性肿瘤（包括囊肿和息肉）：良性前列腺增生、临床未被检测出的前列腺癌进展；②血液和淋巴系统疾患：红细胞增多症；③代谢和营养紊乱：液体和盐潴留；④精神紊乱：抑郁、紧张感、情绪困扰、性欲增强、性欲减退；⑤胃肠道紊乱：恶心、腹泻、腹部不适、腹痛；⑥肝胆病症：淤胆型黄疸；⑦皮肤和皮下组织疾患：瘙痒，多毛，痤疮；⑧肌（与）骨骼及结缔组织疾患：肌痛、骨骺早闭；⑨血管疾患：高血压；⑩肾和泌尿疾患：泌尿疾病；⑪生殖系统和乳腺疾患：男子乳房女性化、少精、无精子、阴茎持续勃起症、勃起频率增加、加速性成熟、阴茎增大；⑫体检：肝功能异常、PSA 升高、血红蛋白升高、血细胞比容升高、血脂异常。

【禁忌】已确诊或怀疑为前列腺癌或乳腺癌的男性；对本品中的任何成分过敏者；妊娠妇女。

【注意事项】患者如患有隐性或显性心脏衰竭、肾功能不全、高血压、癫痫、偏头痛（或有上述病史）应定期做检查，因为雄激素可能偶尔会诱发液体潴留。建议长期治疗患者进行肝功能检查。肝功能损伤患者慎用。良性前列腺增生的男性患者中，与前列腺病症相关的主诉可能增加。骨转移患者的高钙血症和高钙尿症状可能会加重。建议这类患者定期监测血清 T 浓度。所有患者在开始使用本品治疗之前均应进行详细的体检以排除患前列腺癌的可能。由于 T 可能促进亚临床前列腺癌的生长，因此在治疗过程中必须每年按照医生建议的方案检查前列腺（直肠指诊和 PSA 评估），老年患者和高危人群（有临床因素或家族遗传因素的患者）应每年检查两次。曾有报道指出对于一些男性患者特别是存在肥胖症或慢性肺病等危险因素的人群，使用 T 可能引发睡眠呼吸暂停综合征。如发生与雄激素相关的不良反应，应立即停药。待症状消失后，再服用较低剂量。

2. 肌内注射睾酮

（1）睾酮酯注射液（Testosterone ester injections）：常用制剂包括十一酸睾酮注射液（T. undecanote，TU）、庚酸睾酮注射液（T. enanthate，TE）和环戊丙酸睾酮注射液（T. cypionate，TC），都为 T 衍生物。

睾酮注射液价格便宜，注射间隔较长，没有严重不良反应。缺点是需要到医疗机构进行深部肌内注射，且患者会出现注射局部不适感。目前国内使用的 TU 注射液由浙江仙琚制药股份有限公司生产，商品名思特珑，注射后 2～3 天内血清 T 水平达到峰值浓度，依据 T 注射剂量不同峰值浓度可能会超过生理浓度上限，以后逐渐下降，可维持血清 T 在正常参考值范围之内长达 3 周。缺点是用药后血清 T 浓度的波动幅度较大，可能会引起患者情绪和症状的明显起伏，且发生不良反应时无法立即撤药。由于所用溶剂未载入欧盟药典，未被 EAU 男性性腺功能减退症指南所推荐。TU 注射液原则上不推荐作为 LOH 长期 TST 制剂。庚酸 T 和环戊丙酸 T 是既往应用最广泛的雄激素注射剂，临床上具有同等的作用期间和治疗有效性。庚酸 T 和环戊丙酸 T 相对于注射 TU 作用时间均较短，每 2 周注射一次，用药后体内 T 水平可能波动，且同样存在发生不良反应时无法立即撤药的问题，原则上不推荐作为 LOH 长期 TST 制剂。

【用法和用量】十一酸睾酮注射液（思特珑），肌注，250mg/月，特殊情况下（如用于再生障碍性贫血患者时），可增加到 500mg/月；庚酸 T，肌内注射，150～200mg/2 周；环戊烷丙酸 T，肌注，75～100mg/周。

【不良反应】注射部位可出现疼痛、硬结、感染及荨麻疹。其余不良反应与口服 T 制剂相似。

【禁忌】前列腺癌、乳腺癌、及药物成分过敏者禁用。

【注意事项】发生严重不良反应时，应立即停止治疗，观察后调整药物剂量。用药期间同时要监测红细胞、肝功能、PSA 水平。65 岁以上老年人、缺血性心脏病、前列腺增生症、高血压、DM、癫痫、三叉神经痛、肝功能不全患者慎用。有水肿倾向的肾脏病、心脏病和高血压患者慎用。有肿瘤骨转移、未经治疗的严重睡眠呼吸暂停综合征、凝血功能障碍的患者也应慎用。

（2）长效睾酮注射液：商品名为耐必多（Nebido），由德国拜耳先灵公司（Bayer Schering）生产。是全球上市的第一种用于 TST 的长效注射液，目前尚未在中国获得批准上市。其主要活性成分是 TU，250mg/ml，蓖麻油作为溶剂。Nebido 又被称储库型注射剂。它缓慢注射到臀部肌肉，形成了一个药物池。T 逐步从药物池释放进入血液。通常每隔 10～14 周注射一次，注射频率取决于患者个人的血清 T 水平。普通注射剂平均每年需注射 22 次，而 Nebido 一年仅需注射 4 次，不需要经常注射，可使患者体内 T 血浓度维持在正常生理范围内，因而更受患者欢迎，被国外多个指南推荐为 LOH 患者的 TST 用药。该药的缺点是在发生不良反应的情况下无法及时撤药，需要大剂量（4ml）肌注，有极少患者在注射后立即出现咳嗽反应。

【用法和用量】臀部肌内注射，1000mg 肌注，6 周后 1000mg 肌注，随后 1000mg/10～14 周。

【不良反应】有极少患者在注射后立即出现咳嗽反应，机制不详。其余不良反应与口服 T 制剂相似。

【禁忌】前列腺癌、乳腺癌及药物成分过敏者禁用。

【注意事项】同其他 T 注射剂。

3. 口腔用睾酮（Buccal testosterone）

商品名 Striant™，哥伦比亚公司（Columbia Laboratories）生产。其为单层凸形片剂，可迅速黏附在牙龈与上唇交接处。当和唾液接触后，本品软化成凝胶状，可持续在 12 小时内向口腔黏膜缓慢释出 T，且口腔无不适感；本品释放出的 T 通过口腔黏膜吸收进入血液，再直接输送至上腔静脉，而绕过了胃肠道系统和肝脏首关效应，故 T 的生物效应相应较强，可以作为 T 皮肤贴剂、局部乳膏或注射剂之外的另一种选择，适用于成人先天性或获得性性腺功能减退症的治疗。目前，本品在 LOH 患者中应用的有效性及安全性尚未得到验证，且未在国内上市。

【用法和用量】每片含有 30mg 的 T，每天早、晚各贴一片即可使体内的 T 含量保持正常而稳定。

【不良反应】本制剂可引起牙龈局部的红肿，刺激疼痛，头痛，味觉改变，苦味或者口中异常味觉。也可能引起牙龈炎，但牙龈的不良反应一般是短暂的，几天后可消失，少数可持续 2 周。其余不良反应与口服 T 制剂相似。

【禁忌】前列腺癌、乳腺癌及药物成分过敏者禁用。

【注意事项】应该在颊的两侧交替使用本贴剂，不可咀嚼，吞咽药物，否则无效。从口腔取出本品后，血清 T 水平在 2～4 小时内降低到正常值以下，因此允许发生严重不良反应时及时撤药。发生严重不良反应时，应立即停止治疗，观察后调整药物剂量。服药期间同时要监测红细胞、肝功能、PSA 水平。对有心、肝、肾功能障碍的患者如发现踝关节及腿部水肿应慎用。

4. 舌下用睾酮（Sublingualtestosterone）

商品名 CYCLO-DIOL™，是甲基雄烯二醇（Androdiol）的舌下含片制剂。雄烯二醇（4-雄烯-3，17 二醇）是 T 的直接前体，在体内可直接转化成 T。已经证明服用本制剂能在 40 分钟内明显提高血清 T 水平约 125%，吸收迅速，起效快，药物可直接进入血液，且吸收率高达 85%，避免肝脏的首关效应。随后，在接下来 2～3 小时血清 T 水平逐渐下降，其经肝脏代谢失活。另一个优点是 CYCLO-DIOL™ 和 Androdiol 的口服制剂相比，不需要空腹服用，含 Androdiol 25mg 的 CYCLO-DIOL™ 比 Androdiol 口服制剂 100mg 能释放更多 T，但服用更高剂量（>25mg）将不被吸收利用。目前国内外市场上已无此药物。

【用法和用量】每片含 Androdiol 25mg，每天早晚各一片舌下含服。若出现睡眠问题，晚上可改到下午服用。每天规律服用 6～8 周，再停用 2 周，如此循环。

【不良反应】与口服 T 制剂相似。

【禁忌】确诊或怀疑为前列腺癌、乳腺癌患者及药物成分过敏者禁用。

【注意事项】此药物只适用于 21 岁以上成年男性。其余注意事项同口服 T 制剂。

5. 透皮吸收睾酮（Transdermal Testosterone）

（1）透皮睾酮贴片（Testosterone transdermal patch），分为阴囊透皮贴剂和非阴囊透皮贴剂两种，前者有 Testoderm®（泰丝德），由美国泛华医药公司（Pharmagenesis Inc）生产；后者有由 Watson 药业公司生产的 Androderm®（Testoderm TTS）及由我国华润紫竹药业有限公司生产的起立®睾酮贴剂。这几种睾酮贴剂均能模仿 T 分泌的昼夜节律释放 T，提供更符合生理剂量与节律的血清 T 水平。目前，国内市场上的 T 透皮贴剂仅有起立®（睾酮贴剂）。2016 年来自 EMAS 的建议认为，由于透皮 T 制剂的药代动力学接近最佳的 TST 制剂，而且可以模仿体内 T 的昼夜生理变化，因此推荐为 LOH 患者 TST 治疗的首选。而且，长效的 T 透皮制剂优于短效制剂；但短效透皮制剂的优势是一旦发生严重不良反应，允许快速撤药。

阴囊透皮贴剂（Testoderm®），每贴含 10~15mg T，每日释放药物 4~6mg，贴后 2~4h 血中 T 达峰值，其后 22~24h 维持在正常中等水平。主要作用在阴囊，于早晨贴于阴囊皮肤上，每日 1 贴。由于阴囊皮肤含有较高的 5α-还原酶活性，能将皮肤吸收的睾酮转化为 DHT。因此，在应用阴囊贴剂期间，DHT 的浓度明显增加，可比正常男子高 12 倍。

非阴囊皮肤贴片（Androderm），成人每天释放 T 5mg，夜间睡前贴于各处躯干或四肢皮肤上，每天 1 次，但 7 天内不要在同一部位使用；破损，炎症，油性皮肤部位不要使用。应用后 8h 血 T 水平达峰值，然后稍微降低并继续维持在生理范围浓度达 18~20h。开始 12h 释放总药量的 60%。释药系统产生的 T、DHT 与 E_2 均为正常水平，性功能、性欲、体力和情绪均有改善。贴片治疗较肌内注射剂价格高，但这种每日贴片可能较每 2 周 1 次 TE 肌内注射更方便。所以，建议贴片疗法用于那些惧怕肌内注射或因注射后 T 水平显著波动并由此产生明显症状的患者。为确保适宜的给药剂量，应定期监测清晨血清 T 浓度，并根据血清 T 水平对用药剂量做相应调整。值得注意的是，Androderm 在 LOH 男性中应用的有效性及安全性尚未得到验证。而国产的起立®睾酮透皮贴剂则将 LOH 列为适应证之一。

【用法和用量】

	阴囊贴剂	非阴囊贴剂
剂量和表面积	10mg（40cm²）或 15mg（60cm²）	12.2mg（37cm²）
释放速度	4mg/d 或 6mg/d	5mg/d
达峰值时间	2~4h	8h
应用时间	早晨	睡前
贴用部位	阴囊（需剃毛）	躯干或四肢
用法	每日 1 贴	每日 1 贴
不良反应率	瘙痒 7%，局部不适 4%	瘙痒 37%，红肿反应 12%

【不良反应】最常见的不良反应为局部皮肤反应，有暂时轻、中度红斑，红肿反应，瘙痒，偶尔有过敏性皮炎需要停药。50 岁以上男性皮肤刺激发生率似乎随年龄增加。应用贴剂之前，皮肤上涂擦曲安西龙乳膏常可预防或降低皮肤刺激。其余不良反应与口服 T 制剂相似。

【禁忌】前列腺癌、乳腺癌及对本品成分过敏者禁用。

【注意事项】发生严重不良反应时，应立即停止治疗，观察后调整药物剂量。其余注意事项同口服 T 制剂。

（2）睾酮凝胶（Testosterone gel），商品名 Androgel（昂斯妥凝胶）由 Unimed 药业公司生产。其他同类制剂 Testim 由 Auxilium 药业公司生产，Testogel 由 Schering 药业公司生产，FORTESTA 由 Endo 药业公司生产。Androgel 现有含 1% 或 1.62% 的两种 T 浓度的水乙醇凝胶制剂，1% 浓度的 T 凝胶有含 T 25mg 袋装及 50mg 袋装两种；浓度 1.62% 的 T 凝胶则有含 T 20.25mg 的泵及含 T 20.05mg 和 40.5mg 的袋装。浓度 1% 的 T 凝胶推荐起始剂量为 50mg，每日一次，日最大剂量可增加到 100mg；1.62% 的 T 凝胶推荐初始剂量为 40.5mg，每日一次，日最大剂量为 81mg。开始应用或改变剂量后，监测血清 T2~4 周。此制剂使用方便，可以随时调整剂量，停药后不造成长期不良后果，皮肤反应较少见，但价格较贵。目前，这些 T 制剂在 LOH 患者中应用的有效性及安全性尚未得到充分验证。

【用法和用量】每天一次，于每日清晨涂抹于肩部、手臂和（或）腹部皮肤（非阴囊），凝胶在 5 分钟内变干，不留痕迹。不得随意停药，否则 T 水平 5 天内将降至正常水平以下。

【不良反应】常见的不良反应为头痛、脱发、粉刺、皮肤干燥、涂抹部位的红斑。其余不良反应与口服 T 制剂相似。

【禁忌】前列腺癌、乳腺癌及对本品成分过敏者禁用。

【注意事项】涂抹于干净且干燥之肩部、手臂和（或）腹部，不可直接涂抹于生殖器及有伤口之皮肤表面。涂抹后必须以肥皂及水清洗双手，待涂抹处干燥后才能覆盖布料或衣服。使用后至少 6 小时后洗澡或沐浴，效果最好。若不慎接触眼睛，立即以清水冲洗。使用时，应避免涂抹部位与他人接触，避免人际间传播，尤其是女性和儿童。其余注意事项同口服 T 制剂。

6. 皮下埋植剂　商品名为 Testosterone implants，由先灵葆雅（Schering-Plough）公司生产。呈短棒状药丸，活性成分为 T，可被埋植在皮下（通常腹部，臀部皮下），能够缓慢释放 T，埋植 3~6 个药丸即可使性腺功能低下患者的血 T 达到生理水平并维持长达 4~5 个月，患者性欲、体力均可改善。但埋植药丸需要施行非常小的手术，棒状药丸可能被折断、穿孔影响药效以及出现感染和瘢痕，部分患者难以接受。目前该药在国内尚未上市。

【用法和用量】T 棒状药丸植入剂规格有 100mg、200mg 两种，根据个体需求量选择剂量范围为 100~600mg，一般每次植入 600mg（6×100mg，3×200mg）睾酮就能保持血浆睾酮水平在正常范围达 4~5 个月。

【不良反应】局部不良反应包括药物穿孔、折断、出血和感染。其余不良反应与口服 T 制剂相似。

【禁忌】前列腺癌、乳腺癌及对本品成分过敏者禁用。

【注意事项】注意事项同口服 T 制剂。

（刘继红　袁慧星）

参 考 文 献

1. Huhtaniemi I. Late-onset hypogonadism: current concepts and controversies of pathogenesis, diagnosis and treatment. Asian J Androl, 2014, 16（2）: 192-202.

2. Dimopoulou C，Ceausu I，Depypere H，et al. EMAS position statement：Testosterone replacement therapy in the aging male. Maturitas, 2016, 84：94-99.

3. Wang C，Nieschlag E，Swerdloff R，et al. Investigation，Treatment and Monitoring of Late-Onset Hypogonadism in Males-ISA，ISSAM，EAU，EAA，and ASA Recommendations. Eur J Endocrinol, 2008, 159（5）：507-514.

4. Kaufman JM，Vermeulen A. The decline of androgen levels in elderly men and its clinical and therapeutic implications. Endocr Rev, 2005, 26（6）：833-876.

5. 孙启虹，窦京涛. 男性低促性腺激素性性腺功能减退的临床诊断及药物治疗.《药品评价》, 2013, 10（07）：21-24.

6. E. Nieschlag. Current topics in testosterone replacement of hypogonadal men. Best Pract Res Clin Endocrinol Meta,. 2015, 29（1）：77-90.

7. 十一酸睾酮胶丸说明书. N. V. Organon，Kloosterstraat，Netherlands.

8. " Product Information. Fortesta（testosterone）." Endo Pharmaceuticals（formally Indevus Pharmaceuticals Inc），Lexington，MA.

9. " Product Information. AndroGel（testosterone）." Unimed Pharmaceuticals，Buffalo Grove，IL.

10. " Product Information. Testosterone Enanthate（testosterone）." West-Ward Pharmaceutical Corporation，Eatontown，NJ.

11. " Product Information. Testim（testosterone）." A-S Medication Solutions，Chicago，IL.

12. " Product Information. Androderm（testosterone topical）." SmithKline Beecham，Philadelphia，PA.

附录一　老年男子症状量表（AMS）

【Aging Male Symptoms（AMS）-Scale，AMS】

下列哪些症状已经发生在您的身上？请将您的答案标示在相应栏位中。如果您并没有下列所描述的症状，请将答案标示在"无症状"的栏位中。					
症状	无症状	轻微	中度	严重	非常严重
	1	2	3	4	5
1. 感到总体健康状况下降（总体健康状况，主观感受）	☐	☐	☐	☐	☐
2. 关节痛与肌肉痛（腰痛、关节痛征，四肢痛、全背痛）	☐	☐	☐	☐	☐
3. 多汗（非预期的或突然的阵汗，非劳力性潮热）	☐	☐	☐	☐	☐
4. 睡眠障碍（入睡困难、睡眠过程障碍、早醒和感觉疲劳、睡眠不好，失眠）	☐	☐	☐	☐	☐
5. 需要增加睡眠时间，常常感到疲劳	☐	☐	☐	☐	☐
6. 烦躁易怒（爱发脾气、为小事生气、情绪化）	☐	☐	☐	☐	☐
7. 神经质（内心压力、焦虑、烦躁不安）	☐	☐	☐	☐	☐
8. 焦虑不安（感到惊恐）	☐	☐	☐	☐	☐

续表

症状	无症状	轻微	中度	严重	非常严重
	1	2	3	4	5
9. 体力极差，缺乏活力（表现总体下降、活动减少、对休闲活动缺乏兴趣、感到做事少和收获少、感到必须强迫自己参加一些活动）	☐	☐	☐	☐	☐
10. 肌肉力量减少（感到无力）	☐	☐	☐	☐	☐
11. 情绪忧郁（情绪低落、忧伤、几乎落泪、缺乏动力、情绪波动、感到做什么事都没有意思）	☐	☐	☐	☐	☐
12. 感到个人已走了下坡路	☐	☐	☐	☐	☐
13. 感觉到精疲力竭，人生已到了最低点	☐	☐	☐	☐	☐
14. 胡须生长减少	☐	☐	☐	☐	☐
15. 性活动的能力及频率减少	☐	☐	☐	☐	☐
16. 晨间勃起次数减少	☐	☐	☐	☐	☐
17. 性欲减退（性活动失去愉悦感，缺乏性交欲望）	☐	☐	☐	☐	☐
除了上述的症状之外，您是否还有其他的症状？如果有，请描述： 是☐ 否☐					

AMS 评分：

序号	分值	心理学分量表	躯体分量表	性分量表
1			√	
2			√	
3			√	
4			√	
5			√	
6		√		
7		√		
8		√		
9			√	
10			√	
11		√		
12				√
13		√		

续表

序号	分值	心理学分量表	躯体分量表	性分量表
14				√
15				√
16				√
17				√

以上每项症状的评分：无症状＝1分，轻微＝2分，中度＝3分，严重＝4分，非常严重＝5分；所有症状评分累加为总分。总分评价如下：

总分	17~26分	27~36分	37~49分	≥50分
症状严重程度	无/轻微	轻度	中度	重度

解读：

该量表能够反映患者在雄激素补充治疗过程症状的改善。相对于基线评分平均改善32%，轻微患者通过治疗改善11%；轻度患者改善24%；中度可改善31%；而重度患者可改善39%。

该量表可以作为治疗效果的独立预测指标。阳性预测值为89%，阴性预测值59%，敏感性96%，特异性30%。

（李江源　译）

附录二　中老年男性雄激素缺乏问卷

【Questionnaire for Androgen Deficiency in Aging Male，ADAM】

1. 是否有性欲减退？
2. 是否有体能下降？
3. 是否有体力和（或）耐力下降？
4. 是否有身高降低？
5. 是否有生活乐趣降低？
6. 是否有忧伤和（或）脾气不好？
7. 是否有勃起不坚？
8. 体育运动能力最近是否有下降？
9. 餐后是否爱打瞌睡？
10. 最近的工作表现是否不佳？

评价：对每个问题回答"是"或"否"，问题1或问题7或任何3个其他问题回答"是"即定为阳性答卷。

有效性检验：ADAM调查表的敏感度为88%，特异度为60%。

12 包皮环切术中国男科专家共识

■ 顾　问　姜　辉　北京大学第三医院
　　　　　邓春华　中山大学附属第一医院
　主　编　王　忠　上海交通大学医学院附属第九人民医院
副主编　周辉良　福建医科大学附属第一医院
　　　　　王国耀　宁波市第一医院
　编　委　潘连军　南京市妇幼保健院
　　　　　李文吉　上海交通大学医学院附属第九人民医院
　　　　　李　虎　广州市白云区妇女儿童医院
　　　　　赵永久　杭州市萧山区第一人民医院
　　　　　李云龙　江苏大学附属昆山医院
　　　　　游　海　昆明市儿童医院
　　　　　张亚东　中山大学附属第一医院
　　　　　徐志鹏　南京大学医学院附属鼓楼医院
　秘　书　赵连明　北京大学第三医院
　　　　　杨宇卓　北京大学第三医院

目录

1 前言

包皮环切术是指切除覆盖阴茎头多余或有病变的包皮，达到充分显露阴茎头的一种术式，是治疗包茎与包皮过长等包皮疾病的常用手术，也是泌尿男科医生必须掌握的基本手术。手术医生除了需具备局部解剖及一般手术技能外，还需具备男性生殖与整形的基础知识与基本技能，尤其是在伴有系带过短、阴茎畸形等疾病时，需综合运用多学科知识，制订个体化手术方案，以达到治疗目的。

随着 2008 年 8 月 SFDA 批准"圣环"（次年改称"中国商环"）应用于包皮环切术以来，近十年来还涌现出了狼和、奋牌、犀牛、德脉、正日等各种包皮环切辅助器械。这些器械的使用，不仅缩短了手术时间、减轻了患者痛苦，还大大减少了术后并发症，使包皮手术日臻完善[1]。由于包茎与包皮过长是常见病、多发病，包皮环切术从基层社区服务中心甚至个体诊所到三级甲等医院都在开展，但因各诊疗机构的医疗条件与技术水平的差异，有关包皮环切术的医疗纠纷时有发生，个别并发症甚至是致伤致残的[2]。为了规范包皮环切手术、减少手术并发症，中华医学会男科学分会组织部分男科专家，以循证医学资料及临床经验为依据，共同编写了本共识，旨在为临床医生开展包皮环切术提供指导。

2 手术适应证与禁忌证

至今为止，尚未就包皮环切术的最佳年龄段达成一致意见。以下儿童及成人的手术适应证及禁忌证[3-6]是相对的，需根据临床具体情况酌情处理。

2.1 适应证

2.1.1 包茎　婴幼儿的包茎是否手术存在争议，因 3 岁之前的包茎多为生理性包茎。学龄前期及其以后的包茎多为真性包茎，尤其是反复发生包皮炎、阴茎头炎者建议手术。

2.1.2 单纯的包皮过长可不手术，但包皮过长合并如下情况者则建议手术：

2.1.2.1 虽能翻转，但可见较明显狭窄环，易造成包皮嵌顿者；

2.1.2.2 反复发作的包皮炎、阴茎头炎，导致包皮内板与阴茎头不同程度粘连者或继发包茎；

2.1.2.3 包皮慢性炎性增厚，阴茎勃起致包皮皲裂，影响性交或有包皮嵌顿倾向者；

2.1.2.4 因美容、宗教信仰等原因要求手术者。

2.1.3 包皮过长合并包皮良性肿瘤或新生物如尖锐湿疣等病变，可同期切除者。

2.2 禁忌证

2.2.1 阴茎发育异常，如隐匿性阴茎、尿道下裂、阴茎弯曲、阴茎旋转不良等。

2.2.2 急性包皮炎、尿道炎、阴茎头炎等。

2.2.3 凝血功能异常，有明显出血倾向者。

2.2.4 因包皮炎、阴茎头炎导致的继发性包茎或包皮阴茎头无法分离者，不适合行器械辅助包皮环切术。

2.2.5 可疑包皮恶性肿瘤、无法同期行局部切除者。

3 术前准备

拟行包皮环切术的患者，术前需做好以下准备[5,6]：

3.1 术前血常规、尿常规、凝血功能检查，对可疑人群筛查性传播性疾病和传染病等，同时做好避免交叉感染的防范措施。

3.2 清洗外阴部及包皮囊；包皮过长者应翻转包皮清洗，尽可能洗去包皮垢。

3.3 术前备皮。

3.4 需要采用基础麻醉者，术前禁饮、禁食 4~8 小时，必要时按麻醉要求查肝、肾、心、肺功能等。

4 麻醉

包皮环切术的麻醉[3-6]，成人多推荐局部浸润麻醉，常用局麻药物是 1% 的利多卡因。局麻药内禁忌加入肾上腺素，以免血管收缩导致包皮缺血坏死。局部麻醉的方法有：阴茎根部神经阻滞麻醉、阴茎根部皮下环形阻滞麻醉、外用乳膏表面麻醉等，以阴茎根部神经阻滞麻醉与皮下环形阻滞麻醉二种方法最常用。对于儿童，能合作者也首选 1% 利多卡因局部麻醉，不能合作者可采用基础麻醉；儿童使用器械辅助包皮环切术时，可选用乳膏表面麻醉。

5 传统包皮环切术及其改良

5.1 传统包皮环切术[3-8]　背侧剪开法传统包皮环切术，是针对成人的一种通用的包皮环切方法，在各种包皮环切术式中仍具有不可替代的地位，目前仍被广泛采用。对包皮存在病变的包皮过长或包茎患者，如慢性炎症导致的包皮瘢痕化、严重的包皮与阴茎头粘连、合并尖锐湿疣或硬化性苔藓样变但尚无溃疡形成者，更适合行传统包皮环切术。术中注意保留适当长度的包皮内板和完整的系带，并彻底止血，包皮切缘近端退缩的残端静脉需结扎，防止血肿形成；可用电凝止血，但需控制功率，以免造成海绵体的热损伤；剪除多余包皮时，力求两侧对称。如合并包皮系带过短，可同时行系带延长。该术式的不足之处是缝合处不够美观。

5.2 改良包皮环切术[3-6,9-12]　在传统包皮环切术基础上，出现了多种改良包皮环切术式，常见的有袖套式包皮环切术、血管钳引导包皮环切术、提捏法包皮环切术等。其中袖套式包皮环切术是目前应用较多的改良术式，包括冠状沟和阴茎根部包皮袖套状切除术。袖套式包皮环切术对术者的要求较高。部分患者皮肤和皮下浅筋膜的结构层次不明显，手术难度加大；包茎患者术中仍需先背侧切开、扩张包皮口。因此不同患者需根据术者经验和患者具体情况，选择合适的手术方式。

在袖套式包皮环切术中，使用刀片切除包皮较传统使用剪刀，其术后切口更整齐。该术式仅切除包皮内、外板，保留完整的阴茎浅筋膜，血管和淋巴管损伤少，术后疼痛轻、阴茎勃起少、包皮水肿轻，具有恢复快、外观满意的优点。

两种袖套式包皮环切术各有其优缺点。根部袖套环切法包皮切除范围较难准确估算，包皮切除过少者，术后阴茎头外露欠佳；切除过多者，性交时会出现包皮牵扯等不适。此外，阴茎根部浅筋膜组织较厚，术后易发生阴茎臃肿。对包皮外口过紧、系带过短、包皮远端有病灶等病例，选择冠状沟部袖套法更为适合。

6 器械辅助包皮环切术

开展此类手术，除了需要有传统及改良包皮环切术的基础，还要进行必要的规范化培训[14-16]。

6.1 套扎器类[1,3,13,14,16,17]　一次性使用包皮环切套扎器（下简称套扎器）的出现是对传统包皮环切术的挑战和创新。此类套扎器都有一个内环，切割原理是利用内、外环（或丝线）套住并压榨包皮以代替传统的包皮切除与缝合。传统套扎器的内环上没有硅胶圈衬垫，术中完全阻断套扎部位包皮的血液及淋巴循环，使过长的包皮缺血坏死。以"中国商环（shang ring）"为代表的新型套扎器，在内环上加硅胶垫圈，外环切割刀刃上增加 8个点状突起，有利于包皮切缘血液及淋巴循环的恢复，促进了切口愈合，并消除了切割环提前脱落的可能。另有"齿合器"型套扎器，在内外环之间、刀口与齿状结构之间形成小的容置空间。

套扎器类包皮环切术操作方法随着环套设计的改进而有所优化，主要有传统、外翻式和内置式三种套扎器包皮环切术式。

6.1.1 传统套扎器包皮环切术　将相应型号的套扎器置入包皮腔，调整套扎器至合适位置后、用 1-0 丝线将包皮外板与套扎器包皮切缘凹槽用力系紧，剪除多余包皮。该术式有结扎丝线滑脱、出血之虞，现使用不多。

6.1.2 外翻式套扎器包皮环切术　先将内环套在阴茎体，钳夹包皮口，翻转包皮使其覆盖在内环上，此时包皮内板外翻，再套上外环、并上第一齿扣，然后调整包皮内、外板和系带的保留距离，满意后扣上第二齿扣以固定，剪去多余包皮。该术式操作简单，目前应用较广泛。

6.1.3 内置式套扎器包皮环切术　为减少外翻式包皮套扎术后的包皮水肿与切口疼痛，改用内置式包皮套扎术。钳夹包皮口，将合适型号的内环置入包皮腔，在包皮自然状态下上外环一齿，调整包皮内、外板和系带的保留长度，合适后再上一齿锁定外环，剪除环外多余包皮。术后 2-3 周，内、外环套均可自行脱落，尤其适合在门诊行儿童包皮环切术。

与传统包皮环切术相比，套扎器包皮环切术具有安全可靠、操作简便、疼痛少、不需要缝合、系带保留适中、手术时间短、术后护理方便等优点。但仍需注意：①包皮增厚可能会使手术失败或术后套扎环提前滑脱，不适合采用。②系带过短者需同时行系带横切纵缝，避免术后因夜间阴茎勃起致过短系带断裂。③包茎或包皮口偏小做包皮背侧剪开后，应及时钳夹切口最低位包皮内外板，以防内环置入时撕裂内板。④套扎器一般在术后2周自行脱落，也可在术后7-10天用专用器械辅助撤环。⑤告知患者术后可能发生包皮水肿、带环期间夜间勃起及疼痛、创口裂开致愈合延迟等并发症。

6.2 缝合器类[15,18-20] 以"狼和"为代表的一次性包皮环切缝合器的使用，是包皮环切手术的进一步改进，其原理与胃肠吻合器类似。有儿童、成人多种不同型号。利用配套的阴茎周径套孔，测量患者阴茎疲软状态下阴茎头下方1cm处周径，选择合适型号。根据阴茎直径、包皮口大小，兼顾阴茎皮肤弹性，一般选择大一号的缝合器。此类术式微创、手术时间短、患者痛苦小、治疗效果好、美观，已广泛应用于临床。

缝合器包皮环切术要点：①术前在阴茎疲软状态下，可于距冠状沟远端8mm包皮外板画平行冠状沟的拟切割的标记线，以防术中包皮切除过多或过少。②在局麻药起效间歇，可于阴茎根部上止血带。③阴茎头钟座置入包皮腔后，用"绳扎法"和"荷包法"将包皮口固定，其中"绳扎法"适用于较长包皮，"荷包法"适用于任何长度的包皮。④切割操作时先取下保险扣，闭合缝合器手柄时要均匀用力，然后缓慢松开。⑤拆卸缝合器时应注意在旋松调节旋钮后，按下拉杆并将拉杆及其相连的钟座向前顶出，使钟座钉槽面与包皮内板分离。⑥必要时可再次闭合手柄至底一次，使包皮彻底分离。⑦如有包皮切缘吻合钉钉不牢固、撕裂或活动性出血，应补充缝针。⑧完成创口包扎后，取下阴茎根部止血带。⑨包茎及包皮口偏小者应先行包皮背侧切开，再放入钟座。

术后注意事项：①术后半小时，视阴茎头血液循环决定是否放松弹力绷带。②术后禁止局部理疗、热疗，避免切割皮缘金属钉所致热损伤。③术后第一天复诊，观察包皮切缘出血与阴茎头淤血、肿胀等情况，必要时换药、调节弹力绷带松紧度。④一周后缝合钉开始脱落，2~3周为脱钉高峰，超过1个月仍有不脱钉者建议手工拆除。

7 特殊类型包皮环切术

7.1 儿童包皮环切术[3-6,17] 儿童尤其是学龄前期儿童的包皮环切术有以下特点：（1）包皮薄，术后疼痛轻、愈合能力强、瘢痕小而美观。（2）包皮重塑性强，对合偏移等问题随着阴茎发育可自行矫正。（3）勃起较少，可避免术后因频繁勃起所致的包皮内、外板分离及系带裂开等。故有学者主张儿童在学龄前期行包皮环切术。

儿童包皮环切手术除了前述的禁忌证以外，还需特别注意的禁忌证有：过度早熟，先天性表皮异常如大疱性表皮松解症等。

儿童包皮环切手术方法除了传统的包皮环切术、袖套状包皮环切术等外，尚推荐内置式及外翻式套扎器包皮环切术、缝合器包皮环切术。

7.2 老年包皮环切术[21-24] 老年男性包皮特点：①衰老合并皮肤松弛；②易反复出现包皮及阴茎头炎，继发包皮口狭窄、包茎，甚至阴茎癌；③常并发前列腺增生、膀胱过度活动症、糖尿病等疾病而延误包皮疾病就诊，或使包皮炎症愈后又很快复发；④免疫功能下降，更容易患尖锐湿疣、梅毒、艾滋病等性传播疾病；⑤自我保健意识差，忽视长年的包茎或包皮过长，常常直到包皮/阴茎头溃烂、出现菜花状肿块或有脓性分泌物才就诊。因此老年人包皮环切术应更加重视。

老年患者术前应详细询问病史、全面检查，警惕各种内科疾病，除前述术前检查外，同时还要检查血压、心电图、血糖等生化；包皮炎或一般情况不佳者，需慎重选择手术时机。久治不愈的包皮、阴茎头炎患者，需特别注意是否合并糖尿病等全身基础疾病。

老年包茎患者的包皮与阴茎头粘连往往较明显，分离时要格外小心。手术时先从包皮背侧切开往两侧分离，因腹侧或系带常与阴茎头粘连融合，游离出尿道外口后，可不必完全游离显露整个冠状沟。术中术后相关事项需向患者及其家属特别告知。

对合并尖锐湿疣的患者，应尽可能切除包皮内板，防止复发。对可疑包皮病变，术后尽可能做病理检查，病理证实恶性者按阴茎癌进一步处理。

8 术后处理

包皮环切术的术后处理包括一般处理、切口处理和疼痛处理等[3-6,25,26]。

8.1 一般处理 医护人员应耐心告知患者术后注意事项，消除患者紧张情绪。术后当天宜卧床休息。术后 1 周避免剧烈运动、局部摩擦等，1 月内禁止性生活及手淫。保持会阴部清洁，防止逆行感染。术后可正常饮食，鼓励多饮水，保证排尿畅通。儿童常因疼痛而不敢进水、排尿，更应鼓励正常饮食，及时排尿，以免引起尿潴留。

8.2 切口处理 术后建议留院观察半小时，注意伤口有无渗血、渗液，阴茎头有无淤血、水肿。术后 24 小时内如出现伤口渗血较多，甚至湿透外层敷料者，应立即打开敷料，视情况缝扎血管或再次包扎。套扎器包皮环切术后很少出血，一旦发生，应怀疑器械过早脱落，视术后时间尽快采取缝合或包扎处理。正常患者术后 2 天内建议换药一次，视切口情况决定再次复诊、换药时间。术后不推荐局部行高频红外线、光波等理疗。

8.3 疼痛处理 疼痛常与手术创伤或并发症有关。术后早期疼痛，可适当使用止痛药或镇静剂，减少阴茎勃起，同时应观察创口，注意敷料是否包扎过紧，如发现阴茎头水肿者宜及时松绑并重新包扎。术后 2 天仍持续疼痛者，需注意切口有无出血、感染等因素，视不同情况对症处理。

9 并发症及其处理

包皮环切术后常见并发症有切口出血、感染、包皮水肿；少见并发症有阴茎坏死、包皮切除过多或过少、切口裂开、阴茎头嵌顿、尿道口狭窄等[3-6,26]。

9.1 切口出血 常见原因有出血点处理不当或结扎线脱落、护理不当、阴茎过度勃起、切缘及系带处渗血、凝血功能障碍等。较小的切缘渗血可用纱布加压包扎；出血较多或血肿形成者需打开切口、清除血肿、止血等。

9.2 切口感染 多因术前包皮/阴茎头的炎症未控制、术中消毒不彻底、术后包扎不严密、尿液浸渍敷料等原因，致切口被污染、继发细菌感染。治疗上宜去除病因、清创、选择敏感抗生素治疗等。

9.3 包皮水肿 术后患者多有不同程度的包皮水肿。近期水肿多因静脉与淋巴回流障碍、系带保留过多、包扎过紧、勃起过频、过早活动或长时间站立等原因所致。远期水肿多见于瘢痕体质、缝线异物反应以及早期水肿处理不及时等。早期水肿的处理包括保持阴茎于上位、弹力绷带加压包扎、局部热敷、适当服用消肿药物等；远期顽固水肿可考虑水肿包皮切除。

9.4 阴茎坏死 少见但严重，近年多见于术后高频红外线、光波理疗等，少见的如术后敷料包扎过紧、过久而未及复诊及换药者，罕见的原因有手术损伤阴茎、局麻药中加用肾上腺素以及坏死性筋膜炎。一旦怀疑阴茎坏死，应高度重视。在有效抗菌治疗下，及时清创，勤换药，必要时植皮、整复。

9.5 包皮切除过多或过少 包皮切除过多或过少但不影响性生活者，可予观察。包皮切除过多，如有阴茎勃起疼痛或牵扯感、阴茎弯曲等影响性生活者，可考虑行手术矫正。

9.6 包皮切口裂开 分局部裂开与全层环形裂开，前者多见于切口血肿、感染、缝合过紧、缝线或吻合钉过早脱落，后者多见于过早性生活或手淫。治疗上应先去除病因，局部裂口长度小于2cm、无感染者可自行愈合；局部裂口较大者，感染控制后行清创缝合；全层环形裂开者应立即清创缝合。

9.7 阴茎头嵌顿 多见于包皮皮下狭窄环未完全切开或术后形成新的狭窄环、套扎器或缝合器型号选择过小者。嵌顿一旦发生，应立即将狭窄环切开或纵切横缝，使用缝合器者应剪开吻合钉环、橡皮垫片等。

9.8 尿道口狭窄 多见于包茎反复感染、术中包皮粘连重又不慎损伤尿道外口者，罕见消毒液过敏、闭塞性干燥性阴茎头炎。轻症患者可定期尿道扩张，狭窄严重者应行尿道外口切开或成形术，注意术中取活检。术后可局部应用皮质类固醇软膏预防复发。

其他罕见的并发症有皮桥、包皮囊肿、尿道损伤、阴茎下弯、阴茎皮下硬结、阴茎痛性勃起、尿潴留、包皮粘连等，一旦发生按相关疾病诊疗原则处理。

10 患者教育

包皮环切术至今已有4000多年的历史，现有医学资料表明[1,27,28]，包皮环切术有益于人类的性与生殖健康。有学者认为学龄前期是施行该手术的适宜时期；对于儿童，施行包皮环切术可消除包茎的危害，避免影响阴茎发育，降低阴茎、包皮感染与尿道感染的发生几率；对于成年男性，施行包皮环切术可以改善阴茎局部卫生，减少包皮、阴茎头炎的发生，降低阴茎癌的发生率，降低梅毒、人类乳头状病毒、艾滋病等性传播性疾病的风险；对配偶或性伴侣而言，可以降低阴道感染、人乳头状病毒所致宫颈癌的发生率。

参考文献

1. 吕年青，李石华，David Sokal，等. 中国商环（Shang Ring）男性包皮环切技术临床应用研究进展. 中华男科学杂志，2011，17（3）：195-202.

2. 方丹波，沈月洪，朱选文，等. 包皮环切术后微波治疗致阴茎坏死 9 例报告. 中华男科学杂志，2015，21（5）：428-431.

3. 邓春华，戴宇平，陈炜. 男科手术学. 北京：人民卫生出版社，2012.

4. Wein AJ, Kavoussl LR, Partin AW, Peters CA. Campbell-Walsh Urology［11ed］. Philadephia：ELsevier，2016：915, 3370-3373.

5. 王国耀，彭弋峰，涂响安. 包皮疾病诊疗手册. 北京：科学出版社，2016.

6. 程跃，彭弋峰，严泽军. 包皮环切术. 北京：人民卫生出版社，2015.

7. 吕军，黄晓东. 男性生殖器硬化性苔藓样病的诊治现状. 中华男科学杂志，2014，20（7）：579 -585.

8. Hargreave T. Male circumcision：towards a World Health Organization normative practice in resource limited settings. Asian J Androl. 2010, 12（5）：628-38.

9. 肖龙明，庞家瑜，何国友，等. 两种常用包皮袖套状切除法的疗效比较. 中华男科学杂志，2010，16（1）：74-75.

10. 邹义华，陈善群. 袖套式包皮环切术 400 例报告. 中华男科学杂志，2013，19（4）：376-377.

11. 王荣，陈伟军，史文华，等. 3 种包皮环切术的临床疗效分析. 中华男科学杂志，2013，19（4）：332-336.

12. 邵继春，曾治军，聂明，等. 阴茎根部袖套式包皮环切术治疗成人包皮过长. 中国男科学杂志，2006，20（1）：55-56.

13. 程跃，彭弋峰，刘毅东，等. 应用中国商环包皮环切手术标准化方案对 328 例成年男性包皮环切的临床报告. 中华男科学杂志，2009，15（7）：584-592.

14. 严泽军，程跃，苏新军，等. 中国商环包皮环切术的学习曲线. 中国医师杂志，2011，13（1）：97—98.

15. 唐松喜，周辉良，曹林升，等. 从学习曲线角度评估一次性包皮环切缝合器的临床推广应用. 中国男科学杂志，2015，29（8）：48-50, 54.

16. 程峰，吕年青，许豪勤，等. 商环男性包皮环切术在中国和非洲的临床研究进展. 中华男科学杂志，2014，20（4）：291-298.

17. 严兵，游海，张昆，等. 应用中国商环行儿童包皮环切 824 例分析. 中华男科学杂志，2010，16（3）：250-253.

18. Yuan Y, Zhang Z, Cui W. Clinical Investigation of a novel surgical device for circumcision. J Urol, 2014, 191（5）：1411-1415.

19. 李云龙主编. 实用包皮环切缝合器手术技巧. 北京：人民卫生出版社，2014.

20. 李云龙，邓春华，严春寅，等. 单人操作荷包环扎法包皮环切缝合器手术操作改良与疗效观察. 中华男科学杂志，2015；21（7）：669-671.

21. 买铁军，钟伟，刘景波，等. 包皮环切联合药物治疗老年前列腺炎的效果观察. 中国老年学杂志，2013，33（17）：4265-4266.

22. 林考兴，王鑫洪，陈超，等. 老年人包皮环切手术 53 例. 中国老年学杂志，2013，33（11）：2695-2696.

23. 田波，吴方毅，陈华，等. 老年尖锐湿疣 94 例临床分析. 中国老年学杂志，2010，30（19）：2837-2838.

24. Plotkin M, Castor D, Mziray H, et al. "Man, what took you so long?" Social and individual factors affecting adult attendance at voluntary medical male circumcision services in Tanzania. Glob Health Sci Pract. 2013；1（1）：108-116.

25. 徐土珍，朱红卫，吕伯东，等. 一次性包皮环切缝合器性包皮环切术的护理体会. 中华男科学杂志，2014，20（6）：572-573.

26. 何万兵. 包皮环切术后出血的原因及处理. 现代泌尿外科杂志, 2008, 13 (5): 364.

27. Masson P, Barone M A, Li P S, et al. 1424 a pilot study of the shang ring: a novel male circumcision device for hiv prevention. J Urol, 2011, 185 (4): 570-571.

28. 赵福军, 李石华, 吕年青, 等. 男性包皮环切对降低生殖道感染和预防生殖道肿瘤的意义. 中华男科学杂志, 2014, 20 (11): 969-977.